Name:
MRN:
Contact:

CC: _____ Ob or Gyn

HPI:_____ yo G __ P _____ at _____ weeks gestation by (LMP c/w ____ US OR ____ US) presents with:

VB:
LOF:
CX:
FM:

PC:

*vaginal bleeding (VB), leakage of fluid (LOF), contractions (CX), fetal movement (FM), preg complications (PC)

ObHx

B	Yr	V/CS	GA	M/F	Wt	PC
1						
2						
3						
4						
5						

GynHx

LMP
Menarche
Period Duration
Regularity
Tampon
Vaginal Dc
Contraception
Spotting
Last Pap
Abn Pap
STDs
Fibroids
Ectopics

PMHx
child/adult/hospital/immune

SurgHx

Allergies drugs/food/reaction

FMHx

Meds

SHx
Smoking
Alcohol
Drugs
Sexual
Occupation
Exercise
Diet
Stress

ROS (Check Any)

Const:
( ) Sick contacts
( ) Fever
( ) Chills
( ) Δ Weight
( ) Malaise
( ) Weakness
( ) Dizziness
( ) Δ appetite

HEENT:
( ) Blurry vision
( ) Photophobia
( ) Δ vision
( ) Δ hearing
( ) Tinnitus
( ) Sore throat
( ) Congestion

Resp:
( ) SOB
( ) Cough
( ) Sputum
( ) Pleuritic CP
( ) Hemoptysis

Card:
( ) Orthopnea
( ) PND
( ) DOE
( ) LE edema
( ) CP/left arm/shoulder/ neck/ jaw/ back
( ) Syncope
( ) Palpitations
( ) Claudication

GI:
( ) Nausea
( ) Vomiting
( ) Diarrhea
( ) Regurgitation
( ) Heartburn
( ) Odynophagia
( ) Dysphagia
( ) Abd pain
( ) Constipation
( ) Bloat
( ) Hematemesis
( ) Melena
( ) Hematochezia
( ) Mucus

GU:
( ) Urgency
( ) Frequency
( ) Incontinence
( ) Dysuria
( ) Hematuria
( ) Hesitancy
( ) Postvoid dribbling
( ) Impotence
( ) Testicular masses
( ) Vaginal dc
( ) Dyspareunia
( ) Bleeding

Endo:
( ) Thirst
( ) Polyuria
( ) Heat intolerance
( ) Cold intolerance
( ) Tremor
( ) Menstrual irreg.
( ) Δ hair/skin/nails
( ) Δ libido
( ) Δ body hair

Skin:
( ) Rashes
( ) Itch
( ) Laceration

Breast:
( ) Masses
( ) Pain
( ) Discharge
( ) Lactation

Msk:
( ) Arthralgia
( ) Deformity
( ) Swelling
( ) Myalgia
( ) Weakness

Hematologic:
( ) Bruising
( ) Hx of bleeding
( ) LAD

Neurologic:
( ) Headache
( ) Focal weakness
( ) Seizure
( ) Tremor
( ) Falls
( ) Memory loss
( ) Paresthesia
( ) Sensory loss
( ) Vertigo

Psychiatric:
( ) Sleep
( ) Interest
( ) Guilt
( ) Energy
( ) Concentration
( ) Appetite
( ) Psychomotor
( ) Suicide

+ROS Notes

Name:

PE	Vitals	HR	BP	RR	T	%Ox	Ht	Wt	BMI

FHT		FHR		Variability		Accelerations		Decelerations	

Sensation UE
( ) L C5 R ( )
( ) L C6 R ( )
( ) L C7 R ( )
( ) L C8 R ( )
( ) L T1 R ( )

Sensation LE
( ) L L3 R ( )
( ) L L4 R ( )
( ) L L5 R ( )
( ) L S1 R ( )
( ) L S2 R ( )

General:
( ) Cooperative
( ) No Acute Distress
( ) nl Hygiene

Skin:
( ) nl appearance
( ) nl texture
( ) nl temperature
( ) No Bruising
( ) No Laceration
( ) No Rashes
( ) No Masses

Head:
( ) Normocephallic
( ) Atraumatic
( ) No bumps

Eyes:
( ) Pupils equally round
( ) Size ____
( ) Reactive to light
( ) nl accommodation
( ) No scleral icterus
( ) nl conjunctiva
( ) Fundoscopic: nl vessel w/o hemorrhage

ENT:
( ) nl hearing bl
( ) nl tympanic membranes
( ) nl external auditory canals
( ) nl nasal mucosa
( ) nl oral pharynx
( ) No erythema/exudate
( ) nl tongue/gums/dentition

Neck:
( ) No cervical lymphadenopathy
( ) No supraclavicular lymphadenopathy
( ) Midline trachea
( ) nl thyroid w/o masses

Cardio:
( ) No carotid bruit
( ) No JVD
( ) nl distal pulses
( ) Cap refill <2 sec
( ) RRR
( ) S1 S2
( ) No m/r/g
( ) No pedal edema
( ) No varicose veins

Chest:
( ) Bilateral rise & fall
( ) Breast Symmetrical
( ) No breast tenderness
( ) No breast mass
( ) nl tactile fremitus
( ) Clear to percuss
( ) Clear to auscult
( ) No wheezing/rales/rhonchi

Abdomen:
( ) Symmetrical
( ) No scars/ striations
( ) No pulsatile masses
( ) No aortic/renal bruit
( ) nl bowel sounds
( ) nl percussion
( ) Soft/Non-tender
( ) Nondistended
( ) No hepatomegaly
( ) No splenomegaly

Rectal:
( ) nl sphincter tone
( ) No rectal masses
( ) Brown stool
( ) Guaiac neg

Pelvic:
( ) nl external genitalia
Speculum exam:
( ) nl vagina
( ) nl cervix
Bimanual exam:
( ) No lymphadenopathy
( ) No masses
( ) No cervical tenderness
( ) No palpable uterus
( ) No palpable ovaries

Extremities:
( ) No cyanosis
( ) No clubbing
( ) No edema
( ) nl brachial pulses
( ) nl radial pulses
( ) nl femoral pulses
( ) nl popliteal pulses
( ) nl a. tibial pulses
( ) nl dorsalis pedis pulses
( ) No axillary lymphad.
( ) No inguinal lymphad.

Cranial Nerves:
( ) CN II: intact vision/visual acuity 20/20/rxn to light
( ) CN III,IV, VI: EOMI/ no nystagmus
( ) CN V: nl face sensation/temporalis m. intact/masseter m. intact
( ) CN VII: puff out cheeks/smile/wrinkle forehead/eyes shut
( ) CN VIII: hearing equal bilaterally
( ) CN IX, X: palate rise equal/midline uvula
( ) CN XI: nl shoulder shrug/SCM muscle intact
( ) CN XII: tongue midline/nl tongue ROM

MSE:
( ) Awake
( ) Alert
( ) Oriented __/3
( ) nl repetition
( ) nl memory
( ) Follows command
( ) No aphasia
( ) No dysarthria

Motor:
( ) nl muscle tone
( ) nl muscle bulk
( ) nl ROM UE
( ) nl ROM LE
( ) No pronator drift
L___/5 UE R ___/5
L___/5 LE R ___/5

Reflexes:
L___ Brachioradial.___ R
L___ Biceps___ R
L___ Triceps___ R
L___ Patellar___ R
L___ Achilles___ R
L___ Plantar___ R

Cerebellar:
( ) nl finger to nose
( ) nl heel to shin
( ) Rapid alternating hands
( ) Rapid alternating feet
( ) nl gait
( ) Tandem gait
( ) Neg Romberg

+ PE Notes

Assessment & Plan

DDx 1
Plan

DDx 2
Plan

DDx 3
Plan

DDx 4
Plan

DDx 5
Plan

Labs/Radiology/EKG

Updates/Notes

Name:

MRN:

Contact:

DOB:

Ethnicity:

Date:

CC: _____ Ob or Gyn

HPI: _____ yo G ___ P _____ at _____ weeks gestation by (LMP c/w ____ US OR ____ US) presents with:

VB:

LOF:

CX:

FM:

PC:

*vaginal bleeding (VB), leakage of fluid (LOF), contractions (CX), fetal movement (FM), preg complications (PC)

ObHx

B	Yr	V/CS	GA	M/F	Wt	PC
1						
2						
3						
4						
5						

GynHx

LMP
Menarche
Period Duration
Regularity
Tampon
Vaginal Dc
Contraception
Spotting
Last Pap
Abn Pap
STDs
Fibroids
Ectopics

PMHx

child/adult/hospital/immune

SurgHx

Allergies drugs/food/reaction

FMHx

Meds

SHx

Smoking
Alcohol
Drugs
Sexual
Occupation
Exercise
Diet
Stress

ROS (Check Any)

Const:
( ) Sick contacts
( ) **Fever**
( ) **Chills**
( ) **Δ Weight**
( ) Malaise
( ) Weakness
( ) Dizziness
( ) **Δ appetite**

HEENT:
( ) Blurry vision
( ) Photophobia
( ) **Δ vision**
( ) **Δ hearing**
( ) Tinnitus
( ) Sore throat
( ) Congestion

Resp:
( ) **SOB**
( ) **Cough**
( ) Sputum
( ) Pleuritic CP
( ) Hemoptysis

Card:
( ) Orthopnea
( ) PND
( ) DOE
( ) **LE edema**
( ) **CP**/left arm/shoulder/ neck/ jaw/ back
( ) Syncope
( ) **Palpitations**
( ) Claudication

GI:
( ) **Nausea**
( ) **Vomiting**
( ) **Diarrhea**
( ) Regurgitation
( ) **Heartburn**
( ) Odynophagia
( ) Dysphagia
( ) **Abd pain**
( ) **Constipation**
( ) Bloat
( ) Hematemesis
( ) Melena
( ) **Hematochezia**
( ) Mucus

GU:
( ) **Urgency**
( ) **Frequency**
( ) Incontinence
( ) **Dysuria**
( ) **Hematuria**
( ) Hesitancy
( ) Postvoid dribbling
( ) Impotence
( ) Testicular masses
( ) **Vaginal dc**
( ) Dyspareunia
( ) Bleeding

Endo:
( ) Thirst
( ) **Polyuria**
( ) **Heat intolerance**
( ) **Cold intolerance**
( ) Tremor
( ) Menstrual irreg.
( ) **Δ hair/skin/nails**
( ) Δ libido
( ) Δ body hair

Skin:
( ) **Rashes**
( ) **Itch**
( ) Laceration

Breast:
( ) Masses
( ) Pain
( ) Discharge
( ) Lactation

Msk:
( ) **Arthralgia**
( ) Deformity
( ) **Swelling**
( ) **Myalgia**
( ) **Weakness**

Hematologic:
( ) **Bruising**
( ) Hx of bleeding
( ) LAD

Neurologic:
( ) **Headache**
( ) Focal weakness
( ) **Seizure**
( ) Tremor
( ) Falls
( ) Memory loss
( ) Paresthesia
( ) Sensory loss
( ) Vertigo

Psychiatric:
( ) Sleep
( ) Interest
( ) Guilt
( ) Energy
( ) Concentration
( ) Appetite
( ) Psychomotor
( ) Suicide

+ROS Notes

Name:

PE Vitals	HR	BP	RR	T	%Ox	Ht	Wt	BMI

FHT	FHR	Variability	Accelerations	Decelerations

Sensation UE	Sensation LE
( ) L C5 R ( )	( ) L L3 R ( )
( ) L C6 R ( )	( ) L L4 R ( )
( ) L C7 R ( )	( ) L L5 R ( )
( ) L C8 R ( )	( ) L S1 R ( )
( ) L T1 R ( )	( ) L S2 R ( )

General:
( ) Cooperative
( ) No Acute Distress
( ) nl Hygiene

Skin:
( ) nl appearance
( ) nl texture
( ) nl temperature
( ) No Bruising
( ) No Laceration
( ) No Rashes
( ) No Masses

Head:
( ) Normocephallic
( ) Atraumatic
( ) No bumps

Eyes:
( ) Pupils equally round
( ) Size ____
( ) Reactive to light
( ) nl accommodation
( ) No scleral icterus
( ) nl conjunctiva
( ) Fundoscopic: nl vessel w/o hemorrhage

ENT:
( ) nl hearing bl
( ) nl tympanic membranes
( ) nl external auditory canals
( ) nl nasal mucosa
( ) nl oral pharynx
( ) No erythema/exudate
( ) nl tongue/gums/ dentition

Neck:
( ) No cervical lymphadenopathy
( ) No supraclavicular lymphadenopathy
( ) Midline trachea
( ) nl thyroid w/o masses

Cardio:
( ) No carotid bruit
( ) No JVD
( ) nl distal pulses
( ) Cap refill <2 sec
( ) RRR
( ) S1 S2
( ) No m/r/g
( ) No pedal edema
( ) No varicose veins

Chest:
( ) Bilateral rise & fall
( ) Breast Symmetrical
( ) No breast tenderness
( ) No breast mass
( ) nl tactile fremitus
( ) Clear to percuss
( ) Clear to auscult
( ) No wheezing/rales/ rhonchi

Abdomen:
( ) Symmetrical
( ) No scars/ striations
( ) No pulsatile masses
( ) No aortic/renal bruit
( ) nl bowel sounds
( ) nl percussion
( ) Soft/Non-tender
( ) Nondistended
( ) No hepatomegaly
( ) No splenomegaly

Rectal:
( ) nl sphincter tone
( ) No rectal masses
( ) Brown stool
( ) Guaiac neg

Pelvic:
( ) nl external genitalia
Speculum exam:
( ) nl vagina
( ) nl cervix
Bimanual exam:
( ) No lymphadenopathy
( ) No masses
( ) No cervical tenderness
( ) No palpable uterus
( ) No palpable ovaries

Extremities:
( ) No cyanosis
( ) No clubbing
( ) No edema
( ) nl brachial pulses
( ) nl radial pulses
( ) nl femoral pulses
( ) nl popliteal pulses
( ) nl a. tibial pulses
( ) nl dorsalis pedis pulses
( ) No axillary lymphad.
( ) No inguinal lymphad.

Cranial Nerves:
( ) CN II: intact vision/visual acuity 20/20/rxn to light
( ) CN III,IV, VI: EOMI/ no nystagmus
( ) CN V: nl face sensation/temporalis m. intact/masseter m. intact
( ) CN VII: puff out cheeks/smile/wrinkle forehead/eyes shut
( ) CN VIII: hearing equal bilaterally
( ) CN IX, X: palate rise equal/midline uvula
( ) CN XI: nl shoulder shrug/SCM muscle intact
( ) CN XII: tongue midline/nl tongue ROM

MSE:
( ) Awake
( ) Alert
( ) Oriented __/3
( ) nl repetition
( ) nl memory
( ) Follows command
( ) No aphasia
( ) No dysarthria

Motor:
( ) nl muscle tone
( ) nl muscle bulk
( ) nl ROM UE
( ) nl ROM LE
( ) No pronator drift
L ___/5 UE R ___/5
L ___/5 LE R ___/5

Reflexes:
L ___ Brachioradial. ___ R
L ___ Biceps ___ R
L ___ Triceps ___ R
L ___ Patellar ___ R
L ___ Achilles ___ R
L ___ Plantar ___ R

Cerebellar:
( ) nl finger to nose
( ) nl heel to shin
( ) Rapid alternating hands
( ) Rapid alternating feet
( ) nl gait
( ) Tandem gait
( ) Neg Romberg

+ PE Notes

Assessment & Plan

DDx 1
Plan

DDx 2
Plan

DDx 3
Plan

DDx 4
Plan

DDx 5
Plan

Labs/Radiology/EKG

Updates/Notes

Name:
MRN:
Contact:

DOB:
Ethnicity:
Date:

CC: _____ Ob or Gyn

HPI: _____ yo G ___ P _____ at _____ weeks gestation by (LMP c/w ____ US OR ____ US) presents with:

VB:
LOF:
CX:
FM:

PC:

*vaginal bleeding (VB), leakage of fluid (LOF), contractions (CX), fetal movement (FM), preg complications (PC)

ObHx

B	Yr	V/CS	GA	M/F	Wt	PC
1						
2						
3						
4						
5						

GynHx
LMP
Menarche
Period Duration
Regularity
Tampon
Vaginal Dc
Contraception
Spotting
Last Pap
Abn Pap
STDs
Fibroids
Ectopics

PMHx
child/adult/hospital/immune

SurgHx

Allergies drugs/food/reaction

FMHx

Meds

SHx
Smoking
Alcohol
Drugs
Sexual
Occupation
Exercise
Diet
Stress

ROS (Check Any)

Const:
( ) Sick contacts
( ) **Fever**
( ) **Chills**
( ) Δ **Weight**
( ) Malaise
( ) Weakness
( ) Dizziness
( ) Δ **appetite**

HEENT:
( ) Blurry vision
( ) Photophobia
( ) Δ **vision**
( ) Δ **hearing**
( ) Tinnitus
( ) Sore throat
( ) Congestion

Resp:
( ) **SOB**
( ) **Cough**
( ) Sputum
( ) Pleuritic CP
( ) Hemoptysis

Card:
( ) Orthopnea
( ) PND
( ) DOE
( ) **LE edema**
( ) **CP**/left arm/shoulder/ neck/ jaw/ back
( ) Syncope
( ) **Palpitations**
( ) Claudication

GI:
( ) **Nausea**
( ) **Vomiting**
( ) **Diarrhea**
( ) Regurgitation
( ) **Heartburn**
( ) Odynophagia
( ) Dysphagia
( ) **Abd pain**
( ) **Constipation**
( ) Bloat
( ) Hematemesis
( ) Melena
( ) **Hematochezia**
( ) Mucus

GU:
( ) **Urgency**
( ) **Frequency**
( ) Incontinence
( ) **Dysuria**
( ) **Hematuria**
( ) Hesitancy
( ) Postvoid dribbling
( ) Impotence
( ) Testicular masses
( ) **Vaginal dc**
( ) Dyspareunia
( ) Bleeding

Endo:
( ) Thirst
( ) **Polyuria**
( ) **Heat intolerance**
( ) **Cold intolerance**
( ) Tremor
( ) Menstrual irreg.
( ) Δ **hair/skin/nails**
( ) Δ libido
( ) Δ body hair

Skin:
( ) **Rashes**
( ) Itch
( ) Laceration

Breast:
( ) Masses
( ) Pain
( ) Discharge
( ) Lactation

Msk:
( ) **Arthralgia**
( ) Deformity
( ) **Swelling**
( ) Myalgia
( ) **Weakness**

Hematologic:
( ) **Bruising**
( ) Hx of bleeding
( ) LAD

Neurologic:
( ) **Headache**
( ) Focal weakness
( ) Seizure
( ) Tremor
( ) Falls
( ) Memory loss
( ) Paresthesia
( ) Sensory loss
( ) Vertigo

Psychiatric:
( ) Sleep
( ) Interest
( ) Guilt
( ) Energy
( ) Concentration
( ) Appetite
( ) Psychomotor
( ) Suicide

+ROS Notes

Name:

PE Vitals   HR   BP   RR   T   %Ox   Ht   Wt   BMI

FHT _____ FHR _____ Variability _____ Accelerations _____ Decelerations

Sensation UE	Sensation LE
( ) L C5 R ( )	( ) L L3 R ( )
( ) L C6 R ( )	( ) L L4 R ( )
( ) L C7 R ( )	( ) L L5 R ( )
( ) L C8 R ( )	( ) L S1 R ( )
( ) L T1 R ( )	( ) L S2 R ( )

General:
( ) Cooperative
( ) No Acute Distress
( ) nl Hygiene

Skin:
( ) nl appearance
( ) nl texture
( ) No Bruising
( ) No Laceration
( ) No Rashes
( ) No Masses

Head:
( ) Normocephallic
( ) Atraumatic
( ) No bumps

Eyes:
( ) Pupils equally round
( ) Size ____
( ) Reactive to light
( ) No scleral icterus
( ) nl conjunctiva
( ) Fundoscopic: nl vessel w/o hemorrhage

ENT:
( ) nl hearing bl
( ) nl tympanic membranes
( ) nl external auditory canals
( ) nl nasal mucosa
( ) nl oral pharynx
( ) No erythema/exudate
( ) nl tongue/gums/dentition

Neck:
( ) No cervical lymphadenopathy
( ) No supraclavicular lymphadenopathy
( ) Midline trachea
( ) nl thyroid w/o masses

Cardio:
( ) No carotid bruit
( ) No JVD
( ) nl distal pulses
( ) Cap refill <2 sec
( ) RRR
( ) S1 S2
( ) No m/r/g
( ) No pedal edema
( ) No varicose veins

Chest:
( ) Bilateral rise & fall
( ) Breast Symmetrical
( ) No breast tenderness
( ) No breast mass
( ) nl tactile fremitus
( ) Clear to percuss
( ) Clear to auscult
( ) No wheezing/rales/rhonchi

Abdomen:
( ) Symmetrical
( ) No scars/ striations
( ) No pulsatile masses
( ) No aortic/renal bruit
( ) nl bowel sounds
( ) nl percussion
( ) Soft/Non-tender
( ) Nondistended
( ) No hepatomegaly
( ) No splenomegaly

Rectal:
( ) nl sphincter tone
( ) No rectal masses
( ) Brown stool
( ) Guaiac neg

Pelvic:
( ) nl external genitalia
Speculum exam:
( ) nl vagina
( ) nl cervix
Bimanual exam:
( ) No lymphadenopathy
( ) No masses
( ) No cervical tenderness
( ) No palpable uterus
( ) No palpable ovaries

Extremities:
( ) No cyanosis
( ) No clubbing
( ) No edema
( ) nl brachial pulses
( ) nl radial pulses
( ) nl femoral pulses
( ) nl popliteal pulses
( ) nl a. tibial pulses
( ) nl dorsalis pedis pulses
( ) No axillary lymphad.
( ) No inguinal lymphad.

Cranial Nerves:
( ) CN II: intact vision/visual acuity 20/20/rxn to light
( ) CN III,IV, VI: EOMI/ no nystagmus
( ) CN V: nl face sensation/temporalis m. intact/masseter m. intact
( ) CN VII: puff out cheeks/smile/wrinkle forehead/eyes shut
( ) CN VIII: hearing equal bilaterally
( ) CN IX, X: palate rise equal/midline uvula
( ) CN XI: nl shoulder shrug/SCM muscle intact
( ) CN XII: tongue midline/nl tongue ROM

MSE:
( ) Awake
( ) Alert
( ) Oriented __/3
( ) nl repetition
( ) nl memory
( ) Follows command
( ) No aphasia
( ) No dysarthria

Motor:
( ) nl muscle tone
( ) nl muscle bulk
( ) nl ROM UE
( ) nl ROM LE
( ) No pronator drift
L ___/5 UE R ___/5
L ___/5 LE R ___/5

Reflexes:
L____Brachioradial.____R
L____Biceps____R
L____Triceps____R
L____Patellar____R
L____Achilles____R
L____Plantar____R

Cerebellar:
( ) nl finger to nose
( ) nl heel to shin
( ) Rapid alternating hands
( ) Rapid alternating feet
( ) nl gait
( ) Tandem gait
( ) Neg Romberg

+ PE Notes

Assessment & Plan
DDx 1
Plan

DDx 2
Plan

DDx 3
Plan

DDx 4
Plan

DDx 5
Plan

Labs/Radiology/EKG

Updates/Notes

Name:

MRN:

Contact:

DOB:

Ethnicity:

Date:

CC: _____ Ob or Gyn

HPI: _____ yo G ___ P _____ at _____ weeks gestation by (LMP c/w ____ US OR ____ US) presents with:

VB:

LOF:

CX:

FM:

PC:

*vaginal bleeding (VB), leakage of fluid (LOF), contractions (CX), fetal movement (FM), preg complications (PC)

ObHx

B	Yr	V/CS	GA	M/F	Wt	PC
1						
2						
3						
4						
5						

GynHx

LMP

Menarche

Period Duration

Regularity

Tampon

Vaginal Dc

Contraception

Spotting

Last Pap

Abn Pap

STDs

Fibroids

Ectopics

PMHx

child/adult/hospital/immune

SurgHx

Allergies drugs/food/reaction

FMHx

Meds

SHx

Smoking

Alcohol

Drugs

Sexual

Occupation

Exercise

Diet

Stress

ROS (Check Any)

Const:
( ) Sick contacts
( ) **Fever**
( ) **Chills**
( ) **Δ Weight**
( ) Malaise
( ) Weakness
( ) Dizziness
( ) **Δ appetite**

HEENT:
( ) Blurry vision
( ) Photophobia
( ) **Δ vision**
( ) **Δ hearing**
( ) Tinnitus
( ) Sore throat
( ) Congestion

Resp:
( ) **SOB**
( ) **Cough**
( ) Sputum
( ) Pleuritic CP
( ) Hemoptysis

Card:
( ) Orthopnea
( ) **PND**
( ) **DOE**
( ) **LE edema**
( ) **CP**/left arm/shoulder/ neck/ jaw/ back
( ) Syncope
( ) **Palpitations**
( ) Claudication

GI:
( ) **Nausea**
( ) **Vomiting**
( ) **Diarrhea**
( ) Regurgitation
( ) **Heartburn**
( ) Odynophagia
( ) **Dysphagia**
( ) **Abd pain**
( ) **Constipation**
( ) Bloat
( ) **Hematemesis**
( ) **Melena**
( ) **Hematochezia**
( ) Mucus

GU:
( ) **Urgency**
( ) **Frequency**
( ) Incontinence
( ) **Dysuria**
( ) **Hematuria**
( ) Hesitancy
( ) Postvoid dribbling
( ) Impotence
( ) Testicular masses
( ) **Vaginal dc**
( ) Dyspareunia
( ) Bleeding

Endo:
( ) Thirst
( ) **Polyuria**
( ) **Heat intolerance**
( ) **Cold intolerance**
( ) Tremor
( ) Menstrual irreg.
( ) **Δ hair/skin/nails**
( ) Δ libido
( ) Δ body hair

Skin:
( ) **Rashes**
( ) Itch
( ) Laceration

Breast:
( ) **Masses**
( ) Pain
( ) Discharge
( ) Lactation

Msk:
( ) **Arthralgia**
( ) Deformity
( ) **Swelling**
( ) Myalgia
( ) **Weakness**

Hematologic:
( ) **Bruising**
( ) Hx of bleeding
( ) LAD

Neurologic:
( ) **Headache**
( ) Focal weakness
( ) **Seizure**
( ) Tremor
( ) Falls
( ) Memory loss
( ) Paresthesia
( ) Sensory loss
( ) Vertigo

Psychiatric:
( ) Sleep
( ) Interest
( ) Guilt
( ) Energy
( ) Concentration
( ) Appetite
( ) Psychomotor
( ) Suicide

+ROS Notes

Name:

PE Vitals HR ___ BP ___ RR ___ T ___ %Ox ___ Ht ___ Wt ___ BMI ___

FHT _____ FHR ___ Variability ___ Accelerations ___ Decelerations ___

Sensation UE	Sensation LE
( ) L C5 R ( )	( ) L L3 R ( )
( ) L C6 R ( )	( ) L L4 R ( )
( ) L C7 R ( )	( ) L L5 R ( )
( ) L C8 R ( )	( ) L S1 R ( )
( ) L T1 R ( )	( ) L S2 R ( )

General:
( ) Cooperative
( ) No Acute Distress
( ) nl Hygiene

Skin:
( ) nl appearance
( ) nl texture
( ) nl temperature
( ) No Bruising
( ) No Laceration
( ) No Rashes
( ) No Masses

Head:
( ) Normocephallic
( ) Atraumatic
( ) No bumps

Eyes:
( ) Pupils equally round
( ) Size ____
( ) Reactive to light
( ) nl accommodation
( ) No scleral icterus
( ) nl conjunctiva
( ) Fundoscopic: nl vessel w/o hemorrhage

ENT:
( ) nl hearing bl
( ) nl tympanic membranes
( ) nl external auditory canals
( ) nl nasal mucosa
( ) nl oral pharynx
( ) No erythema/exudate
( ) nl tongue/gums/dentition

Neck:
( ) No cervical lymphadenopathy
( ) No supraclavicular lymphadenopathy
( ) Midline trachea
( ) nl thyroid w/o masses

Cardio:
( ) No carotid bruit
( ) No JVD
( ) nl distal pulses
( ) Cap refill <2 sec
( ) RRR
( ) S1 S2
( ) No m/r/g
( ) No pedal edema
( ) No varicose veins

Chest:
( ) Bilateral rise & fall
( ) Breast Symmetrical
( ) No breast tenderness
( ) No breast mass
( ) nl tactile fremitus
( ) Clear to percuss
( ) Clear to auscult
( ) No wheezing/rales/rhonchi

Abdomen:
( ) Symmetrical
( ) No scars/ striations
( ) No pulsatile masses
( ) No aortic/renal bruit
( ) nl bowel sounds
( ) nl percussion
( ) Soft/Non-tender
( ) Nondistended
( ) No hepatomegaly
( ) No splenomegaly

Rectal:
( ) nl sphincter tone
( ) No rectal masses
( ) Brown stool
( ) Guaiac neg

Pelvic:
( ) nl external genitalia
Speculum exam:
( ) nl vagina
( ) nl cervix
Bimanual exam:
( ) No lymphadenopathy
( ) No masses
( ) No cervical tenderness
( ) No palpable uterus
( ) No palpable ovaries

Extremities:
( ) No cyanosis
( ) No clubbing
( ) No edema
( ) nl brachial pulses
( ) nl radial pulses
( ) nl femoral pulses
( ) nl popliteal pulses
( ) nl a. tibial pulses
( ) nl dorsalis pedis pulses
( ) No axillary lymphad.
( ) No inguinal lymphad.

Cranial Nerves:
( ) CN II: intact vision/visual acuity 20/20/rxn to light
( ) CN III,IV, VI: EOMI/ no nystagmus
( ) CN V: nl face sensation/temporalis m. intact/masseter m. intact
( ) CN VII: puff out cheeks/smile/wrinkle forehead/eyes shut
( ) CN VIII: hearing equal bilaterally
( ) CN IX, X: palate rise equal/midline uvula
( ) CN XI: nl shoulder shrug/SCM muscle intact
( ) CN XII: tongue midline/nl tongue ROM

MSE:
( ) Awake
( ) Alert
( ) Oriented __/3
( ) nl repetition
( ) nl memory
( ) Follows command
( ) No aphasia
( ) No dysarthria

Motor:
( ) nl muscle tone
( ) nl muscle bulk
( ) nl ROM UE
( ) nl ROM LE
( ) No pronator drift
L ___/5 UE R ___/5
L ___/5 LE R ___/5

Reflexes:
L ___ Brachioradial. ___ R
L ___ Biceps ___ R
L ___ Triceps ___ R
L ___ Patellar ___ R
L ___ Achilles ___ R
L ___ Plantar ___ R

Cerebellar:
( ) nl finger to nose
( ) nl heel to shin
( ) Rapid alternating hands
( ) Rapid alternating feet
( ) nl gait
( ) Tandem gait
( ) Neg Romberg

+ PE Notes

Assessment & Plan

DDx 1
Plan

DDx 2
Plan

DDx 3
Plan

DDx 4
Plan

DDx 5
Plan

Labs/Radiology/EKG

Updates/Notes

Name: **DOB:**

MRN: **Ethnicity:**

Contact: **Date:**

CC: ____ **Ob or Gyn**

HPI:____ yo G __ P _____ at _____ weeks gestation by (LMP c/w ____ US OR ____ US) presents with:

VB:

LOF:

CX:

FM:

PC:

*vaginal bleeding (VB), leakage of fluid (LOF), contractions (CX), fetal movement (FM), preg complications (PC)

ObHx

B	Yr	V/CS	GA	M/F	Wt	PC
1						
2						
3						
4						
5						

GynHx

LMP
Menarche
Period Duration
Regularity
Tampon
Vaginal Dc
Contraception
Spotting
Last Pap
Abn Pap
STDs
Fibroids
Ectopics

PMHx
child/adult/hospital/immune

SurgHx

Allergies drugs/food/reaction

FMHx

Meds

SHx
Smoking
Alcohol
Drugs
Sexual
Occupation
Exercise
Diet
Stress

ROS (Check Any)

Const:
( ) Sick contacts
( ) **Fever**
( ) **Chills**
( ) **Δ Weight**
( ) Malaise
( ) Weakness
( ) Dizziness
( ) **Δ appetite**

HEENT:
( ) Blurry vision
( ) Photophobia
( ) **Δ vision**
( ) **Δ hearing**
( ) Tinnitus
( ) Sore throat
( ) Congestion

Resp:
( ) **SOB**
( ) **Cough**
( ) Sputum
( ) Pleuritic CP
( ) Hemoptysis

Card:
( ) Orthopnea
( ) PND
( ) DOE
( ) **LE edema**
( ) **CP**/left arm/shoulder/ neck/ jaw/ back
( ) Syncope
( ) **Palpitations**
( ) Claudication

GI:
( ) **Nausea**
( ) **Vomiting**
( ) **Diarrhea**
( ) Regurgitation
( ) **Heartburn**
( ) Odynophagia
( ) Dysphagia
( ) **Abd pain**
( ) **Constipation**
( ) Bloat
( ) Hematemesis
( ) Melena
( ) **Hematochezia**
( ) Mucus

GU:
( ) **Urgency**
( ) **Frequency**
( ) Incontinence
( ) **Dysuria**
( ) **Hematuria**
( ) Hesitancy
( ) Postvoid dribbling
( ) Impotence
( ) Testicular masses
( ) **Vaginal dc**
( ) Dyspareunia
( ) Bleeding

Endo:
( ) Thirst
( ) **Polyuria**
( ) **Heat intolerance**
( ) Cold intolerance
( ) Tremor
( ) Menstrual irreg.
( ) **Δ hair/skin/nails**
( ) Δ libido
( ) Δ body hair

Skin:
( ) **Rashes**
( ) Itch
( ) Laceration

Breast:
( ) Masses
( ) Pain
( ) Discharge
( ) Lactation

Msk:
( ) **Arthralgia**
( ) Deformity
( ) **Swelling**
( ) Myalgia
( ) **Weakness**

Hematologic:
( ) **Bruising**
( ) Hx of bleeding
( ) LAD

Neurologic:
( ) **Headache**
( ) Focal weakness
( ) **Seizure**
( ) Tremor
( ) Falls
( ) Memory loss
( ) Paresthesia
( ) Sensory loss
( ) Vertigo

Psychiatric:
( ) Sleep
( ) Interest
( ) Guilt
( ) Energy
( ) Concentration
( ) Appetite
( ) Psychomotor
( ) Suicide

+ROS Notes

Name:

PE Vitals	HR	BP	RR	T	%Ox	Ht	Wt	BMI

FHT _____ FHR _____ Variability _____ Accelerations _____ Decelerations _____

Sensation UE	Sensation LE
( ) L C5 R ( )	( ) L L3 R ( )
( ) L C6 R ( )	( ) L L4 R ( )
( ) L C7 R ( )	( ) L L5 R ( )
( ) L C8 R ( )	( ) L S1 R ( )
( ) L T1 R ( )	( ) L S2 R ( )

General:
( ) Cooperative
( ) No Acute Distress
( ) nl Hygiene

Skin:
( ) nl appearance
( ) nl texture
( ) nl temperature
( ) No Bruising
( ) No Laceration
( ) No Rashes
( ) No Masses

Head:
( ) Normocephallic
( ) Atraumatic
( ) No bumps

Eyes:
( ) Pupils equally round
( ) Size ____
( ) Reactive to light
( ) nl accommodation
( ) No scleral icterus
( ) nl conjunctiva
( ) Fundoscopic: nl vessel w/o hemorrhage

ENT:
( ) nl hearing bl
( ) nl tympanic membranes
( ) nl external auditory canals
( ) nl nasal mucosa
( ) nl oral pharynx
( ) No erythema/exudate
( ) nl tongue/gums/ dentition

Neck:
( ) No cervical lymphadenopathy
( ) No supraclavicular lymphadenopathy
( ) Midline trachea
( ) nl thyroid w/o masses

Cardio:
( ) No carotid bruit
( ) No JVD
( ) nl distal pulses
( ) Cap refill <2 sec
( ) RRR
( ) S1 S2
( ) No m/r/g
( ) No pedal edema
( ) No varicose veins

Chest:
( ) Bilateral rise & fall
( ) Breast Symmetrical
( ) No breast tenderness
( ) No breast mass
( ) nl tactile fremitus
( ) Clear to percuss
( ) Clear to auscult
( ) No wheezing/rales/ rhonchi

Abdomen:
( ) Symmetrical
( ) No scars/ striations
( ) No pulsatile masses
( ) No aortic/renal bruit
( ) nl bowel sounds
( ) nl percussion
( ) Soft/Non-tender
( ) Nondistended
( ) No hepatomegaly
( ) No splenomegaly

Rectal:
( ) nl sphincter tone
( ) No rectal masses
( ) Brown stool
( ) Guaiac neg

Pelvic:
( ) nl external genitalia
Speculum exam:
( ) nl vagina
( ) nl cervix
Bimanual exam:
( ) No lymphadenopathy
( ) No masses
( ) No cervical tenderness
( ) No palpable uterus
( ) No palpable ovaries

Extremities:
( ) No cyanosis
( ) No clubbing
( ) No edema
( ) nl brachial pulses
( ) nl radial pulses
( ) nl femoral pulses
( ) nl popliteal pulses
( ) nl a. tibial pulses
( ) nl dorsalis pedis pulses
( ) No axillary lymphad.
( ) No inguinal lymphad.

Cranial Nerves:
( ) CN II: intact vision/visual acuity 20/20/rxn to light
( ) CN III,IV, VI: EOMI/ no nystagmus
( ) CN V: nl face sensation/temporalis m. intact/masseter m. intact
( ) CN VII: puff out cheeks/smile/wrinkle forehead/eyes shut
( ) CN VIII: hearing equal bilaterally
( ) CN IX, X: palate rise equal/midline uvula
( ) CN XI: nl shoulder shrug/SCM muscle intact
( ) CN XII: tongue midline/nl tongue ROM

MSE:
( ) Awake
( ) Alert
( ) Oriented ___/3
( ) nl repetition
( ) nl memory
( ) Follows command
( ) No aphasia
( ) No dysarthria

Motor:
( ) nl muscle tone
( ) nl muscle bulk
( ) nl ROM UE
( ) nl ROM LE
( ) No pronator drift
L ___/5 UE R ___/5
L ___/5 LE R ___/5

Reflexes:
L____Brachioradial.____R
L____Biceps____R
L____Triceps____R
L____Patellar____R
L____Achilles____R
L____Plantar____R

Cerebellar:
( ) nl finger to nose
( ) nl heel to shin
( ) Rapid alternating hands
( ) Rapid alternating feet
( ) nl gait
( ) Tandem gait
( ) Neg Romberg

+ PE Notes

Assessment & Plan

DDx 1
Plan

DDx 2
Plan

DDx 3
Plan

DDx 4
Plan

DDx 5
Plan

Labs/Radiology/EKG

Updates/Notes

Name:
MRN:
Contact:

DOB:
Ethnicity:
Date:

CC: _____ Ob or Gyn

HPI: _____ yo G ___ P _____ at _____ weeks gestation by (LMP c/w _____ US OR _____ US) presents with:

VB:
LOF:
CX:
FM:

PC:

*vaginal bleeding (VB), leakage of fluid (LOF), contractions (CX), fetal movement (FM), preg complications (PC)

ObHx

B	Yr	V/CS	GA	M/F	Wt	PC
1						
2						
3						
4						
5						

GynHx
LMP
Menarche
Period Duration
Regularity
Tampon
Vaginal Dc
Contraception
Spotting
Last Pap
Abn Pap
STDs
Fibroids
Ectopics

PMHx
child/adult/hospital/immune

SurgHx

Allergies drugs/food/reaction

FMHx

Meds

SHx
Smoking
Alcohol
Drugs
Sexual
Occupation
Exercise
Diet
Stress

ROS (Check Any)

Const:
( ) Sick contacts
( ) Fever
( ) Chills
( ) Δ Weight
( ) Malaise
( ) Weakness
( ) Dizziness
( ) Δ appetite

HEENT:
( ) Blurry vision
( ) Photophobia
( ) Δ vision
( ) Δ hearing
( ) Tinnitus
( ) Sore throat
( ) Congestion

Resp:
( ) SOB
( ) Cough
( ) Sputum
( ) Pleuritic CP
( ) Hemoptysis

Card:
( ) Orthopnea
( ) PND
( ) DOE
( ) LE edema
( ) CP/left arm/shoulder/ neck/ jaw/ back
( ) Syncope
( ) Palpitations
( ) Claudication

GI:
( ) Nausea
( ) Vomiting
( ) Diarrhea
( ) Regurgitation
( ) Heartburn
( ) Odynophagia
( ) Dysphagia
( ) Abd pain
( ) Constipation
( ) Bloat
( ) Hematemesis
( ) Melena
( ) Hematochezia
( ) Mucus

GU:
( ) Urgency
( ) Frequency
( ) Incontinence
( ) Dysuria
( ) Hematuria
( ) Hesitancy
( ) Postvoid dribbling
( ) Impotence
( ) Testicular masses
( ) Vaginal dc
( ) Dyspareunia
( ) Bleeding

Endo:
( ) Thirst
( ) Polyuria
( ) Heat intolerance
( ) Cold intolerance
( ) Tremor
( ) Menstrual irreg.
( ) Δ hair/skin/nails
( ) Δ libido
( ) Δ body hair

Skin:
( ) Rashes
( ) Itch
( ) Laceration

Breast:
( ) Masses
( ) Pain
( ) Discharge
( ) Lactation

Msk:
( ) Arthralgia
( ) Deformity
( ) Swelling
( ) Myalgia
( ) Weakness

Hematologic:
( ) Bruising
( ) Hx of bleeding
( ) LAD

Neurologic:
( ) Headache
( ) Focal weakness
( ) Seizure
( ) Tremor
( ) Falls
( ) Memory loss
( ) Paresthesia
( ) Sensory loss
( ) Vertigo

Psychiatric:
( ) Sleep
( ) Interest
( ) Guilt
( ) Energy
( ) Concentration
( ) Appetite
( ) Psychomotor
( ) Suicide

+ROS Notes

Name:

PE Vitals   HR   BP   RR   T   %Ox   Ht   Wt   BMI

FHT _____ FHR _____ Variability _____ Accelerations _____ Decelerations

Sensation UE	Sensation LE
( ) L C5 R ( )	( ) L L3 R ( )
( ) L C6 R ( )	( ) L L4 R ( )
( ) L C7 R ( )	( ) L L5 R ( )
( ) L C8 R ( )	( ) L S1 R ( )
( ) L T1 R ( )	( ) L S2 R ( )

General:
( ) Cooperative
( ) No Acute Distress
( ) nl Hygiene

Skin:
( ) nl appearance
( ) nl texture
( ) nl temperature
( ) No Bruising
( ) No Laceration
( ) No Rashes
( ) No Masses

Head:
( ) Normocephallic
( ) Atraumatic
( ) No bumps

Eyes:
( ) Pupils equally round
( ) Size ____
( ) Reactive to light
( ) nl accommodation
( ) No scleral icterus
( ) nl conjunctiva
( ) Fundoscopic: nl vessel w/o hemorrhage

ENT:
( ) nl hearing bl
( ) nl tympanic membranes
( ) nl external auditory canals
( ) nl nasal mucosa
( ) nl oral pharynx
( ) No erythema/exudate
( ) nl tongue/gums/ dentition

Neck:
( ) No cervical lymphadenopathy
( ) No supraclavicular lymphadenopathy
( ) Midline trachea
( ) nl thyroid w/o masses

Cardio:
( ) No carotid bruit
( ) No JVD
( ) nl distal pulses
( ) Cap refill <2 sec
( ) RRR
( ) S1 S2
( ) No m/r/g
( ) No pedal edema
( ) No varicose veins

Chest:
( ) Bilateral rise & fall
( ) Breast Symmetrical
( ) No breast tenderness
( ) No breast mass
( ) nl tactile fremitus
( ) Clear to percuss
( ) Clear to auscult
( ) No wheezing/rales/ rhonchi

Abdomen:
( ) Symmetrical
( ) No scars/ striations
( ) No pulsatile masses
( ) No aortic/renal bruit
( ) nl bowel sounds
( ) nl percussion
( ) Soft/Non-tender
( ) Nondistended
( ) No hepatomegaly
( ) No splenomegaly

Rectal:
( ) nl sphincter tone
( ) No rectal masses
( ) Brown stool
( ) Guaiac neg

Pelvic:
( ) nl external genitalia
Speculum exam:
( ) nl vagina
( ) nl cervix
Bimanual exam:
( ) No lymphadenopathy
( ) No masses
( ) No cervical tenderness
( ) No palpable uterus
( ) No palpable ovaries

Extremities:
( ) No cyanosis
( ) No clubbing
( ) No edema
( ) nl brachial pulses
( ) nl radial pulses
( ) nl femoral pulses
( ) nl popliteal pulses
( ) nl a. tibial pulses
( ) nl dorsalis pedis pulses
( ) No axillary lymphad.
( ) No inguinal lymphad.

Cranial Nerves:
( ) CN II: intact vision/visual acuity 20/20/rxn to light
( ) CN III,IV, VI: EOMI/ no nystagmus
( ) CN V: nl face sensation/temporalis m. intact/masseter m. intact
( ) CN VII: puff out cheeks/smile/wrinkle forehead/eyes shut
( ) CN VIII: hearing equal bilaterally
( ) CN IX, X: palate rise equal/midline uvula
( ) CN XI: nl shoulder shrug/SCM muscle intact
( ) CN XII: tongue midline/nl tongue ROM

MSE:
( ) Awake
( ) Alert
( ) Oriented __/3
( ) nl repetition
( ) nl memory
( ) Follows command
( ) No aphasia
( ) No dysarthria

Motor:
( ) nl muscle tone
( ) nl muscle bulk
( ) nl ROM UE
( ) nl ROM LE
( ) No pronator drift
L ___/5 UE R ___/5
L ___/5 LE R ___/5

Reflexes:
L ____ Brachioradial. ____ R
L ____ Biceps ____ R
L ____ Triceps ____ R
L ____ Patellar ____ R
L ____ Achilles ____ R
L ____ Plantar ____ R

Cerebellar:
( ) nl finger to nose
( ) nl heel to shin
( ) Rapid alternating hands
( ) Rapid alternating feet
( ) nl gait
( ) Tandem gait
( ) Neg Romberg

+ PE Notes

Assessment & Plan
DDx 1
Plan

DDx 2
Plan

DDx 3
Plan

DDx 4
Plan

DDx 5
Plan

Labs/Radiology/EKG

Updates/Notes

Name:	DOB:
MRN:	Ethnicity:
Contact:	Date:

CC: _____ Ob or Gyn

HPI:_____ yo G ___ P _____ at _____ weeks gestation by (LMP c/w ____ US OR ____ US) presents with:

VB:

LOF:

CX:

FM:

PC:

*vaginal bleeding (VB), leakage of fluid (LOF), contractions (CX), fetal movement (FM), preg complications (PC)

ObHx

B	Yr	V/CS	GA	M/F	Wt	PC
1						
2						
3						
4						
5						

GynHx
LMP
Menarche
Period Duration
Regularity
Tampon
Vaginal Dc
Contraception
Spotting
Last Pap
Abn Pap
STDs
Fibroids
Ectopics

PMHx
child/adult/hospital/immune

SurgHx

Allergies drugs/food/reaction

FMHx

Meds

SHx
Smoking
Alcohol
Drugs
Sexual
Occupation
Exercise
Diet
Stress

ROS (Check Any)

Const:
( ) Sick contacts
( ) **Fever**
( ) **Chills**
( ) **Δ Weight**
( ) Malaise
( ) Weakness
( ) Dizziness
( ) **Δ appetite**

HEENT:
( ) Blurry vision
( ) Photophobia
( ) **Δ vision**
( ) **Δ hearing**
( ) Tinnitus
( ) Sore throat
( ) Congestion

Resp:
( ) **SOB**
( ) **Cough**
( ) Sputum
( ) Pleuritic CP
( ) Hemoptysis

Card:
( ) Orthopnea
( ) PND
( ) DOE
( ) LE edema
( ) CP/left arm/shoulder/ neck/ jaw/ back
( ) Syncope
( ) **Palpitations**
( ) Claudication

GI:
( ) **Nausea**
( ) **Vomiting**
( ) **Diarrhea**
( ) Regurgitation
( ) Heartburn
( ) Odynophagia
( ) Dysphagia
( ) **Abd pain**
( ) **Constipation**
( ) Bloat
( ) Hematemesis
( ) Melena
( ) **Hematochezia**
( ) Mucus

GU:
( ) **Urgency**
( ) **Frequency**
( ) Incontinence
( ) **Dysuria**
( ) **Hematuria**
( ) Hesitancy
( ) Postvoid dribbling
( ) Impotence
( ) Testicular masses
( ) **Vaginal dc**
( ) Dyspareunia
( ) Bleeding

Endo:
( ) Thirst
( ) **Polyuria**
( ) **Heat intolerance**
( ) **Cold intolerance**
( ) Tremor
( ) Menstrual irreg.
( ) **Δ hair/skin/nails**
( ) Δ libido
( ) Δ body hair

Skin:
( ) **Rashes**
( ) Itch
( ) Laceration

Breast:
( ) **Masses**
( ) Pain
( ) Discharge
( ) Lactation

Msk:
( ) **Arthralgia**
( ) Deformity
( ) **Swelling**
( ) Myalgia
( ) **Weakness**

Hematologic:
( ) **Bruising**
( ) Hx of bleeding
( ) LAD

Neurologic:
( ) **Headache**
( ) Focal weakness
( ) Seizure
( ) Tremor
( ) Falls
( ) Memory loss
( ) Paresthesia
( ) Sensory loss
( ) Vertigo

Psychiatric:
( ) Sleep
( ) Interest
( ) Guilt
( ) Energy
( ) Concentration
( ) Appetite
( ) Psychomotor
( ) Suicide

+ROS Notes

Name:

PE Vitals   HR _____ BP _____ RR _____ T _____ %Ox _____ Ht _____ Wt _____ BMI _____

FHT _____ FHR _____ Variability _____ Accelerations _____ Decelerations _____

Sensation UE	Sensation LE
( ) L C5 R ( )	( ) L L3 R ( )
( ) L C6 R ( )	( ) L L4 R ( )
( ) L C7 R ( )	( ) L L5 R ( )
( ) L C8 R ( )	( ) L S1 R ( )
( ) L T1 R ( )	( ) L S2 R ( )

General:
( ) Cooperative
( ) No Acute Distress
( ) nl Hygiene

Skin:
( ) nl appearance
( ) nl texture
( ) nl temperature
( ) No Bruising
( ) No Laceration
( ) No Rashes
( ) No Masses

Head:
( ) Normocephallic
( ) Atraumatic
( ) No bumps

Eyes:
( ) Pupils equally round
( ) Size ____
( ) Reactive to light
( ) nl accommodation
( ) No scleral icterus
( ) nl conjunctiva
( ) Fundoscopic: nl vessel w/o hemorrhage

ENT:
( ) nl hearing bl
( ) nl tympanic membranes
( ) nl external auditory canals
( ) nl nasal mucosa
( ) nl oral pharynx
( ) No erythema/exudate
( ) nl tongue/gums/dentition

Neck:
( ) No cervical lymphadenopathy
( ) No supraclavicular lymphadenopathy
( ) Midline trachea
( ) nl thyroid w/o masses

Cardio:
( ) No carotid bruit
( ) No JVD
( ) nl distal pulses
( ) Cap refill <2 sec
( ) RRR
( ) S1 S2
( ) No m/r/g
( ) No pedal edema
( ) No varicose veins

Chest:
( ) Bilateral rise & fall
( ) Breast Symmetrical
( ) No breast tenderness
( ) No breast mass
( ) nl tactile fremitus
( ) Clear to percuss
( ) Clear to auscult
( ) No wheezing/rales/rhonchi

Abdomen:
( ) Symmetrical
( ) No scars/ striations
( ) No pulsatile masses
( ) No aortic/renal bruit
( ) nl bowel sounds
( ) nl percussion
( ) Soft/Non-tender
( ) Nondistended
( ) No hepatomegaly
( ) No splenomegaly

Rectal:
( ) nl sphincter tone
( ) No rectal masses
( ) Brown stool
( ) Gualac neg

Pelvic:
( ) nl external genitalia
Speculum exam:
( ) nl vagina
( ) nl cervix
Bimanual exam:
( ) No lymphadenopathy
( ) No masses
( ) No cervical tenderness
( ) No palpable uterus
( ) No palpable ovaries

Extremities:
( ) No cyanosis
( ) No clubbing
( ) No edema
( ) nl brachial pulses
( ) nl radial pulses
( ) nl femoral pulses
( ) nl popliteal pulses
( ) nl a. tibial pulses
( ) nl dorsalis pedis pulses
( ) No axillary lymphad.
( ) No inguinal lymphad.

Cranial Nerves:
( ) CN II: intact vision/visual acuity 20/20/rxn to light
( ) CN III,IV, VI: EOMI/ no nystagmus
( ) CN V: nl face sensation/temporalis m. intact/masseter m. intact
( ) CN VII: puff out cheeks/smile/wrinkle forehead/eyes shut
( ) CN VIII: hearing equal bilaterally
( ) CN IX, X: palate rise equal/midline uvula
( ) CN XI: nl shoulder shrug/SCM muscle intact
( ) CN XII: tongue midline/nl tongue ROM

MSE:
( ) Awake
( ) Alert
( ) Oriented __/3
( ) nl repetition
( ) nl memory
( ) Follows command
( ) No aphasia
( ) No dysarthria

Motor:
( ) nl muscle tone
( ) nl muscle bulk
( ) nl ROM UE
( ) nl ROM LE
( ) No pronator drift
L ___/5 UE R ___/5
L ___/5 LE R ___/5

Reflexes:
L ___ Brachioradial. ___ R
L ___ Biceps ___ R
L ___ Triceps ___ R
L ___ Patellar ___ R
L ___ Achilles ___ R
L ___ Plantar ___ R

Cerebellar:
( ) nl finger to nose
( ) nl heel to shin
( ) Rapid alternating hands
( ) Rapid alternating feet
( ) nl gait
( ) Tandem gait
( ) Neg Romberg

+ PE Notes

Assessment & Plan

DDx 1
Plan

DDx 2
Plan

DDx 3
Plan

DDx 4
Plan

DDx 5
Plan

Labs/Radiology/EKG

Updates/Notes

Name: DOB:
MRN: Ethnicity:
Contact: Date:

CC: _____ Ob or Gyn

HPI: _____ yo G ___ P _____ at _____ weeks gestation by (LMP c/w ____ US OR ____ US) presents with:

VB:
LOF:
CX:
FM:

PC:

*vaginal bleeding (VB), leakage of fluid (LOF), contractions (CX), fetal movement (FM), preg complications (PC)

ObHx

B	Yr	V/CS	GA	M/F	Wt	PC
1						
2						
3						
4						
5						

GynHx
LMP
Menarche
Period Duration
Regularity
Tampon
Vaginal Dc
Contraception
Spotting
Last Pap
Abn Pap
STDs
Fibroids
Ectopics

PMHx
child/adult/hospital/immune

SurgHx

Allergies drugs/food/reaction

FMHx

Meds

SHx
Smoking
Alcohol
Drugs
Sexual
Occupation
Exercise
Diet
Stress

ROS (Check Any)

Const:
( ) Sick contacts
( ) **Fever**
( ) **Chills**
( ) **Δ Weight**
( ) Malaise
( ) Weakness
( ) Dizziness
( ) **Δ appetite**

HEENT:
( ) Blurry vision
( ) Photophobia
( ) **Δ vision**
( ) **Δ hearing**
( ) Tinnitus
( ) Sore throat
( ) Congestion

Resp:
( ) **SOB**
( ) **Cough**
( ) Sputum
( ) Pleuritic CP
( ) Hemoptysis

Card:
( ) Orthopnea
( ) PND
( ) DOE
( ) **LE edema**
( ) **CP**/left arm/shoulder/ neck/ jaw/ back
( ) Syncope
( ) **Palpitations**
( ) Claudication

GI:
( ) **Nausea**
( ) **Vomiting**
( ) **Diarrhea**
( ) Regurgitation
( ) **Heartburn**
( ) Odynophagia
( ) Dysphagia
( ) **Abd pain**
( ) **Constipation**
( ) Bloat
( ) Hematemesis
( ) Melena
( ) **Hematochezia**
( ) Mucus

GU:
( ) **Urgency**
( ) **Frequency**
( ) Incontinence
( ) **Dysuria**
( ) **Hematuria**
( ) Hesitancy
( ) Postvoid dribbling
( ) Impotence
( ) Testicular masses
( ) **Vaginal dc**
( ) Dyspareunia
( ) Bleeding

Endo:
( ) Thirst
( ) **Polyuria**
( ) **Heat intolerance**
( ) **Cold intolerance**
( ) Tremor
( ) Menstrual irreg.
( ) **Δ hair/skin/nails**
( ) Δ libido
( ) Δ body hair

Skin:
( ) **Rashes**
( ) **Itch**
( ) Laceration

Breast:
( ) Masses
( ) Pain
( ) Discharge
( ) Lactation

Msk:
( ) **Arthralgia**
( ) Deformity
( ) **Swelling**
( ) Myalgia
( ) **Weakness**

Hematologic:
( ) **Bruising**
( ) Hx of bleeding
( ) LAD

Neurologic:
( ) **Headache**
( ) Focal weakness
( ) **Seizure**
( ) Tremor
( ) Falls
( ) Memory loss
( ) Paresthesia
( ) Sensory loss
( ) Vertigo

Psychiatric:
( ) Sleep
( ) Interest
( ) Guilt
( ) Energy
( ) Concentration
( ) Appetite
( ) Psychomotor
( ) Suicide

+ROS Notes

Name:

PE Vitals | HR | BP | RR | T | %Ox | Ht | Wt | BMI

FHT _____ FHR _____ Variability _____ Accelerations _____ Decelerations _____

Sensation UE	Sensation LE
( ) L C5 R ( )	( ) L L3 R ( )
( ) L C6 R ( )	( ) L L4 R ( )
( ) L C7 R ( )	( ) L L5 R ( )
( ) L C8 R ( )	( ) L S1 R ( )
( ) L T1 R ( )	( ) L S2 R ( )

General:
( ) Cooperative
( ) No Acute Distress
( ) nl Hygiene

Skin:
( ) nl appearance
( ) nl texture
( ) nl temperature
( ) No Bruising
( ) No Laceration
( ) No Rashes
( ) No Masses

Head:
( ) Normocephallic
( ) Atraumatic
( ) No bumps

Eyes:
( ) Pupils equally round
( ) Size ____
( ) Reactive to light
( ) nl accommodation
( ) No scleral icterus
( ) nl conjunctiva
( ) Fundoscopic: nl vessel w/o hemorrhage

ENT:
( ) nl hearing bl
( ) nl tympanic membranes
( ) nl external auditory canals
( ) nl nasal mucosa
( ) nl oral pharynx
( ) No erythema/exudate
( ) nl tongue/gums/ dentition

Neck:
( ) No cervical lymphadenopathy
( ) No supraclavicular lymphadenopathy
( ) Midline trachea
( ) nl thyroid w/o masses

Cardio:
( ) No carotid bruit
( ) No JVD
( ) nl distal pulses
( ) Cap refill <2 sec
( ) RRR
( ) S1 S2
( ) No m/r/g
( ) No pedal edema
( ) No varicose veins

Chest:
( ) Bilateral rise & fall
( ) Breast Symmetrical
( ) No breast tenderness
( ) No breast mass
( ) nl tactile fremitus
( ) Clear to percuss
( ) Clear to auscult
( ) No wheezing/rales/ rhonchi

Abdomen:
( ) Symmetrical
( ) No scars/ striations
( ) No pulsatile masses
( ) No aortic/renal bruit
( ) nl bowel sounds
( ) nl percussion
( ) Soft/Non-tender
( ) Nondistended
( ) No hepatomegaly
( ) No splenomegaly

Rectal:
( ) nl sphincter tone
( ) No rectal masses
( ) Brown stool
( ) Guaiac neg

Pelvic:
( ) nl external genitalia
Speculum exam:
( ) nl vagina
( ) nl cervix
Bimanual exam:
( ) No lymphadenopathy
( ) No masses
( ) No cervical tenderness
( ) No palpable uterus
( ) No palpable ovaries

Extremities:
( ) No cyanosis
( ) No clubbing
( ) No edema
( ) nl brachial pulses
( ) nl radial pulses
( ) nl femoral pulses
( ) nl popliteal pulses
( ) nl a. tibial pulses
( ) nl dorsalis pedis pulses
( ) No axillary lymphad.
( ) No inguinal lymphad.

Cranial Nerves:
( ) CN II: intact vision/visual acuity 20/20/rxn to light
( ) CN III,IV, VI: EOMI/ no nystagmus
( ) CN V: nl face sensation/temporalis m. intact/masseter m. intact
( ) CN VII: puff out cheeks/smile/wrinkle forehead/eyes shut
( ) CN VIII: hearing equal bilaterally
( ) CN IX, X: palate rise equal/midline uvula
( ) CN XI: nl shoulder shrug/SCM muscle intact
( ) CN XII: tongue midline/nl tongue ROM

MSE:
( ) Awake
( ) Alert
( ) Oriented __/3
( ) nl repetition
( ) nl memory
( ) Follows command
( ) No aphasia
( ) No dysarthria

Motor:
( ) nl muscle tone
( ) nl muscle bulk
( ) nl ROM UE
( ) nl ROM LE
( ) No pronator drift
L ___/5 UE R ___/5
L ___/5 LE R ___/5

Reflexes:
L ___ Brachioradial. ___ R
L ___ Biceps ___ R
L ___ Triceps ___ R
L ___ Patellar ___ R
L ___ Achilles ___ R
L ___ Plantar ___ R

Cerebellar:
( ) nl finger to nose
( ) nl heel to shin
( ) Rapid alternating hands
( ) Rapid alternating feet
( ) nl gait
( ) Tandem gait
( ) Neg Romberg

+ PE Notes

Assessment & Plan

DDx 1
Plan

DDx 2
Plan

DDx 3
Plan

DDx 4
Plan

DDx 5
Plan

Labs/Radiology/EKG

Updates/Notes

Name: **DOB:**
MRN: **Ethnicity:**
Contact: **Date:**

CC: _____ Ob or Gyn

HPI: _____ yo G ___ P _____ at _____ weeks gestation by (LMP c/w ____ US OR ____ US) presents with:

VB:
LOF:
CX:
FM:

PC:

*vaginal bleeding (VB), leakage of fluid (LOF), contractions (CX), fetal movement (FM), preg complications (PC)

ObHx

B	Yr	V/CS	GA	M/F	Wt	PC
1						
2						
3						
4						
5						

GynHx
LMP
Menarche
Period Duration
Regularity
Tampon
Vaginal Dc
Contraception
Spotting
Last Pap
Abn Pap
STDs
Fibroids
Ectopics

PMHx
child/adult/hospital/immune

SurgHx

Allergies drugs/food/reaction

FMHx

Meds

SHx
Smoking
Alcohol
Drugs
Sexual
Occupation
Exercise
Diet
Stress

ROS (Check Any)

Const:
( ) Sick contacts
( ) Fever
( ) Chills
( ) Δ Weight
( ) Malaise
( ) Weakness
( ) Dizziness
( ) Δ appetite

HEENT:
( ) Blurry vision
( ) Photophobia
( ) Δ vision
( ) Δ hearing
( ) Tinnitus
( ) Sore throat
( ) Congestion

Resp:
( ) SOB
( ) Cough
( ) Sputum
( ) Pleuritic CP
( ) Hemoptysis

Card:
( ) Orthopnea
( ) PND
( ) DOE
( ) LE edema
( ) CP/left arm/shoulder/ neck/ jaw/ back
( ) Syncope
( ) Palpitations
( ) Claudication

GI:
( ) Nausea
( ) Vomiting
( ) Diarrhea
( ) Regurgitation
( ) Heartburn
( ) Odynophagia
( ) Dysphagia
( ) Abd pain
( ) Constipation
( ) Bloat
( ) Hematemesis
( ) Melena
( ) Hematochezia
( ) Mucus

GU:
( ) Urgency
( ) Frequency
( ) Incontinence
( ) Dysuria
( ) Hematuria
( ) Hesitancy
( ) Postvoid dribbling
( ) Impotence
( ) Testicular masses
( ) Vaginal dc
( ) Dyspareunia
( ) Bleeding

Endo:
( ) Thirst
( ) Polyuria
( ) Heat intolerance
( ) Cold intolerance
( ) Tremor
( ) Menstrual irreg.
( ) Δ hair/skin/nails
( ) Δ libido
( ) Δ body hair

Skin:
( ) Rashes
( ) Itch
( ) Laceration

Breast:
( ) Masses
( ) Pain
( ) Discharge
( ) Lactation

Msk:
( ) Arthralgia
( ) Deformity
( ) Swelling
( ) Myalgia
( ) Weakness

Hematologic:
( ) Bruising
( ) Hx of bleeding
( ) LAD

Neurologic:
( ) Headache
( ) Focal weakness
( ) Seizure
( ) Tremor
( ) Falls
( ) Memory loss
( ) Paresthesia
( ) Sensory loss
( ) Vertigo

Psychiatric:
( ) Sleep
( ) Interest
( ) Guilt
( ) Energy
( ) Concentration
( ) Appetite
( ) Psychomotor
( ) Suicide

+ROS Notes

Name:

PE Vitals   HR   BP   RR   T   %Ox   Ht   Wt   BMI

FHT _____ FHR _____ Variability _____ Accelerations _____ Decelerations

Sensation UE	Sensation LE
( ) L C5 R ( )	( ) L L3 R ( )
( ) L C6 R ( )	( ) L L4 R ( )
( ) L C7 R ( )	( ) L L5 R ( )
( ) L C8 R ( )	( ) L S1 R ( )
( ) L T1 R ( )	( ) L S2 R ( )

General:
( ) Cooperative
( ) No Acute Distress
( ) nl Hygiene

Skin:
( ) nl appearance
( ) nl texture
( ) nl temperature
( ) No Bruising
( ) No Laceration
( ) No Rashes
( ) No Masses

Head:
( ) Normocephallic
( ) Atraumatic
( ) No bumps

Eyes:
( ) Pupils equally round
( ) Size ____
( ) Reactive to light
( ) nl accommodation
( ) No scleral icterus
( ) nl conjunctiva
( ) Fundoscopic: nl vessel w/o hemorrhage

ENT:
( ) nl hearing bl
( ) nl tympanic membranes
( ) nl external auditory canals
( ) nl nasal mucosa
( ) nl oral pharynx
( ) No erythema/exudate
( ) nl tongue/gums/dentition

Neck:
( ) No cervical lymphadenopathy
( ) No supraclavicular lymphadenopathy
( ) Midline trachea
( ) nl thyroid w/o masses

Cardio:
( ) No carotid bruit
( ) No JVD
( ) nl distal pulses
( ) Cap refill <2 sec
( ) RRR
( ) S1 S2
( ) No m/r/g
( ) No pedal edema
( ) No varicose veins

Chest:
( ) Bilateral rise & fall
( ) Breast Symmetrical
( ) No breast tenderness
( ) No breast mass
( ) nl tactile fremitus
( ) Clear to percuss
( ) Clear to auscult
( ) No wheezing/rales/rhonchi

Abdomen:
( ) Symmetrical
( ) No scars/ striations
( ) No pulsatile masses
( ) No aortic/renal bruit
( ) nl bowel sounds
( ) nl percussion
( ) Soft/Non-tender
( ) Nondistended
( ) No hepatomegaly
( ) No splenomegaly

Rectal:
( ) nl sphincter tone
( ) No rectal masses
( ) Brown stool
( ) Guaiac neg

Pelvic:
( ) nl external genitalia
Speculum exam:
( ) nl vagina
( ) nl cervix
Bimanual exam:
( ) No lymphadenopathy
( ) No masses
( ) No cervical tenderness
( ) No palpable uterus
( ) No palpable ovaries

Extremities:
( ) No cyanosis
( ) No clubbing
( ) No edema
( ) nl brachial pulses
( ) nl radial pulses
( ) nl femoral pulses
( ) nl popliteal pulses
( ) nl a. tibial pulses
( ) nl dorsalis pedis pulses
( ) No axillary lymphad.
( ) No inguinal lymphad.

Cranial Nerves:
( ) CN II: intact vision/visual acuity 20/20/rxn to light
( ) CN III,IV, VI: EOMI/ no nystagmus
( ) CN V: nl face sensation/temporalis m. intact/masseter m. intact
( ) CN VII: puff out cheeks/smile/wrinkle forehead/eyes shut
( ) CN VIII: hearing equal bilaterally
( ) CN IX, X: palate rise equal/midline uvula
( ) CN XI: nl shoulder shrug/SCM muscle intact
( ) CN XII: tongue midline/nl tongue ROM

MSE:
( ) Awake
( ) Alert
( ) Oriented __/3
( ) nl repetition
( ) nl memory
( ) Follows command
( ) No aphasia
( ) No dysarthria

Motor:
( ) nl muscle tone
( ) nl muscle bulk
( ) nl ROM UE
( ) nl ROM LE
( ) No pronator drift
L ___/5 UE R ___/5
L ___/5 LE R ___/5

Reflexes:
L_____Brachioradial._____R
L_____Biceps_____R
L_____Triceps_____R
L_____Patellar_____R
L_____Achilles_____R
L_____Plantar_____R

Cerebellar:
( ) nl finger to nose
( ) nl heel to shin
( ) Rapid alternating hands
( ) Rapid alternating feet
( ) nl gait
( ) Tandem gait
( ) Neg Romberg

+ PE Notes

Assessment & Plan

DDx 1
Plan

DDx 2
Plan

DDx 3
Plan

DDx 4
Plan

DDx 5
Plan

Labs/Radiology/EKG

Updates/Notes

Name:
MRN:
Contact:

DOB:
Ethnicity:
Date:

CC: _____ Ob or Gyn

HPI: _____ yo G ___ P _____ at _____ weeks gestation by (LMP c/w ____ US OR ____ US) presents with:

VB:
LOF:
CX:
FM:

PC:

*vaginal bleeding (VB), leakage of fluid (LOF), contractions (CX), fetal movement (FM), preg complications (PC)

ObHx

B	Yr	V/CS	GA	M/F	Wt	PC
1						
2						
3						
4						
5						

GynHx

LMP
Menarche
Period Duration
Regularity
Tampon
Vaginal Dc
Contraception
Spotting
Last Pap
Abn Pap
STDs
Fibroids
Ectopics

PMHx
child/adult/hospital/immune

SurgHx

Allergies drugs/food/reaction

FMHx

Meds

SHx
Smoking
Alcohol
Drugs
Sexual
Occupation
Exercise
Diet
Stress

ROS (Check Any)

Const:
( ) Sick contacts
( ) Fever
( ) Chills
( ) Δ Weight
( ) Malaise
( ) Weakness
( ) Dizziness
( ) Δ appetite

HEENT:
( ) Blurry vision
( ) Photophobia
( ) Δ vision
( ) Δ hearing
( ) Tinnitus
( ) Sore throat
( ) Congestion

Resp:
( ) SOB
( ) Cough
( ) Sputum
( ) Pleuritic CP
( ) Hemoptysis

Card:
( ) Orthopnea
( ) PND
( ) DOE
( ) LE edema
( ) CP/left arm/shoulder/ neck/ jaw/ back
( ) Syncope
( ) Palpitations
( ) Claudication

GI:
( ) Nausea
( ) Vomiting
( ) Diarrhea
( ) Regurgitation
( ) Heartburn
( ) Odynophagia
( ) Dysphagia
( ) Abd pain
( ) Constipation
( ) Bloat
( ) Hematemesis
( ) Melena
( ) Hematochezia
( ) Mucus

GU:
( ) Urgency
( ) Frequency
( ) Incontinence
( ) Dysuria
( ) Hematuria
( ) Hesitancy
( ) Postvoid dribbling
( ) Impotence
( ) Testicular masses
( ) Vaginal dc
( ) Dyspareunia
( ) Bleeding

Endo:
( ) Thirst
( ) Polyuria
( ) Heat intolerance
( ) Cold intolerance
( ) Tremor
( ) Menstrual irreg.
( ) Δ hair/skin/nails
( ) Δ libido
( ) Δ body hair

Skin:
( ) Rashes
( ) Itch
( ) Laceration

Breast:
( ) Masses
( ) Pain
( ) Discharge
( ) Lactation

Msk:
( ) Arthralgia
( ) Deformity
( ) Swelling
( ) Myalgia
( ) Weakness

Hematologic:
( ) Bruising
( ) Hx of bleeding
( ) LAD

Neurologic:
( ) Headache
( ) Focal weakness
( ) Seizure
( ) Tremor
( ) Falls
( ) Memory loss
( ) Paresthesia
( ) Sensory loss
( ) Vertigo

Psychiatric:
( ) Sleep
( ) Interest
( ) Guilt
( ) Energy
( ) Concentration
( ) Appetite
( ) Psychomotor
( ) Suicide

+ROS Notes

Name:

PE Vitals HR ___ BP ___ RR ___ T ___ %Ox ___ Ht ___ Wt ___ BMI ___

FHT ___ FHR ___ Variability ___ Accelerations ___ Decelerations ___

Sensation UE	Sensation LE
( ) L C5 R ( )	( ) L L3 R ( )
( ) L C6 R ( )	( ) L L4 R ( )
( ) L C7 R ( )	( ) L L5 R ( )
( ) L C8 R ( )	( ) L S1 R ( )
( ) L T1 R ( )	( ) L S2 R ( )

General:
( ) Cooperative
( ) No Acute Distress
( ) nl Hygiene

Skin:
( ) nl appearance
( ) nl texture
( ) nl temperature
( ) No Bruising
( ) No Laceration
( ) No Rashes
( ) No Masses

Head:
( ) Normocephallic
( ) Atraumatic
( ) No bumps

Eyes:
( ) Pupils equally round
( ) Size ____
( ) Reactive to light
( ) nl accommodation
( ) No scleral icterus
( ) nl conjunctiva
( ) Fundoscopic: nl vessel w/o hemorrhage

ENT:
( ) nl hearing bl
( ) nl tympanic membranes
( ) nl external auditory canals
( ) nl nasal mucosa
( ) nl oral pharynx
( ) No erythema/exudate
( ) nl tongue/gums/dentition

Neck:
( ) No cervical lymphadenopathy
( ) No supraclavicular lymphadenopathy
( ) Midline trachea
( ) nl thyroid w/o masses

Cardio:
( ) No carotid bruit
( ) No JVD
( ) nl distal pulses
( ) Cap refill <2 sec
( ) RRR
( ) S1 S2
( ) No m/r/g
( ) No pedal edema
( ) No varicose veins

Chest:
( ) Bilateral rise & fall
( ) Breast Symmetrical
( ) No breast tenderness
( ) No breast mass
( ) nl tactile fremitus
( ) Clear to percuss
( ) Clear to auscult
( ) No wheezing/rales/rhonchi

Abdomen:
( ) Symmetrical
( ) No scars/ striations
( ) No pulsatile masses
( ) No aortic/renal bruit
( ) nl bowel sounds
( ) nl percussion
( ) Soft/Non-tender
( ) Nondistended
( ) No hepatomegaly
( ) No splenomegaly

Rectal:
( ) nl sphincter tone
( ) No rectal masses
( ) Brown stool
( ) Guaiac neg

Pelvic:
( ) nl external genitalia
Speculum exam:
( ) nl vagina
( ) nl cervix
Bimanual exam:
( ) No lymphadenopathy
( ) No masses
( ) No cervical tenderness
( ) No palpable uterus
( ) No palpable ovaries

Extremities:
( ) No cyanosis
( ) No clubbing
( ) No edema
( ) nl brachial pulses
( ) nl radial pulses
( ) nl femoral pulses
( ) nl popliteal pulses
( ) nl a. tibial pulses
( ) nl dorsalis pedis pulses
( ) No axillary lymphad.
( ) No inguinal lymphad.

Cranial Nerves:
( ) CN II: intact vision/visual acuity 20/20/rxn to light
( ) CN III,IV, VI: EOMI/ no nystagmus
( ) CN V: nl face sensation/temporalis m. intact/masseter m. intact
( ) CN VII: puff out cheeks/smile/wrinkle forehead/eyes shut
( ) CN VIII: hearing equal bilaterally
( ) CN IX, X: palate rise equal/midline uvula
( ) CN XI: nl shoulder shrug/SCM muscle intact
( ) CN XII: tongue midline/nl tongue ROM

MSE:
( ) Awake
( ) Alert
( ) Oriented __/3
( ) nl repetition
( ) nl memory
( ) Follows command
( ) No aphasia
( ) No dysarthria

Motor:
( ) nl muscle tone
( ) nl muscle bulk
( ) nl ROM UE
( ) nl ROM LE
( ) No pronator drift
L ___/5 UE R ___/5
L ___/5 LE R ___/5

Reflexes:
L___ Brachioradial.___ R
L___ Biceps___ R
L___ Triceps___ R
L___ Patellar___ R
L___ Achilles___ R
L___ Plantar___ R

Cerebellar:
( ) nl finger to nose
( ) nl heel to shin
( ) Rapid alternating hands
( ) Rapid alternating feet
( ) nl gait
( ) Tandem gait
( ) Neg Romberg

+ PE Notes

Assessment & Plan
DDx 1
Plan

DDx 2
Plan

DDx 3
Plan

DDx 4
Plan

DDx 5
Plan

Labs/Radiology/EKG

Updates/Notes

Name:

MRN:

Contact:

DOB:

Ethnicity:

Date:

CC: _____ Ob or Gyn

HPI: _____ yo G ___ P _____ at _____ weeks gestation by (LMP c/w ____ US OR ____ US) presents with:

VB:

LOF:

CX:

FM:

PC:

*vaginal bleeding (VB), leakage of fluid (LOF), contractions (CX), fetal movement (FM), preg complications (PC)

ObHx

B	Yr	V/CS	GA	M/F	Wt	PC
1						
2						
3						
4						
5						

GynHx

LMP
Menarche
Period Duration
Regularity
Tampon
Vaginal Dc
Contraception
Spotting
Last Pap
Abn Pap
STDs
Fibroids
Ectopics

PMHx

child/adult/hospital/immune

SurgHx

Allergies drugs/food/reaction

FMHx

Meds

SHx

Smoking
Alcohol
Drugs
Sexual
Occupation
Exercise
Diet
Stress

ROS (Check Any)

Const:
( ) Sick contacts
( ) **Fever**
( ) **Chills**
( ) Δ **Weight**
( ) Malaise
( ) Weakness
( ) Dizziness
( ) Δ **appetite**

HEENT:
( ) Blurry vision
( ) Photophobia
( ) Δ **vision**
( ) Δ **hearing**
( ) Tinnitus
( ) Sore throat
( ) Congestion

Resp:
( ) **SOB**
( ) **Cough**
( ) Sputum
( ) Pleuritic CP
( ) Hemoptysis

Card:
( ) Orthopnea
( ) PND
( ) DOE
( ) **LE edema**
( ) **CP/left arm/shoulder/**
         neck/ jaw/ back
( ) Syncope
( ) **Palpitations**
( ) Claudication

GI:
( ) **Nausea**
( ) **Vomiting**
( ) **Diarrhea**
( ) Regurgitation
( ) **Heartburn**
( ) Odynophagia
( ) Dysphagia
( ) **Abd pain**
( ) **Constipation**
( ) Bloat
( ) Hematemesis
( ) Melena
( ) **Hematochezia**
( ) Mucus

GU:
( ) **Urgency**
( ) **Frequency**
( ) Incontinence
( ) **Dysuria**
( ) **Hematuria**
( ) Hesitancy
( ) Postvoid dribbling
( ) Impotence
( ) Testicular masses
( ) **Vaginal dc**
( ) Dyspareunia
( ) Bleeding

Endo:
( ) Thirst
( ) **Polyuria**
( ) **Heat intolerance**
( ) **Cold intolerance**
( ) Tremor
( ) Menstrual irreg.
( ) Δ **hair/skin/nails**
( ) Δ libido
( ) Δ body hair

Skin:
( ) **Rashes**
( ) Itch
( ) Laceration

Breast:
( ) Masses
( ) Pain
( ) Discharge
( ) Lactation

Msk:
( ) **Arthralgia**
( ) Deformity
( ) **Swelling**
( ) Myalgia
( ) **Weakness**

Hematologic:
( ) **Bruising**
( ) Hx of bleeding
( ) LAD

Neurologic:
( ) **Headache**
( ) Focal weakness
( ) **Seizure**
( ) Tremor
( ) Falls
( ) Memory loss
( ) Paresthesia
( ) Sensory loss
( ) Vertigo

Psychiatric:
( ) **Sleep**
( ) **Interest**
( ) Guilt
( ) **Energy**
( ) Concentration
( ) **Appetite**
( ) **Psychomotor**
( ) Suicide

+ROS Notes

Name:

PE Vitals HR ___ BP ___ RR ___ T ___ %Ox ___ Ht ___ Wt ___ BMI ___

FHT _____ FHR _____ Variability _____ Accelerations _____ Decelerations _____

Sensation UE	Sensation LE
( ) L C5 R ( )	( ) L L3 R ( )
( ) L C6 R ( )	( ) L L4 R ( )
( ) L C7 R ( )	( ) L L5 R ( )
( ) L C8 R ( )	( ) L LS1 R ( )
( ) L T1 R ( )	( ) L S2 R ( )

General:
( ) Cooperative
( ) No Acute Distress
( ) nl Hygiene

Skin:
( ) nl appearance
( ) nl texture
( ) nl temperature
( ) No Bruising
( ) No Laceration
( ) No Rashes
( ) No Masses

Head:
( ) Normocephallic
( ) Atraumatic
( ) No bumps

Eyes:
( ) Pupils equally round
( ) Size ____
( ) Reactive to light
( ) nl accommodation
( ) No scleral icterus
( ) nl conjunctiva
( ) Fundoscopic: nl vessel w/o hemorrhage

ENT:
( ) nl hearing bl
( ) nl tympanic membranes
( ) nl external auditory canals
( ) nl nasal mucosa
( ) nl oral pharynx
( ) No erythema/exudate
( ) nl tongue/gums/ dentition

Neck:
( ) No cervical lymphadenopathy
( ) No supraclavicular lymphadenopathy
( ) Midline trachea
( ) nl thyroid w/o masses

Cardio:
( ) No carotid bruit
( ) No JVD
( ) nl distal pulses
( ) Cap refill <2 sec
( ) RRR
( ) S1 S2
( ) No m/r/g
( ) No pedal edema
( ) No varicose veins

Chest:
( ) Bilateral rise & fall
( ) Breast Symmetrical
( ) No breast tenderness
( ) No breast mass
( ) nl tactile fremitus
( ) Clear to percuss
( ) Clear to auscult
( ) No wheezing/rales/ rhonchi

Abdomen:
( ) Symmetrical
( ) No scars/ striations
( ) No pulsatile masses
( ) No aortic/renal bruit
( ) nl bowel sounds
( ) nl percussion
( ) Soft/Non-tender
( ) Nondistended
( ) No hepatomegaly
( ) No splenomegaly

Rectal:
( ) nl sphincter tone
( ) No rectal masses
( ) Brown stool
( ) Guaiac neg

Pelvic:
( ) nl external genitalia
Speculum exam:
( ) nl vagina
( ) nl cervix
Bimanual exam:
( ) No lymphadenopathy
( ) No masses
( ) No cervical tenderness
( ) No palpable uterus
( ) No palpable ovaries

Extremities:
( ) No cyanosis
( ) No clubbing
( ) No edema
( ) nl brachial pulses
( ) nl radial pulses
( ) nl femoral pulses
( ) nl popliteal pulses
( ) nl a. tibial pulses
( ) nl dorsalis pedis pulses
( ) No axillary lymphad.
( ) No inguinal lymphad.

Cranial Nerves:
( ) CN II: intact vision/visual acuity 20/20/rxn to light
( ) CN III,IV, VI: EOMI/ no nystagmus
( ) CN V: nl face sensation/temporalis m. intact/masseter m. intact
( ) CN VII: puff out cheeks/smile/wrinkle forehead/eyes shut
( ) CN VIII: hearing equal bilaterally
( ) CN IX, X: palate rise equal/midline uvula
( ) CN XI: nl shoulder shrug/SCM muscle intact
( ) CN XII: tongue midline/nl tongue ROM

MSE:
( ) Awake
( ) Alert
( ) Oriented __/3
( ) nl repetition
( ) nl memory
( ) Follows command
( ) No aphasia
( ) No dysarthria

Motor:
( ) nl muscle tone
( ) nl muscle bulk
( ) nl ROM UE
( ) nl ROM LE
( ) No pronator drift
L ___/5 UE R ___/5
L ___/5 LE R ___/5

Reflexes:
L ___ Brachioradial. ___ R
L ___ Biceps ___ R
L ___ Triceps ___ R
L ___ Patellar ___ R
L ___ Achilles ___ R
L ___ Plantar ___ R

Cerebellar:
( ) nl finger to nose
( ) nl heel to shin
( ) Rapid alternating hands
( ) Rapid alternating feet
( ) nl gait
( ) Tandem gait
( ) Neg Romberg

+ PE Notes

Assessment & Plan

DDx 1
Plan

DDx 2
Plan

DDx 3
Plan

DDx 4
Plan

DDx 5
Plan

Labs/Radiology/EKG

Updates/Notes

Name:	DOB:
MRN:	Ethnicity:
Contact:	Date:

CC: _____ Ob or Gyn

HPI: _____ yo G ___ P _____ at _____ weeks gestation by (LMP c/w ____ US OR ____ US) presents with:

VB:
LOF:
CX:
FM:

PC:

*vaginal bleeding (VB), leakage of fluid (LOF), contractions (CX), fetal movement (FM), preg complications (PC)

ObHx

B	Yr	V/CS	GA	M/F	Wt	PC
1						
2						
3						
4						
5						

GynHx
LMP
Menarche
Period Duration
Regularity
Tampon
Vaginal Dc
Contraception
Spotting
Last Pap
Abn Pap
STDs
Fibroids
Ectopics

PMHx
child/adult/hospital/immune

SurgHx

Allergies drugs/food/reaction

FMHx

Meds

SHx
Smoking
Alcohol
Drugs
Sexual
Occupation
Exercise
Diet
Stress

ROS (Check Any)

Const:
( ) Sick contacts
( ) Fever
( ) Chills
( ) Δ Weight
( ) Malaise
( ) Weakness
( ) Dizziness
( ) Δ appetite

HEENT:
( ) Blurry vision
( ) Photophobia
( ) Δ vision
( ) Δ hearing
( ) Tinnitus
( ) Sore throat
( ) Congestion

Resp:
( ) SOB
( ) Cough
( ) Sputum
( ) Pleuritic CP
( ) Hemoptysis

Card:
( ) Orthopnea
( ) PND
( ) DOE
( ) LE edema
( ) CP/left arm/shoulder/ neck/ jaw/ back
( ) Syncope
( ) Palpitations
( ) Claudication

GI:
( ) Nausea
( ) Vomiting
( ) Diarrhea
( ) Regurgitation
( ) Heartburn
( ) Odynophagia
( ) Dysphagia
( ) Abd pain
( ) Constipation
( ) Bloat
( ) Hematemesis
( ) Melena
( ) Hematochezia
( ) Mucus

GU:
( ) Urgency
( ) Frequency
( ) Incontinence
( ) Dysuria
( ) Hematuria
( ) Hesitancy
( ) Postvoid dribbling
( ) Impotence
( ) Testicular masses
( ) Vaginal dc
( ) Dyspareunia
( ) Bleeding

Endo:
( ) Thirst
( ) Polyuria
( ) Heat intolerance
( ) Cold intolerance
( ) Tremor
( ) Menstrual irreg.
( ) Δ hair/skin/nails
( ) Δ libido
( ) Δ body hair

Skin:
( ) Rashes
( ) Itch
( ) Laceration

Breast:
( ) Masses
( ) Pain
( ) Discharge
( ) Lactation

Msk:
( ) Arthralgia
( ) Deformity
( ) Swelling
( ) Myalgia
( ) Weakness

Hematologic:
( ) Bruising
( ) Hx of bleeding
( ) LAD

Neurologic:
( ) Headache
( ) Focal weakness
( ) Seizure
( ) Tremor
( ) Falls
( ) Memory loss
( ) Paresthesia
( ) Sensory loss
( ) Vertigo

Psychiatric:
( ) Sleep
( ) Interest
( ) Guilt
( ) Energy
( ) Concentration
( ) Appetite
( ) Psychomotor
( ) Suicide

+ROS Notes

Name:

PE Vitals HR BP RR T %Ox Ht Wt BMI

FHT _____ FHR _____ Variability _____ Accelerations _____ Decelerations _____

Sensation UE	Sensation LE
( ) L C5 R ( )	( ) L L3 R ( )
( ) L C6 R ( )	( ) L L4 R ( )
( ) L C7 R ( )	( ) L L5 R ( )
( ) L C8 R ( )	( ) L S1 R ( )
( ) L T1 R ( )	( ) L S2 R ( )

General:
( ) Cooperative
( ) No Acute Distress
( ) nl Hygiene

Skin:
( ) nl appearance
( ) nl texture
( ) nl temperature
( ) No Bruising
( ) No Laceration
( ) No Rashes
( ) No Masses

Head:
( ) Normocephallic
( ) Atraumatic
( ) No bumps

Eyes:
( ) Pupils equally round
( ) Size ____
( ) Reactive to light
( ) nl accommodation
( ) No scleral icterus
( ) nl conjunctiva
( ) Fundoscopic: nl vessel w/o hemorrhage

ENT:
( ) nl hearing bl
( ) nl tympanic membranes
( ) nl external auditory canals
( ) nl nasal mucosa
( ) nl oral pharynx
( ) No erythema/exudate
( ) nl tongue/gums/ dentition

Neck:
( ) No cervical lymphadenopathy
( ) No supraclavicular lymphadenopathy
( ) Midline trachea
( ) nl thyroid w/o masses

Cardio:
( ) No carotid bruit
( ) No JVD
( ) nl distal pulses
( ) Cap refill <2 sec
( ) RRR
( ) S1 S2
( ) No m/r/g
( ) No pedal edema
( ) No varicose veins

Chest:
( ) Bilateral rise & fall
( ) Breast Symmetrical
( ) No breast tenderness
( ) No breast mass
( ) nl tactile fremitus
( ) Clear to percuss
( ) Clear to auscult
( ) No wheezing/rales/ rhonchi

Abdomen:
( ) Symmetrical
( ) No scars/ striations
( ) No pulsatile masses
( ) No aortic/renal bruit
( ) nl bowel sounds
( ) nl percussion
( ) Soft/Non-tender
( ) Nondistended
( ) No hepatomegaly
( ) No splenomegaly

Rectal:
( ) nl sphincter tone
( ) No rectal masses
( ) Brown stool
( ) Guaiac neg

Pelvic:
( ) nl external genitalia
Speculum exam:
( ) nl vagina
( ) nl cervix
Bimanual exam:
( ) No lymphadenopathy
( ) No masses
( ) No cervical tenderness
( ) No palpable uterus
( ) No palpable ovaries

Extremities:
( ) No cyanosis
( ) No clubbing
( ) No edema
( ) nl brachial pulses
( ) nl radial pulses
( ) nl femoral pulses
( ) nl popliteal pulses
( ) nl a. tibial pulses
( ) nl dorsalis pedis pulses
( ) No axillary lymphad.
( ) No inguinal lymphad.

Cranial Nerves:
( ) CN II: intact vision/visual acuity 20/20/rxn to light
( ) CN III,IV, VI: EOMI/ no nystagmus
( ) CN V: nl face sensation/temporalis m. intact/masseter m. intact
( ) CN VII: puff out cheeks/smile/wrinkle forehead/eyes shut
( ) CN VIII: hearing equal bilaterally
( ) CN IX, X: palate rise equal/midline uvula
( ) CN XI: nl shoulder shrug/SCM muscle intact
( ) CN XII: tongue midline/nl tongue ROM

MSE:
( ) Awake
( ) Alert
( ) Oriented ___/3
( ) nl repetition
( ) nl memory
( ) Follows command
( ) No aphasia
( ) No dysarthria

Motor:
( ) nl muscle tone
( ) nl muscle bulk
( ) nl ROM UE
( ) nl ROM LE
( ) No pronator drift
L ___/5 UE R ___/5
L ___/5 LE R ___/5

Reflexes:
L ____ Brachioradial. ____ R
L ____ Biceps ____ R
L ____ Triceps ____ R
L ____ Patellar ____ R
L ____ Achilles ____ R
L ____ Plantar ____ R

Cerebellar:
( ) nl finger to nose
( ) nl heel to shin
( ) Rapid alternating hands
( ) Rapid alternating feet
( ) nl gait
( ) Tandem gait
( ) Neg Romberg

+ PE Notes

Assessment & Plan
DDx 1
Plan

DDx 2
Plan

DDx 3
Plan

DDx 4
Plan

DDx 5
Plan

Labs/Radiology/EKG

Updates/Notes

Name:	DOB:
MRN:	Ethnicity:
Contact:	Date:

CC: _____ Ob or Gyn

HPI: _____ yo G ___ P _____ at _____ weeks gestation by (LMP c/w ____ US OR ____ US) presents with:

VB:

LOF:

CX:

FM:

PC:

*vaginal bleeding (VB), leakage of fluid (LOF), contractions (CX), fetal movement (FM), preg complications (PC)

ObHx

B	Yr	V/CS	GA	M/F	Wt	PC
1						
2						
3						
4						
5						

GynHx

LMP
Menarche
Period Duration
Regularity
Tampon
Vaginal Dc
Contraception
Spotting
Last Pap
Abn Pap
STDs
Fibroids
Ectopics

PMHx
child/adult/hospital/immune

SurgHx

Allergies drugs/food/reaction

FMHx

Meds

SHx
Smoking
Alcohol
Drugs
Sexual
Occupation
Exercise
Diet
Stress

ROS (Check Any)

Const:
( ) Sick contacts
( ) **Fever**
( ) **Chills**
( ) **Δ Weight**
( ) Malaise
( ) Weakness
( ) Dizziness
( ) **Δ appetite**

HEENT:
( ) Blurry vision
( ) Photophobia
( ) **Δ vision**
( ) **Δ hearing**
( ) Tinnitus
( ) Sore throat
( ) Congestion

Resp:
( ) **SOB**
( ) **Cough**
( ) Sputum
( ) Pleuritic CP
( ) Hemoptysis

Card:
( ) Orthopnea
( ) PND
( ) DOE
( ) LE edema
( ) CP/left arm/shoulder/ neck/ jaw/ back
( ) Syncope
( ) **Palpitations**
( ) Claudication

GI:
( ) **Nausea**
( ) **Vomiting**
( ) **Diarrhea**
( ) Regurgitation
( ) **Heartburn**
( ) Odynophagia
( ) Dysphagia
( ) **Abd pain**
( ) Constipation
( ) Bloat
( ) Hematemesis
( ) Melena
( ) **Hematochezia**
( ) Mucus

GU:
( ) **Urgency**
( ) **Frequency**
( ) Incontinence
( ) **Dysuria**
( ) **Hematuria**
( ) Hesitancy
( ) Postvoid dribbling
( ) Impotence
( ) Testicular masses
( ) **Vaginal dc**
( ) Dyspareunia
( ) Bleeding

Endo:
( ) Thirst
( ) **Polyuria**
( ) **Heat intolerance**
( ) **Cold intolerance**
( ) Tremor
( ) Menstrual irreg.
( ) **Δ hair/skin/nails**
( ) Δ libido
( ) Δ body hair

Skin:
( ) **Rashes**
( ) Itch
( ) Laceration

Breast:
( ) **Masses**
( ) Pain
( ) Discharge
( ) Lactation

Msk:
( ) **Arthralgia**
( ) Deformity
( ) **Swelling**
( ) Myalgia
( ) **Weakness**

Hematologic:
( ) **Bruising**
( ) Hx of bleeding
( ) LAD

Neurologic:
( ) **Headache**
( ) Focal weakness
( ) Seizure
( ) Tremor
( ) Falls
( ) Memory loss
( ) Paresthesia
( ) Sensory loss
( ) Vertigo

Psychiatric:
( ) Sleep
( ) Interest
( ) Guilt
( ) Energy
( ) Concentration
( ) Appetite
( ) Psychomotor
( ) Suicide

+ROS Notes

Name:

PE Vitals   HR   BP   RR   T   %Ox   Ht   Wt   BMI

FHT _____ FHR _____ Variability _____ Accelerations _____ Decelerations

Sensation UE	Sensation LE
( ) L C5 R ( )	( ) L L3 R ( )
( ) L C6 R ( )	( ) L L4 R ( )
( ) L C7 R ( )	( ) L L5 R ( )
( ) L C8 R ( )	( ) L S1 R ( )
( ) L T1 R ( )	( ) L S2 R ( )

General:
( ) Cooperative
( ) No Acute Distress
( ) nl Hygiene

Skin:
( ) nl appearance
( ) nl texture
( ) nl temperature
( ) No Bruising
( ) No Laceration
( ) No Rashes
( ) No Masses

Head:
( ) Normocephallic
( ) Atraumatic
( ) No bumps

Eyes:
( ) Pupils equally round
( ) Size ____
( ) Reactive to light
( ) nl accommodation
( ) No scleral icterus
( ) nl conjunctiva
( ) Fundoscopic: nl vessel w/o hemorrhage

ENT:
( ) nl hearing bl
( ) nl tympanic membranes
( ) nl external auditory canals
( ) nl nasal mucosa
( ) nl oral pharynx
( ) No erythema/exudate
( ) nl tongue/gums/ dentition

Neck:
( ) No cervical lymphadenopathy
( ) No supraclavicular lymphadenopathy
( ) Midline trachea
( ) nl thyroid w/o masses

Cardio:
( ) No carotid bruit
( ) No JVD
( ) nl distal pulses
( ) Cap refill <2 sec
( ) RRR
( ) S1 S2
( ) No m/r/g
( ) No pedal edema
( ) No varicose veins

Chest:
( ) Bilateral rise & fall
( ) Breast Symmetrical
( ) No breast tenderness
( ) No breast mass
( ) nl tactile fremitus
( ) Clear to percuss
( ) Clear to auscult
( ) No wheezing/rales/ rhonchi

Abdomen:
( ) Symmetrical
( ) No scars/ striations
( ) No pulsatile masses
( ) No aortic/renal bruit
( ) nl bowel sounds
( ) nl percussion
( ) Soft/Non-tender
( ) Nondistended
( ) No hepatomegaly
( ) No splenomegaly

Rectal:
( ) nl sphincter tone
( ) No rectal masses
( ) Brown stool
( ) Guaiac neg

Pelvic:
( ) nl external genitalia
Speculum exam:
( ) nl vagina
( ) nl cervix
Bimanual exam:
( ) No lymphadenopathy
( ) No masses
( ) No cervical tenderness
( ) No palpable uterus
( ) No palpable ovaries

Extremities:
( ) No cyanosis
( ) No clubbing
( ) No edema
( ) nl brachial pulses
( ) nl radial pulses
( ) nl femoral pulses
( ) nl popliteal pulses
( ) nl a. tibial pulses
( ) nl dorsalis pedis pulses
( ) No axillary lymphad.
( ) No inguinal lymphad.

Cranial Nerves:
( ) CN II: intact vision/visual acuity 20/20/rxn to light
( ) CN III,IV, VI: EOMI/ no nystagmus
( ) CN V: nl face sensation/temporalis m. intact/masseter m. intact
( ) CN VII: puff out cheeks/smile/wrinkle forehead/eyes shut
( ) CN VIII: hearing equal bilaterally
( ) CN IX, X: palate rise equal/midline uvula
( ) CN XI: nl shoulder shrug/SCM muscle intact
( ) CN XII: tongue midline/nl tongue ROM

MSE:
( ) Awake
( ) Alert
( ) Oriented __/3
( ) nl repetition
( ) nl memory
( ) Follows command
( ) No aphasia
( ) No dysarthria

Motor:
( ) nl muscle tone
( ) nl muscle bulk
( ) nl ROM UE
( ) nl ROM LE
( ) No pronator drift
L ___/5 UE R ___/5
L ___/5 LE R ___/5

Reflexes:
L ____ Brachioradial. ____ R
L ____ Biceps ____ R
L ____ Triceps ____ R
L ____ Patellar ____ R
L ____ Achilles ____ R
L ____ Plantar ____ R

Cerebellar:
( ) nl finger to nose
( ) nl heel to shin
( ) Rapid alternating hands
( ) Rapid alternating feet
( ) nl gait
( ) Tandem gait
( ) Neg Romberg

+ PE Notes

Assessment & Plan
DDx 1
Plan

DDx 2
Plan

DDx 3
Plan

DDx 4
Plan

DDx 5
Plan

Labs/Radiology/EKG

Updates/Notes

Name:

MRN:

Contact:

DOB:

Ethnicity:

Date:

CC: _____ Ob or Gyn

HPI: _____ yo G ___ P _____ at _____ weeks gestation by (LMP c/w ____ US OR ____ US) presents with:

VB:

LOF:

CX:

FM:

PC:

*vaginal bleeding (VB), leakage of fluid (LOF), contractions (CX), fetal movement (FM), preg complications (PC)

ObHx

B	Yr	V/CS	GA	M/F	Wt	PC
1						
2						
3						
4						
5						

GynHx

LMP
Menarche
Period Duration
Regularity
Tampon
Vaginal Dc
Contraception
Spotting
Last Pap
Abn Pap
STDs
Fibroids
Ectopics

PMHx
child/adult/hospital/immune

SurgHx

Allergies drugs/food/reaction

FMHx

Meds

SHx
Smoking
Alcohol
Drugs
Sexual
Occupation
Exercise
Diet
Stress

ROS (Check Any)

Const:
( ) Sick contacts
( ) **Fever**
( ) **Chills**
( ) **Δ Weight**
( ) Malaise
( ) Weakness
( ) Dizziness
( ) **Δ appetite**

HEENT:
( ) Blurry vision
( ) Photophobia
( ) **Δ vision**
( ) **Δ hearing**
( ) Tinnitus
( ) Sore throat
( ) Congestion

Resp:
( ) **SOB**
( ) **Cough**
( ) Sputum
( ) Pleuritic CP
( ) Hemoptysis

Card:
( ) Orthopnea
( ) PND
( ) DOE
( ) **LE edema**
( ) **CP**/left arm/shoulder/ neck/ jaw/ back
( ) Syncope
( ) **Palpitations**
( ) Claudication

GI:
( ) **Nausea**
( ) **Vomiting**
( ) **Diarrhea**
( ) Regurgitation
( ) **Heartburn**
( ) Odynophagia
( ) Dysphagia
( ) **Abd pain**
( ) **Constipation**
( ) Bloat
( ) Hematemesis
( ) Melena
( ) **Hematochezia**
( ) Mucus

GU:
( ) **Urgency**
( ) **Frequency**
( ) Incontinence
( ) **Dysuria**
( ) **Hematuria**
( ) Hesitancy
( ) Postvoid dribbling
( ) Impotence
( ) Testicular masses
( ) **Vaginal dc**
( ) Dyspareunia
( ) Bleeding

Endo:
( ) Thirst
( ) **Polyuria**
( ) **Heat intolerance**
( ) **Cold intolerance**
( ) Tremor
( ) Menstrual irreg.
( ) **Δ hair/skin/nails**
( ) Δ libido
( ) Δ body hair

Skin:
( ) Rashes
( ) Itch
( ) Laceration

Breast:
( ) Masses
( ) Pain
( ) Discharge
( ) Lactation

Msk:
( ) **Arthralgia**
( ) Deformity
( ) **Swelling**
( ) Myalgia
( ) **Weakness**

Hematologic:
( ) **Bruising**
( ) Hx of bleeding
( ) LAD

Neurologic:
( ) **Headache**
( ) Focal weakness
( ) Seizure
( ) Tremor
( ) Falls
( ) Memory loss
( ) Paresthesia
( ) Sensory loss
( ) Vertigo

Psychiatric:
( ) Sleep
( ) Interest
( ) Guilt
( ) Energy
( ) Concentration
( ) Appetite
( ) Psychomotor
( ) Suicide

+ROS Notes

Name:

PE Vitals
	HR	BP	RR	T	%Ox	Ht	Wt	BMI

FHT
FHR _____ Variability _____ Accelerations _____ Decelerations _____

Sensation UE	Sensation LE
( ) L C5 R ( )	( ) L L3 R ( )
( ) L C6 R ( )	( ) L L4 R ( )
( ) L C7 R ( )	( ) L L5 R ( )
( ) L C8 R ( )	( ) L S1 R ( )
( ) L T1 R ( )	( ) L S2 R ( )

General:
( ) Cooperative
( ) No Acute Distress
( ) nl Hygiene

Skin:
( ) nl appearance
( ) nl texture
( ) nl temperature
( ) No Bruising
( ) No Laceration
( ) No Rashes
( ) No Masses

Head:
( ) Normocephallic
( ) Atraumatic
( ) No bumps

Eyes:
( ) Pupils equally round
( ) Size ____
( ) Reactive to light
( ) nl accommodation
( ) No scleral icterus
( ) nl conjunctiva
( ) Fundoscopic: nl vessel w/o hemorrhage

ENT:
( ) nl hearing bl
( ) nl tympanic membranes
( ) nl external auditory canals
( ) nl nasal mucosa
( ) nl oral pharynx
( ) No erythema/exudate
( ) nl tongue/gums/ dentition

Neck:
( ) No cervical lymphadenopathy
( ) No supraclavicular lymphadenopathy
( ) Midline trachea
( ) nl thyroid w/o masses

Cardio:
( ) No carotid bruit
( ) No JVD
( ) nl distal pulses
( ) Cap refill <2 sec
( ) RRR
( ) S1 S2
( ) No m/r/g
( ) No pedal edema
( ) No varicose veins

Chest:
( ) Bilateral rise & fall
( ) Breast Symmetrical
( ) No breast tenderness
( ) No breast mass
( ) nl tactile fremitus
( ) Clear to percuss
( ) Clear to auscult
( ) No wheezing/rales/ rhonchi

Abdomen:
( ) Symmetrical
( ) No scars/ striations
( ) No pulsatile masses
( ) No aortic/renal bruit
( ) nl bowel sounds
( ) nl percussion
( ) Soft/Non-tender
( ) Nondistended
( ) No hepatomegaly
( ) No splenomegaly

Rectal:
( ) nl sphincter tone
( ) No rectal masses
( ) Brown stool
( ) Guaiac neg

Pelvic:
( ) nl external genitalia
Speculum exam:
( ) nl vagina
( ) nl cervix
Bimanual exam:
( ) No lymphadenopathy
( ) No masses
( ) No cervical tenderness
( ) No palpable uterus
( ) No palpable ovaries

Extremities:
( ) No cyanosis
( ) No clubbing
( ) No edema
( ) nl brachial pulses
( ) nl radial pulses
( ) nl femoral pulses
( ) nl popliteal pulses
( ) nl a. tibial pulses
( ) nl dorsalis pedis pulses
( ) No axillary lymphad.
( ) No inguinal lymphad.

Cranial Nerves:
( ) CN II: intact vision/visual acuity 20/20/rxn to light
( ) CN III,IV, VI: EOMI/ no nystagmus
( ) CN V: nl face sensation/temporalis m. intact/masseter m. intact
( ) CN VII: puff out cheeks/smile/wrinkle forehead/eyes shut
( ) CN VIII: hearing equal bilaterally
( ) CN IX, X: palate rise equal/midline uvula
( ) CN XI: nl shoulder shrug/SCM muscle intact
( ) CN XII: tongue midline/nl tongue ROM

MSE:
( ) Awake
( ) Alert
( ) Oriented __/3
( ) nl repetition
( ) nl memory
( ) Follows command
( ) No aphasia
( ) No dysarthria

Motor:
( ) nl muscle tone
( ) nl muscle bulk
( ) nl ROM UE
( ) nl ROM LE
( ) No pronator drift
L ___/5 UE R ___/5
L ___/5 LE R ___/5

Reflexes:
L____Brachioradial.____R
L____Biceps____R
L____Triceps____R
L____Patellar____R
L____Achilles____R
L____Plantar____R

Cerebellar:
( ) nl finger to nose
( ) nl heel to shin
( ) Rapid alternating hands
( ) Rapid alternating feet
( ) nl gait
( ) Tandem gait
( ) Neg Romberg

+ PE Notes

Assessment & Plan
DDx 1
Plan

DDx 2
Plan

DDx 3
Plan

DDx 4
Plan

DDx 5
Plan

Labs/Radiology/EKG

Updates/Notes

Name:

MRN:

Contact:

DOB:

Ethnicity:

Date:

CC: _____ Ob or Gyn

HPI:_____ yo G ___ P _____ at _____ weeks gestation by (LMP c/w ____ US OR ____ US) presents with:

VB:

LOF:

CX:

FM:

PC:

*vaginal bleeding (VB), leakage of fluid (LOF), contractions (CX), fetal movement (FM), preg complications (PC)

ObHx

B	Yr	V/CS	GA	M/F	Wt	PC
1						
2						
3						
4						
5						

GynHx

LMP
Menarche
Period Duration
Regularity
Tampon
Vaginal Dc
Contraception
Spotting
Last Pap
Abn Pap
STDs
Fibroids
Ectopics

PMHx
child/adult/hospital/immune

SurgHx

Allergies drugs/food/reaction

FMHx

Meds

SHx
Smoking
Alcohol
Drugs
Sexual
Occupation
Exercise
Diet
Stress

ROS (Check Any)

Const:
( ) Sick contacts
( ) **Fever**
( ) **Chills**
( ) **Δ Weight**
( ) Malaise
( ) Weakness
( ) Dizziness
( ) **Δ appetite**

HEENT:
( ) Blurry vision
( ) Photophobia
( ) **Δ vision**
( ) **Δ hearing**
( ) Tinnitus
( ) Sore throat
( ) Congestion

Resp:
( ) **SOB**
( ) **Cough**
( ) Sputum
( ) Pleuritic CP
( ) Hemoptysis

Card:
( ) Orthopnea
( ) PND
( ) DOE
( ) **LE edema**
( ) **CP**/left arm/shoulder/ neck/ jaw/ back
( ) Syncope
( ) **Palpitations**
( ) Claudication

GI:
( ) **Nausea**
( ) **Vomiting**
( ) **Diarrhea**
( ) Regurgitation
( ) **Heartburn**
( ) Odynophagia
( ) Dysphagia
( ) **Abd pain**
( ) **Constipation**
( ) Bloat
( ) Hematemesis
( ) Melena
( ) **Hematochezia**
( ) Mucus

GU:
( ) **Urgency**
( ) **Frequency**
( ) Incontinence
( ) **Dysuria**
( ) **Hematuria**
( ) Hesitancy
( ) Postvoid dribbling
( ) Impotence
( ) Testicular masses
( ) **Vaginal dc**
( ) Dysparcunia
( ) Bleeding

Endo:
( ) Thirst
( ) **Polyuria**
( ) **Heat intolerance**
( ) **Cold intolerance**
( ) Tremor
( ) Menstrual irreg.
( ) **Δ hair/skin/nails**
( ) Δ libido
( ) Δ body hair

Skin:
( ) **Rashes**
( ) Itch
( ) Laceration

Breast:
( ) Masses
( ) Pain
( ) Discharge
( ) Lactation

Msk:
( ) **Arthralgia**
( ) Deformity
( ) **Swelling**
( ) Myalgia
( ) **Weakness**

Hematologic:
( ) **Bruising**
( ) Hx of bleeding
( ) LAD

Neurologic:
( ) **Headache**
( ) Focal weakness
( ) **Seizure**
( ) Tremor
( ) Falls
( ) Memory loss
( ) Paresthesia
( ) Sensory loss
( ) Vertigo

Psychiatric:
( ) Sleep
( ) Interest
( ) Guilt
( ) Energy
( ) Concentration
( ) Appetite
( ) Psychomotor
( ) Suicide

+ROS Notes

Name:

PE Vitals HR BP RR T %Ox Ht Wt BMI

FHT _____ FHR _____ Variability _____ Accelerations _____ Decelerations

Sensation UE	Sensation LE
( ) L C5 R ( )	( ) L L3 R ( )
( ) L C6 R ( )	( ) L L4 R ( )
( ) L C7 R ( )	( ) L L5 R ( )
( ) L C8 R ( )	( ) L S1 R ( )
( ) L T1 R ( )	( ) L S2 R ( )

General:
( ) Cooperative
( ) No Acute Distress
( ) nl Hygiene

Skin:
( ) nl appearance
( ) nl texture
( ) nl temperature
( ) No Bruising
( ) No Laceration
( ) No Rashes
( ) No Masses

Head:
( ) Normocephallic
( ) Atraumatic
( ) No bumps

Eyes:
( ) Pupils equally round
( ) Size ____
( ) Reactive to light
( ) nl accommodation
( ) No scleral icterus
( ) nl conjunctiva
( ) Fundoscopic: nl vessel w/o hemorrhage

ENT:
( ) nl hearing bl
( ) nl tympanic membranes
( ) nl external auditory canals
( ) nl nasal mucosa
( ) nl oral pharynx
( ) No erythema/exudate
( ) nl tongue/gums/dentition

Neck:
( ) No cervical lymphadenopathy
( ) No supraclavicular lymphadenopathy
( ) Midline trachea
( ) nl thyroid w/o masses

Cardio:
( ) No carotid bruit
( ) No JVD
( ) nl distal pulses
( ) Cap refill <2 sec
( ) RRR
( ) S1 S2
( ) No m/r/g
( ) No pedal edema
( ) No varicose veins

Chest:
( ) Bilateral rise & fall
( ) Breast Symmetrical
( ) No breast tenderness
( ) No breast mass
( ) nl tactile fremitus
( ) Clear to percuss
( ) Clear to auscult
( ) No wheezing/rales/ rhonchi

Abdomen:
( ) Symmetrical
( ) No scars/ striations
( ) No pulsatile masses
( ) No aortic/renal bruit
( ) nl bowel sounds
( ) nl percussion
( ) Soft/Non-tender
( ) Nondistended
( ) No hepatomegaly
( ) No splenomegaly

Rectal:
( ) nl sphincter tone
( ) No rectal masses
( ) Brown stool
( ) Guaiac neg

Pelvic:
( ) nl external genitalia
Speculum exam:
( ) nl vagina
( ) nl cervix
Bimanual exam:
( ) No lymphadenopathy
( ) No masses
( ) No cervical tenderness
( ) No palpable uterus
( ) No palpable ovaries

Extremities:
( ) No cyanosis
( ) No clubbing
( ) No edema
( ) nl brachial pulses
( ) nl radial pulses
( ) nl femoral pulses
( ) nl popliteal pulses
( ) nl a. tibial pulses
( ) nl dorsalis pedis pulses
( ) No axillary lymphad.
( ) No inguinal lymphad.

Cranial Nerves:
( ) CN II: intact vision/visual acuity 20/20/rxn to light
( ) CN III,IV, VI: EOMI/ no nystagmus
( ) CN V: nl face sensation/temporalis m. intact/masseter m. intact
( ) CN VII: puff out cheeks/smile/wrinkle forehead/eyes shut
( ) CN VIII: hearing equal bilaterally
( ) CN IX, X: palate rise equal/midline uvula
( ) CN XI: nl shoulder shrug/SCM muscle intact
( ) CN XII: tongue midline/nl tongue ROM

MSE:
( ) Awake
( ) Alert
( ) Oriented __/3
( ) nl repetition
( ) nl memory
( ) Follows command
( ) No aphasia
( ) No dysarthria

Motor:
( ) nl muscle tone
( ) nl muscle bulk
( ) nl ROM UE
( ) nl ROM LE
( ) No pronator drift
L ___/5 UE R ___/5
L ___/5 LE R ___/5

Reflexes:
L ____ Brachioradial. ____ R
L ____ Biceps ____ R
L ____ Triceps ____ R
L ____ Patellar ____ R
L ____ Achilles ____ R
L ____ Plantar ____ R

Cerebellar:
( ) nl finger to nose
( ) nl heel to shin
( ) Rapid alternating hands
( ) Rapid alternating feet
( ) nl gait
( ) Tandem gait
( ) Neg Romberg

+ PE Notes

Assessment & Plan
DDx 1
Plan

DDx 2
Plan

DDx 3
Plan

DDx 4
Plan

DDx 5
Plan

Labs/Radiology/EKG

Updates/Notes

Name:
MRN:
Contact:

DOB:
Ethnicity:
Date:

CC: _____ Ob or Gyn

HPI: _____ yo G ___ P _____ at _____ weeks gestation by (LMP c/w ____ US OR ____ US) presents with:

VB:
LOF:
CX:
FM:

PC:

*vaginal bleeding (VB), leakage of fluid (LOF), contractions (CX), fetal movement (FM), preg complications (PC)

ObHx

B	Yr	V/CS	GA	M/F	Wt	PC
1						
2						
3						
4						
5						

GynHx

LMP
Menarche
Period Duration
Regularity
Tampon
Vaginal Dc
Contraception
Spotting
Last Pap
Abn Pap
STDs
Fibroids
Ectopics

PMHx
child/adult/hospital/immune

SurgHx

Allergies drugs/food/reaction

FMHx

Meds

SHx
Smoking
Alcohol
Drugs
Sexual
Occupation
Exercise
Diet
Stress

ROS (Check Any)

Const:
( ) Sick contacts
( ) **Fever**
( ) **Chills**
( ) Δ **Weight**
( ) Malaise
( ) Weakness
( ) Dizziness
( ) Δ appetite

HEENT:
( ) Blurry vision
( ) Photophobia
( ) Δ **vision**
( ) Δ **hearing**
( ) Tinnitus
( ) Sore throat
( ) Congestion

Resp:
( ) **SOB**
( ) **Cough**
( ) Sputum
( ) Pleuritic CP
( ) Hemoptysis

Card:
( ) Orthopnea
( ) PND
( ) DOE
( ) LE edema
( ) **CP**/left arm/shoulder/ neck/ jaw/ back
( ) Syncope
( ) **Palpitations**
( ) Claudication

GI:
( ) **Nausea**
( ) **Vomiting**
( ) **Diarrhea**
( ) Regurgitation
( ) **Heartburn**
( ) Odynophagia
( ) Dysphagia
( ) **Abd pain**
( ) **Constipation**
( ) Bloat
( ) Hematemesis
( ) Melena
( ) **Hematochezia**
( ) Mucus

GU:
( ) **Urgency**
( ) **Frequency**
( ) Incontinence
( ) **Dysuria**
( ) **Hematuria**
( ) Hesitancy
( ) Postvoid dribbling
( ) Impotence
( ) Testicular masses
( ) **Vaginal dc**
( ) Dyspareunia
( ) Bleeding

Endo:
( ) Thirst
( ) **Polyuria**
( ) **Heat intolerance**
( ) **Cold intolerance**
( ) Tremor
( ) Menstrual irreg.
( ) Δ **hair/skin/nails**
( ) Δ libido
( ) Δ body hair

Skin:
( ) **Rashes**
( ) Itch
( ) Laceration

Breast:
( ) Masses
( ) Pain
( ) Discharge
( ) Lactation

Msk:
( ) **Arthralgia**
( ) Deformity
( ) **Swelling**
( ) Myalgia
( ) **Weakness**

Hematologic:
( ) **Bruising**
( ) Hx of bleeding
( ) LAD

Neurologic:
( ) **Headache**
( ) Focal weakness
( ) **Seizure**
( ) Tremor
( ) Falls
( ) Memory loss
( ) Paresthesia
( ) Sensory loss
( ) Vertigo

Psychiatric:
( ) Sleep
( ) Interest
( ) Guilt
( ) Energy
( ) Concentration
( ) Appetite
( ) Psychomotor
( ) Suicide

+ROS Notes

Name:

PE Vitals   HR   BP   RR   T   %Ox   Ht   Wt   BMI

FHT _____ FHR _____ Variability _____ Accelerations _____ Decelerations _____

Sensation UE	Sensation LE
( ) L C5 R ( )	( ) L L3 R ( )
( ) L C6 R ( )	( ) L L4 R ( )
( ) L C7 R ( )	( ) L L5 R ( )
( ) L C8 R ( )	( ) L S1 R ( )
( ) L T1 R ( )	( ) L S2 R ( )

General:
( ) Cooperative
( ) No Acute Distress
( ) nl Hygiene

Skin:
( ) nl appearance
( ) nl texture
( ) nl temperature
( ) No Bruising
( ) No Laceration
( ) No Rashes
( ) No Masses

Head:
( ) Normocephallic
( ) Atraumatic
( ) No bumps

Eyes:
( ) Pupils equally round
( ) Size ____
( ) Reactive to light
( ) nl accommodation
( ) No scleral icterus
( ) nl conjunctiva
( ) Fundoscopic: nl vessel w/o hemorrhage

ENT:
( ) nl hearing bl
( ) nl tympanic membranes
( ) nl external auditory canals
( ) nl nasal mucosa
( ) nl oral pharynx
( ) No erythema/exudate
( ) nl tongue/gums/dentition

Neck:
( ) No cervical lymphadenopathy
( ) No supraclavicular lymphadenopathy
( ) Midline trachea
( ) nl thyroid w/o masses

Cardio:
( ) No carotid bruit
( ) No JVD
( ) nl distal pulses
( ) Cap refill <2 sec
( ) RRR
( ) S1 S2
( ) No m/r/g
( ) No pedal edema
( ) No varicose veins

Chest:
( ) Bilateral rise & fall
( ) Breast Symmetrical
( ) No breast tenderness
( ) No breast mass
( ) nl tactile fremitus
( ) Clear to percuss
( ) Clear to auscult
( ) No wheezing/rales/rhonchi

Abdomen:
( ) Symmetrical
( ) No scars/ striations
( ) No pulsatile masses
( ) No aortic/renal bruit
( ) nl bowel sounds
( ) nl percussion
( ) Soft/Non-tender
( ) Nondistended
( ) No hepatomegaly
( ) No splenomegaly

Rectal:
( ) nl sphincter tone
( ) No rectal masses
( ) Brown stool
( ) Guaiac neg

Pelvic:
( ) nl external genitalia
Speculum exam:
( ) nl vagina
( ) nl cervix
Bimanual exam:
( ) No lymphadenopathy
( ) No masses
( ) No cervical tenderness
( ) No palpable uterus
( ) No palpable ovaries

Extremities:
( ) No cyanosis
( ) No clubbing
( ) No edema
( ) nl brachial pulses
( ) nl radial pulses
( ) nl femoral pulses
( ) nl popliteal pulses
( ) nl a. tibial pulses
( ) nl dorsalis pedis pulses
( ) No axillary lymphad.
( ) No inguinal lymphad.

Cranial Nerves:
( ) CN II: intact vision/visual acuity 20/20/rxn to light
( ) CN III,IV, VI: EOMI/ no nystagmus
( ) CN V: nl face sensation/temporalis m. intact/masseter m. intact
( ) CN VII: puff out cheeks/smile/wrinkle forehead/eyes shut
( ) CN VIII: hearing equal bilaterally
( ) CN IX, X: palate rise equal/midline uvula
( ) CN XI: nl shoulder shrug/SCM muscle intact
( ) CN XII: tongue midline/nl tongue ROM

MSE:
( ) Awake
( ) Alert
( ) Oriented __/3
( ) nl repetition
( ) nl memory
( ) Follows command
( ) No aphasia
( ) No dysarthria

Motor:
( ) nl muscle tone
( ) nl muscle bulk
( ) nl ROM UE
( ) nl ROM LE
( ) No pronator drift
L___/5 UE R ___/5
L___/5 LE R ___/5

Reflexes:
L___Brachioradial.___R
L___Biceps___R
L___Triceps___R
L___Patellar___R
L___Achilles___R
L___Plantar___R

Cerebellar:
( ) nl finger to nose
( ) nl heel to shin
( ) Rapid alternating hands
( ) Rapid alternating feet
( ) nl gait
( ) Tandem gait
( ) Neg Romberg

+ PE Notes

Assessment & Plan
DDx 1
Plan

DDx 2
Plan

DDx 3
Plan

DDx 4
Plan

DDx 5
Plan

Labs/Radiology/EKG

Updates/Notes

Name:
MRN:
Contact:

DOB:
Ethnicity:
Date:

CC: _____ Ob or Gyn

HPI: _____ yo G ___ P _____ at _____ weeks gestation by (LMP c/w ____ US OR ____ US) presents with:

VB:
LOF:
CX:
FM:

PC:

*vaginal bleeding (VB), leakage of fluid (LOF), contractions (CX), fetal movement (FM), preg complications (PC)

ObHx

B	Yr	V/CS	GA	M/F	Wt	PC
1						
2						
3						
4						
5						

GynHx
LMP
Menarche
Period Duration
Regularity
Tampon
Vaginal Dc
Contraception
Spotting
Last Pap
Abn Pap
STDs
Fibroids
Ectopics

PMHx
child/adult/hospital/immune

SurgHx

Allergies drugs/food/reaction

FMHx

Meds

SHx
Smoking
Alcohol
Drugs
Sexual
Occupation
Exercise
Diet
Stress

ROS (Check Any)

Const:
- ( ) Sick contacts
- ( ) Fever
- ( ) Chills
- ( ) Δ Weight
- ( ) Malaise
- ( ) Weakness
- ( ) Dizziness
- ( ) Δ appetite

HEENT:
- ( ) Blurry vision
- ( ) Photophobia
- ( ) Δ vision
- ( ) Δ hearing
- ( ) Tinnitus
- ( ) Sore throat
- ( ) Congestion

Resp:
- ( ) SOB
- ( ) Cough
- ( ) Sputum
- ( ) Pleuritic CP
- ( ) Hemoptysis

Card:
- ( ) Orthopnea
- ( ) PND
- ( ) DOE
- ( ) LE edema
- ( ) CP/left arm/shoulder/ neck/ jaw/ back
- ( ) Syncope
- ( ) Palpitations
- ( ) Claudication

GI:
- ( ) Nausea
- ( ) Vomiting
- ( ) Diarrhea
- ( ) Regurgitation
- ( ) Heartburn
- ( ) Odynophagia
- ( ) Dysphagia
- ( ) Abd pain
- ( ) Constipation
- ( ) Bloat
- ( ) Hematemesis
- ( ) Melena
- ( ) Hematochezia
- ( ) Mucus

GU:
- ( ) Urgency
- ( ) Frequency
- ( ) Incontinence
- ( ) Dysuria
- ( ) Hematuria
- ( ) Hesitancy
- ( ) Postvoid dribbling
- ( ) Impotence
- ( ) Testicular masses
- ( ) Vaginal dc
- ( ) Dyspareunia
- ( ) Bleeding

Endo:
- ( ) Thirst
- ( ) Polyuria
- ( ) Heat intolerance
- ( ) Cold intolerance
- ( ) Tremor
- ( ) Menstrual irreg.
- ( ) Δ hair/skin/nails
- ( ) Δ libido
- ( ) Δ body hair

Skin:
- ( ) Rashes
- ( ) Itch
- ( ) Laceration

Breast:
- ( ) Masses
- ( ) Pain
- ( ) Discharge
- ( ) Lactation

Msk:
- ( ) Arthralgia
- ( ) Deformity
- ( ) Swelling
- ( ) Myalgia
- ( ) Weakness

Hematologic:
- ( ) Bruising
- ( ) Hx of bleeding
- ( ) LAD

Neurologic:
- ( ) Headache
- ( ) Focal weakness
- ( ) Seizure
- ( ) Tremor
- ( ) Falls
- ( ) Memory loss
- ( ) Paresthesia
- ( ) Sensory loss
- ( ) Vertigo

Psychiatric:
- ( ) Sleep
- ( ) Interest
- ( ) Guilt
- ( ) Energy
- ( ) Concentration
- ( ) Appetite
- ( ) Psychomotor
- ( ) Suicide

+ROS Notes

Name:

Sensation UE	Sensation LE
( ) L C5 R ( )	( ) L L3 R ( )
( ) L C6 R ( )	( ) L L4 R ( )
( ) L C7 R ( )	( ) L L5 R ( )
( ) L C8 R ( )	( ) L S1 R ( )
( ) L T1 R ( )	( ) L S2 R ( )

PE Vitals HR BP RR T %Ox Ht Wt BMI

FHT _____ FHR _____ Variability _____ Accelerations _____ Decelerations

General:
( ) Cooperative
( ) No Acute Distress
( ) nl Hygiene

Skin:
( ) nl appearance
( ) nl texture
( ) nl temperature
( ) No Bruising
( ) No Laceration
( ) No Rashes
( ) No Masses

Head:
( ) Normocephallic
( ) Atraumatic
( ) No bumps

Eyes:
( ) Pupils equally round
( ) Size ____
( ) Reactive to light
( ) nl accommodation
( ) No scleral icterus
( ) nl conjunctiva
( ) Fundoscopic: nl vessel w/o hemorrhage

ENT:
( ) nl hearing bl
( ) nl tympanic membranes
( ) nl external auditory canals
( ) nl nasal mucosa
( ) nl oral pharynx
( ) No erythema/exudate
( ) nl tongue/gums/ dentition

Neck:
( ) No cervical lymphadenopathy
( ) No supraclavicular lymphadenopathy
( ) Midline trachea
( ) nl thyroid w/o masses

Cardio:
( ) No carotid bruit
( ) No JVD
( ) nl distal pulses
( ) Cap refill <2 sec
( ) RRR
( ) S1 S2
( ) No m/r/g
( ) No pedal edema
( ) No varicose veins

Chest:
( ) Bilateral rise & fall
( ) Breast Symmetrical
( ) No breast tenderness
( ) No breast mass
( ) nl tactile fremitus
( ) Clear to percuss
( ) Clear to auscult
( ) No wheezing/rales/ rhonchi

Abdomen:
( ) Symmetrical
( ) No scars/ striations
( ) No pulsatile masses
( ) No aortic/renal bruit
( ) nl bowel sounds
( ) nl percussion
( ) Soft/Non-tender
( ) Nondistended
( ) No hepatomegaly
( ) No splenomegaly

Rectal:
( ) nl sphincter tone
( ) No rectal masses
( ) Brown stool
( ) Guaiac neg

Pelvic:
( ) nl external genitalia
Speculum exam:
( ) nl vagina
( ) nl cervix
Bimanual exam:
( ) No lymphadenopathy
( ) No masses
( ) No cervical tenderness
( ) No palpable uterus
( ) No palpable ovaries

Extremities:
( ) No cyanosis
( ) No clubbing
( ) No edema
( ) nl brachial pulses
( ) nl radial pulses
( ) nl femoral pulses
( ) nl popliteal pulses
( ) nl a. tibial pulses
( ) nl dorsalis pedis pulses
( ) No axillary lymphad.
( ) No inguinal lymphad.

Cranial Nerves:
( ) CN II: intact vision/visual acuity 20/20/rxn to light
( ) CN III,IV, VI: EOMI/ no nystagmus
( ) CN V: nl face sensation/temporalis m. intact/masseter m. intact
( ) CN VII: puff out cheeks/smile/wrinkle forehead/eyes shut
( ) CN VIII: hearing equal bilaterally
( ) CN IX, X: palate rise equal/midline uvula
( ) CN XI: nl shoulder shrug/SCM muscle intact
( ) CN XII: tongue midline/nl tongue ROM

MSE:
( ) Awake
( ) Alert
( ) Oriented __/3
( ) nl repetition
( ) nl memory
( ) Follows command
( ) No aphasia
( ) No dysarthria

Motor:
( ) nl muscle tone
( ) nl muscle bulk
( ) nl ROM UE
( ) nl ROM LE
( ) No pronator drift
L ___/5 UE R ___/5
L ___/5 LE R ___/5

Reflexes:
L____ Brachioradial.____ R
L____ Biceps ____R
L____ Triceps ____R
L____ Patellar ____R
L____ Achilles ____R
L____ Plantar ____R

Cerebellar:
( ) nl finger to nose
( ) nl heel to shin
( ) Rapid alternating hands
( ) Rapid alternating feet
( ) nl gait
( ) Tandem gait
( ) Neg Romberg

+ PE Notes

Assessment & Plan

DDx 1
Plan

DDx 2
Plan

DDx 3
Plan

DDx 4
Plan

DDx 5
Plan

Labs/Radiology/EKG

Updates/Notes

Name:	DOB:
MRN:	Ethnicity:
Contact:	Date:

CC: _____ Ob or Gyn

HPI: _____ yo G ___ P _____ at _____ weeks gestation by (LMP c/w ____ US OR ____ US) presents with:

VB:
LOF:
CX:
FM:

PC:

*vaginal bleeding (VB), leakage of fluid (LOF), contractions (CX), fetal movement (FM), preg complications (PC)

ObHx

	B	Yr	V/CS	GA	M/F	Wt	PC
1							
2							
3							
4							
5							

GynHx
LMP
Menarche
Period Duration
Regularity
Tampon
Vaginal Dc
Contraception
Spotting
Last Pap
Abn Pap
STDs
Fibroids
Ectopics

PMHx
child/adult/hospital/immune

SurgHx

Allergies drugs/food/reaction

FMHx

Meds

SHx
Smoking
Alcohol
Drugs
Sexual
Occupation
Exercise
Diet
Stress

ROS (Check Any)

Const:
( ) Sick contacts
( ) **Fever**
( ) **Chills**
( ) **Δ Weight**
( ) Malaise
( ) Weakness
( ) Dizziness
( ) **Δ appetite**

HEENT:
( ) Blurry vision
( ) Photophobia
( ) **Δ vision**
( ) **Δ hearing**
( ) Tinnitus
( ) Sore throat
( ) Congestion

Resp:
( ) **SOB**
( ) **Cough**
( ) Sputum
( ) Pleuritic CP
( ) Hemoptysis

Card:
( ) Orthopnea
( ) PND
( ) DOE
( ) **LE edema**
( ) **CP**/left arm/shoulder/ neck/ jaw/ back
( ) Syncope
( ) **Palpitations**
( ) Claudication

GI:
( ) **Nausea**
( ) **Vomiting**
( ) **Diarrhea**
( ) Regurgitation
( ) **Heartburn**
( ) Odynophagia
( ) Dysphagia
( ) **Abd pain**
( ) **Constipation**
( ) Bloat
( ) Hematemesis
( ) Melena
( ) **Hematochezia**
( ) Mucus

GU:
( ) **Urgency**
( ) **Frequency**
( ) Incontinence
( ) **Dysuria**
( ) **Hematuria**
( ) Hesitancy
( ) Postvoid dribbling
( ) Impotence
( ) Testicular masses
( ) **Vaginal dc**
( ) Dyspareunia
( ) Bleeding

Endo:
( ) Thirst
( ) **Polyuria**
( ) **Heat intolerance**
( ) **Cold intolerance**
( ) Tremor
( ) Menstrual irreg.
( ) **Δ hair/skin/nails**
( ) **Δ libido**
( ) **Δ body hair**

Skin:
( ) **Rashes**
( ) Itch
( ) Laceration

Breast:
( ) Masses
( ) Pain
( ) Discharge
( ) Lactation

Msk:
( ) **Arthralgia**
( ) Deformity
( ) **Swelling**
( ) Myalgia
( ) **Weakness**

Hematologic:
( ) **Bruising**
( ) Hx of bleeding
( ) LAD

Neurologic:
( ) **Headache**
( ) Focal weakness
( ) **Seizure**
( ) Tremor
( ) Falls
( ) Memory loss
( ) Paresthesia
( ) Sensory loss
( ) Vertigo

Psychiatric:
( ) Sleep
( ) Interest
( ) Guilt
( ) Energy
( ) Concentration
( ) Appetite
( ) Psychomotor
( ) Suicide

+ROS Notes

Name:

PE Vitals   HR   BP   RR   T   %Ox   Ht   Wt   BMI

FHT _____ FHR _____ Variability _____ Accelerations _____ Decelerations

Sensation UE	Sensation LE
( ) L C5 R ( )	( ) L L3 R ( )
( ) L C6 R ( )	( ) L L4 R ( )
( ) L C7 R ( )	( ) L L5 R ( )
( ) L C8 R ( )	( ) L S1 R ( )
( ) L T1 R ( )	( ) L S2 R ( )

General:
( ) Cooperative
( ) No Acute Distress
( ) nl Hygiene

Skin:
( ) nl appearance
( ) nl texture
( ) nl temperature
( ) No Bruising
( ) No Laceration
( ) No Rashes
( ) No Masses

Head:
( ) Normocephallic
( ) Atraumatic
( ) No bumps

Eyes:
( ) Pupils equally round
( ) Size ____
( ) Reactive to light
( ) nl accommodation
( ) No scleral icterus
( ) nl conjunctiva
( ) Fundoscopic: nl vessel w/o hemorrhage

ENT:
( ) nl hearing bl
( ) nl tympanic membranes
( ) nl external auditory canals
( ) nl nasal mucosa
( ) nl oral pharynx
( ) No erythema/exudate
( ) nl tongue/gums/ dentition

Neck:
( ) No cervical lymphadenopathy
( ) No supraclavicular lymphadenopathy
( ) Midline trachea
( ) nl thyroid w/o masses

Cardio:
( ) No carotid bruit
( ) No JVD
( ) nl distal pulses
( ) Cap refill <2 sec
( ) RRR
( ) S1 S2
( ) No m/r/g
( ) No pedal edema
( ) No varicose veins

Chest:
( ) Bilateral rise & fall
( ) Breast Symmetrical
( ) No breast tenderness
( ) No breast mass
( ) nl tactile fremitus
( ) Clear to percuss
( ) Clear to auscult
( ) No wheezing/rales/ rhonchi

Abdomen:
( ) Symmetrical
( ) No scars/ striations
( ) No pulsatile masses
( ) No aortic/renal bruit
( ) nl bowel sounds
( ) nl percussion
( ) Soft/Non-tender
( ) Nondistended
( ) No hepatomegaly
( ) No splenomegaly

Rectal:
( ) nl sphincter tone
( ) No rectal masses
( ) Brown stool
( ) Guaiac neg

Pelvic:
( ) nl external genitalia
Speculum exam:
( ) nl vagina
( ) nl cervix
Bimanual exam:
( ) No lymphadenopathy
( ) No masses
( ) No cervical tenderness
( ) No palpable uterus
( ) No palpable ovaries

Extremities:
( ) No cyanosis
( ) No clubbing
( ) No edema
( ) nl brachial pulses
( ) nl radial pulses
( ) nl femoral pulses
( ) nl popliteal pulses
( ) nl a. tibial pulses
( ) nl dorsalis pedis pulses
( ) No axillary lymphad.
( ) No inguinal lymphad.

Cranial Nerves:
( ) CN II: intact vision/visual acuity 20/20/rxn to light
( ) CN III,IV, VI: EOMI/ no nystagmus
( ) CN V: nl face sensation/temporalis m. intact/masseter m. intact
( ) CN VII: puff out cheeks/smile/wrinkle forehead/eyes shut
( ) CN VIII: hearing equal bilaterally
( ) CN IX, X: palate rise equal/midline uvula
( ) CN XI: nl shoulder shrug/SCM muscle intact
( ) CN XII: tongue midline/nl tongue ROM

MSE:
( ) Awake
( ) Alert
( ) Oriented __/3
( ) nl repetition
( ) nl memory
( ) Follows command
( ) No aphasia
( ) No dysarthria

Motor:
( ) nl muscle tone
( ) nl muscle bulk
( ) nl ROM UE
( ) nl ROM LE
( ) No pronator drift
L ___/5 UE R ___/5
L ___/5 LE R ___/5

Reflexes:
L ___ Brachioradial. ___ R
L ___ Biceps ___ R
L ___ Triceps ___ R
L ___ Patellar ___ R
L ___ Achilles ___ R
L ___ Plantar ___ R

Cerebellar:
( ) nl finger to nose
( ) nl heel to shin
( ) Rapid alternating hands
( ) Rapid alternating feet
( ) nl gait
( ) Tandem gait
( ) Neg Romberg

+ PE Notes

Assessment & Plan
DDx 1
Plan

DDx 2
Plan

DDx 3
Plan

DDx 4
Plan

DDx 5
Plan

Labs/Radiology/EKG

Updates/Notes

Name:	DOB:
MRN:	Ethnicity:
Contact:	Date:

CC: _____ Ob or Gyn

HPI:_____ yo G ___ P _____ at _____ weeks gestation by (LMP c/w _____ US OR _____ US) presents with:

VB:
LOF:
CX:
FM:

PC:

*vaginal bleeding (VB), leakage of fluid (LOF), contractions (CX), fetal movement (FM), preg complications (PC)

ObHx

B	Yr	V/CS	GA	M/F	Wt	PC
1						
2						
3						
4						
5						

GynHx

LMP
Menarche
Period Duration
Regularity
Tampon
Vaginal Dc
Contraception
Spotting
Last Pap
Abn Pap
STDs
Fibroids
Ectopics

PMHx
child/adult/hospital/immune

SurgHx

Allergies drugs/food/reaction

FMHx

Meds

SHx
Smoking
Alcohol
Drugs
Sexual
Occupation
Exercise
Diet
Stress

ROS (Check Any)

Const:
( ) Sick contacts
( ) Fever
( ) Chills
( ) Δ Weight
( ) Malaise
( ) Weakness
( ) Dizziness
( ) Δ appetite

HEENT:
( ) Blurry vision
( ) Photophobia
( ) Δ vision
( ) Δ hearing
( ) Tinnitus
( ) Sore throat
( ) Congestion

Resp:
( ) SOB
( ) Cough
( ) Sputum
( ) Pleuritic CP
( ) Hemoptysis

Card:
( ) Orthopnea
( ) PND
( ) DOE
( ) LE edema
( ) CP/left arm/shoulder/ neck/ jaw/ back
( ) Syncope
( ) Palpitations
( ) Claudication

GI:
( ) Nausea
( ) Vomiting
( ) Diarrhea
( ) Regurgitation
( ) Heartburn
( ) Odynophagia
( ) Dysphagia
( ) Abd pain
( ) Constipation
( ) Bloat
( ) Hematemesis
( ) Melena
( ) Hematochezia
( ) Mucus

GU:
( ) Urgency
( ) Frequency
( ) Incontinence
( ) Dysuria
( ) Hematuria
( ) Hesitancy
( ) Postvoid dribbling
( ) Impotence
( ) Testicular masses
( ) Vaginal dc
( ) Dyspareunia
( ) Bleeding

Endo:
( ) Thirst
( ) Polyuria
( ) Heat intolerance
( ) Cold intolerance
( ) Tremor
( ) Menstrual irreg.
( ) Δ hair/skin/nails
( ) Δ libido
( ) Δ body hair

Skin:
( ) Rashes
( ) Itch
( ) Laceration

Breast:
( ) Masses
( ) Pain
( ) Discharge
( ) Lactation

Msk:
( ) Arthralgia
( ) Deformity
( ) Swelling
( ) Myalgia
( ) Weakness

Hematologic:
( ) Bruising
( ) Hx of bleeding
( ) LAD

Neurologic:
( ) Headache
( ) Focal weakness
( ) Seizure
( ) Tremor
( ) Falls
( ) Memory loss
( ) Paresthesia
( ) Sensory loss
( ) Vertigo

Psychiatric:
( ) Sleep
( ) Interest
( ) Guilt
( ) Energy
( ) Concentration
( ) Appetite
( ) Psychomotor
( ) Suicide

+ROS Notes

Name:

PE Vitals HR BP RR T %Ox Ht Wt BMI

FHT _____ FHR _____ Variability_____ Accelerations_____ Decelerations

Sensation UE	Sensation LE
( ) L C5 R ( )	( ) L L3 R ( )
( ) L C6 R ( )	( ) L L4 R ( )
( ) L C7 R ( )	( ) L L5 R ( )
( ) L C8 R ( )	( ) L S1 R ( )
( ) L T1 R ( )	( ) L S2 R ( )

General:
( ) Cooperative
( ) No Acute Distress
( ) nl Hygiene

Skin:
( ) nl appearance
( ) nl texture
( ) nl temperature
( ) No Bruising
( ) No Laceration
( ) No Rashes
( ) No Masses

Head:
( ) Normocephallic
( ) Atraumatic
( ) No bumps

Eyes:
( ) Pupils equally round
( ) Size ____
( ) Reactive to light
( ) nl accommodation
( ) No scleral icterus
( ) nl conjunctiva
( ) Fundoscopic: nl vessel w/o hemorrhage

ENT:
( ) nl hearing bl
( ) nl tympanic membranes
( ) nl external auditory canals
( ) nl nasal mucosa
( ) nl oral pharynx
( ) No erythema/exudate
( ) nl tongue/gums/ dentition

Neck:
( ) No cervical lymphadenopathy
( ) No supraclavicular lymphadenopathy
( ) Midline trachea
( ) nl thyroid w/o masses

Cardio:
( ) No carotid bruit
( ) No JVD
( ) nl distal pulses
( ) Cap refill <2 sec
( ) RRR
( ) S1 S2
( ) No m/r/g
( ) No pedal edema
( ) No varicose veins

Chest:
( ) Bilateral rise & fall
( ) Breast Symmetrical
( ) No breast tenderness
( ) No breast mass
( ) nl tactile fremitus
( ) Clear to percuss
( ) Clear to auscult
( ) No wheezing/rales/ rhonchi

Abdomen:
( ) Symmetrical
( ) No scars/ striations
( ) No pulsatile masses
( ) No aortic/renal bruit
( ) nl bowel sounds
( ) nl percussion
( ) Soft/Non-tender
( ) Nondistended
( ) No hepatomegaly
( ) No splenomegaly

Rectal:
( ) nl sphincter tone
( ) No rectal masses
( ) Brown stool
( ) Guaiac neg

Pelvic:
( ) nl external genitalia
Speculum exam:
( ) nl vagina
( ) nl cervix
Bimanual exam:
( ) No lymphadenopathy
( ) No masses
( ) No cervical tenderness
( ) No palpable uterus
( ) No palpable ovaries

Extremities:
( ) No cyanosis
( ) No clubbing
( ) No edema
( ) nl brachial pulses
( ) nl radial pulses
( ) nl femoral pulses
( ) nl popliteal pulses
( ) nl a. tibial pulses
( ) nl dorsalis pedis pulses
( ) No axillary lymphad.
( ) No inguinal lymphad.

Cranial Nerves:
( ) CN II: intact vision/visual acuity 20/20/rxn to light
( ) CN III,IV, VI: EOMI/ no nystagmus
( ) CN V: nl face sensation/temporalis m. intact/masseter m. intact
( ) CN VII: puff out cheeks/smile/wrinkle forehead/eyes shut
( ) CN VIII: hearing equal bilaterally
( ) CN IX, X: palate rise equal/midline uvula
( ) CN XI: nl shoulder shrug/SCM muscle intact
( ) CN XII: tongue midline/nl tongue ROM

MSE:
( ) Awake
( ) Alert
( ) Oriented ___/3
( ) nl repetition
( ) nl memory
( ) Follows command
( ) No aphasia
( ) No dysarthria

Motor:
( ) nl muscle tone
( ) nl muscle bulk
( ) nl ROM UE
( ) nl ROM LE
( ) No pronator drift
L ___/5 U E R ___/5
L ___/5 L E R ___/5

Reflexes:
L___ Brachioradial.___ R
L___ Biceps___ R
L___ Triceps___ R
L___ Patellar___ R
L___ Achilles___ R
L___ Plantar___ R

Cerebellar:
( ) nl finger to nose
( ) nl heel to shin
( ) Rapid alternating hands
( ) Rapid alternating feet
( ) nl gait
( ) Tandem gait
( ) Neg Romberg

+ PE Notes

Assessment & Plan
DDx 1
Plan

DDx 2
Plan

DDx 3
Plan

DDx 4
Plan

DDx 5
Plan

Labs/Radiology/EKG

Updates/Notes

Name:
MRN:
Contact:

DOB:
Ethnicity:
Date:

CC: _____ Ob or Gyn

HPI: _____ yo G ___ P _____ at _____ weeks gestation by (LMP c/w ____ US OR ____ US) presents with:

VB:
LOF:
CX:
FM:

PC:

*vaginal bleeding (VB), leakage of fluid (LOF), contractions (CX), fetal movement (FM), preg complications (PC)

ObHx

B	Yr	V/CS	GA	M/F	Wt	PC
1						
2						
3						
4						
5						

GynHx
LMP
Menarche
Period Duration
Regularity
Tampon
Vaginal Dc
Contraception
Spotting
Last Pap
Abn Pap
STDs
Fibroids
Ectopics

PMHx
child/adult/hospital/immune

SurgHx

Allergies drugs/food/reaction

FMHx

Meds

SHx
Smoking
Alcohol
Drugs
Sexual
Occupation
Exercise
Diet
Stress

ROS (Check Any)

Const:
( ) Sick contacts
( ) Fever
( ) Chills
( ) Δ Weight
( ) Malaise
( ) Weakness
( ) Dizziness
( ) Δ appetite

HEENT:
( ) Blurry vision
( ) Photophobia
( ) Δ vision
( ) Δ hearing
( ) Tinnitus
( ) Sore throat
( ) Congestion

Resp:
( ) SOB
( ) Cough
( ) Sputum
( ) Pleuritic CP
( ) Hemoptysis

Card:
( ) Orthopnea
( ) PND
( ) DOE
( ) LE edema
( ) CP/left arm/shoulder/ neck/ jaw/ back
( ) Syncope
( ) Palpitations
( ) Claudication

GI:
( ) Nausea
( ) Vomiting
( ) Diarrhea
( ) Regurgitation
( ) Heartburn
( ) Odynophagia
( ) Dysphagia
( ) Abd pain
( ) Constipation
( ) Bloat
( ) Hematemesis
( ) Melena
( ) Hematochezia
( ) Mucus

GU:
( ) Urgency
( ) Frequency
( ) Incontinence
( ) Dysuria
( ) Hematuria
( ) Hesitancy
( ) Postvoid dribbling
( ) Impotence
( ) Testicular masses
( ) Vaginal dc
( ) Dyspareunia
( ) Bleeding

Endo:
( ) Thirst
( ) Polyuria
( ) Heat intolerance
( ) Cold intolerance
( ) Tremor
( ) Menstrual irreg.
( ) Δ hair/skin/nails
( ) Δ libido
( ) Δ body hair

Skin:
( ) Rashes
( ) Itch
( ) Laceration

Breast:
( ) Masses
( ) Pain
( ) Discharge
( ) Lactation

Msk:
( ) Arthralgia
( ) Deformity
( ) Swelling
( ) Myalgia
( ) Weakness

Hematologic:
( ) Bruising
( ) Hx of bleeding
( ) LAD

Neurologic:
( ) Headache
( ) Focal weakness
( ) Seizure
( ) Tremor
( ) Falls
( ) Memory loss
( ) Paresthesia
( ) Sensory loss
( ) Vertigo

Psychiatric:
( ) Sleep
( ) Interest
( ) Guilt
( ) Energy
( ) Concentration
( ) Appetite
( ) Psychomotor
( ) Suicide

+ROS Notes

Name:

PE Vitals	HR	BP	RR	T	%Ox	Ht	Wt	BMI

FHT	_____ FHR	Variability	Accelerations	Decelerations

	Sensation UE	Sensation LE
	( ) L C5 R ( )	( ) L L3 R ( )
	( ) L C6 R ( )	( ) L L4 R ( )
	( ) L C7 R ( )	( ) L L5 R ( )
	( ) L C8 R ( )	( ) L S1 R ( )
	( ) L T1 R ( )	( ) L S2 R ( )

General:
( ) Cooperative
( ) No Acute Distress
( ) nl Hygiene

Skin:
( ) nl appearance
( ) nl texture
( ) nl temperature
( ) No Bruising
( ) No Laceration
( ) No Rashes
( ) No Masses

Head:
( ) Normocephallic
( ) Atraumatic
( ) No bumps

Eyes:
( ) Pupils equally round
( ) Size _____
( ) Reactive to light
( ) nl accommodation
( ) No scleral icterus
( ) nl conjunctiva
( ) Fundoscopic: nl vessel w/o hemorrhage

ENT:
( ) nl hearing bl
( ) nl tympanic membranes
( ) nl external auditory canals
( ) nl nasal mucosa
( ) nl oral pharynx
( ) No erythema/exudate
( ) nl tongue/gums/ dentition

Neck:
( ) No cervical lymphadenopathy
( ) No supraclavicular lymphadenopathy
( ) Midline trachea
( ) nl thyroid w/o masses

Cardio:
( ) No carotid bruit
( ) No JVD
( ) nl distal pulses
( ) Cap refill <2 sec
( ) RRR
( ) S1 S2
( ) No m/r/g
( ) No pedal edema
( ) No varicose veins

Chest:
( ) Bilateral rise & fall
( ) Breast Symmetrical
( ) No breast tenderness
( ) No breast mass
( ) nl tactile fremitus
( ) Clear to percuss
( ) Clear to auscult
( ) No wheezing/rales/ rhonchi

Abdomen:
( ) Symmetrical
( ) No scars/ striations
( ) No pulsatile masses
( ) No aortic/renal bruit
( ) nl bowel sounds
( ) nl percussion
( ) Soft/Non-tender
( ) Nondistended
( ) No hepatomegaly
( ) No splenomegaly

Rectal:
( ) nl sphincter tone
( ) No rectal masses
( ) Brown stool
( ) Guaiac neg

Pelvic:
( ) nl external genitalia
Speculum exam:
( ) nl vagina
( ) nl cervix
Bimanual exam:
( ) No lymphadenopathy
( ) No masses
( ) No cervical tenderness
( ) No palpable uterus
( ) No palpable ovaries

Extremities:
( ) No cyanosis
( ) No clubbing
( ) No edema
( ) nl brachial pulses
( ) nl radial pulses
( ) nl femoral pulses
( ) nl popliteal pulses
( ) nl a. tibial pulses
( ) nl dorsalis pedis pulses
( ) No axillary lymphad.
( ) No inguinal lymphad.

Cranial Nerves:
( ) CN II: intact vision/visual acuity 20/20/rxn to light
( ) CN III,IV, VI: EOMI/ no nystagmus
( ) CN V: nl face sensation/temporalis m. intact/masseter m. intact
( ) CN VII: puff out cheeks/smile/wrinkle forehead/eyes shut
( ) CN VIII: hearing equal bilaterally
( ) CN IX, X: palate rise equal/midline uvula
( ) CN XI: nl shoulder shrug/SCM muscle intact
( ) CN XII: tongue midline/nl tongue ROM

MSE:
( ) Awake
( ) Alert
( ) Oriented __/3
( ) nl repetition
( ) nl memory
( ) Follows command
( ) No aphasia
( ) No dysarthria

Motor:
( ) nl muscle tone
( ) nl muscle bulk
( ) nl ROM UE
( ) nl ROM LE
( ) No pronator drift
L ___/5 UE R ___/5
L ___/5 LE R ___/5

Reflexes:
L___Brachioradial.___R
L___Biceps___R
L___Triceps___R
L___Patellar___R
L___Achilles___R
L___Plantar___R

Cerebellar:
( ) nl finger to nose
( ) nl heel to shin
( ) Rapid alternating hands
( ) Rapid alternating feet
( ) nl gait
( ) Tandem gait
( ) Neg Romberg

+ PE Notes

Assessment & Plan

DDx 1
Plan

DDx 2
Plan

DDx 3
Plan

DDx 4
Plan

DDx 5
Plan

Labs/Radiology/EKG

Updates/Notes

Name:
MRN:
Contact:

DOB:
Ethnicity:
Date:

CC: _____ Ob or Gyn

HPI: _____ yo G ___ P _____ at _____ weeks gestation by (LMP c/w ____ US OR ____ US) presents with:

VB:
LOF:
CX:
FM:

PC:

*vaginal bleeding (VB), leakage of fluid (LOF), contractions (CX), fetal movement (FM), preg complications (PC)

ObHx							GynHx	PMHx
B	Yr	V/CS	GA	M/F	Wt	PC	LMP	child/adult/hospital/immune
1							Menarche	
2							Period Duration	
							Regularity	
3							Tampon	
							Vaginal Dc	
4							Contraception	**SurgHx**
							Spotting	
5							Last Pap	
							Abn Pap	
							STDs	
							Fibroids	
							Ectopics	

Allergies drugs/food/reaction

FMHx

Meds

SHx
Smoking
Alcohol
Drugs
Sexual
Occupation
Exercise
Diet
Stress

ROS (Check Any)

Const:
( ) Sick contacts
( ) Fever
( ) Chills
( ) Δ Weight
( ) Malaise
( ) Weakness
( ) Dizziness
( ) Δ appetite

HEENT:
( ) Blurry vision
( ) Photophobia
( ) Δ vision
( ) Δ hearing
( ) Tinnitus
( ) Sore throat
( ) Congestion

Resp:
( ) SOB
( ) Cough
( ) Sputum
( ) Pleuritic CP
( ) Hemoptysis

Card:
( ) Orthopnea
( ) PND
( ) DOE
( ) LE edema
( ) CP/left arm/shoulder/ neck/ jaw/ back
( ) Syncope
( ) Palpitations
( ) Claudication

GI:
( ) Nausea
( ) Vomiting
( ) Diarrhea
( ) Regurgitation
( ) Heartburn
( ) Odynophagia
( ) Dysphagia
( ) Abd pain
( ) Constipation
( ) Bloat
( ) Hematemesis
( ) Melena
( ) Hematochezia
( ) Mucus

GU:
( ) Urgency
( ) Frequency
( ) Incontinence
( ) Dysuria
( ) Hematuria
( ) Hesitancy
( ) Postvoid dribbling
( ) Impotence
( ) Testicular masses
( ) Vaginal dc
( ) Dyspareunia
( ) Bleeding

Endo:
( ) Thirst
( ) Polyuria
( ) Heat intolerance
( ) Cold intolerance
( ) Tremor
( ) Menstrual irreg.
( ) Δ hair/skin/nails
( ) Δ libido
( ) Δ body hair

Skin:
( ) Rashes
( ) Itch
( ) Laceration

Breast:
( ) Masses
( ) Pain
( ) Discharge
( ) Lactation

Msk:
( ) Arthralgia
( ) Deformity
( ) Swelling
( ) Myalgia
( ) Weakness

Hematologic:
( ) Bruising
( ) Hx of bleeding
( ) LAD

Neurologic:
( ) Headache
( ) Focal weakness
( ) Seizure
( ) Tremor
( ) Falls
( ) Memory loss
( ) Paresthesia
( ) Sensory loss
( ) Vertigo

Psychiatric:
( ) Sleep
( ) Interest
( ) Guilt
( ) Energy
( ) Concentration
( ) Appetite
( ) Psychomotor
( ) Suicide

+ROS Notes

Name:

PE Vitals   HR   BP   RR   T   %Ox   Ht   Wt   BMI

FHT _____ FHR _____ Variability _____ Accelerations _____ Decelerations

Sensation UE	Sensation LE
( ) L C5 R ( )	( ) L L3 R ( )
( ) L C6 R ( )	( ) L L4 R ( )
( ) L C7 R ( )	( ) L L5 R ( )
( ) L C8 R ( )	( ) L S1 R ( )
( ) L T1 R ( )	( ) L S2 R ( )

General:
( ) Cooperative
( ) No Acute Distress
( ) nl Hygiene

Skin:
( ) nl appearance
( ) nl texture
( ) nl temperature
( ) No Bruising
( ) No Laceration
( ) No Rashes
( ) No Masses

Head:
( ) Normocephallic
( ) Atraumatic
( ) No bumps

Eyes:
( ) Pupils equally round
( ) Size ____
( ) Reactive to light
( ) nl accommodation
( ) No scleral icterus
( ) nl conjunctiva
( ) Fundoscopic: nl vessel w/o hemorrhage

ENT:
( ) nl hearing bl
( ) nl tympanic membranes
( ) nl external auditory canals
( ) nl nasal mucosa
( ) nl oral pharynx
( ) No erythema/exudate
( ) nl tongue/gums/ dentition

Neck:
( ) No cervical lymphadenopathy
( ) No supraclavicular lymphadenopathy
( ) Midline trachea
( ) nl thyroid w/o masses

Cardio:
( ) No carotid bruit
( ) No JVD
( ) nl distal pulses
( ) Cap refill <2 sec
( ) RRR
( ) S1 S2
( ) No m/r/g
( ) No pedal edema
( ) No varicose veins

Chest:
( ) Bilateral rise & fall
( ) Breast Symmetrical
( ) No breast tenderness
( ) No breast mass
( ) nl tactile fremitus
( ) Clear to percuss
( ) Clear to auscult
( ) No wheezing/rales/ rhonchi

Abdomen:
( ) Symmetrical
( ) No scars/ striations
( ) No pulsatile masses
( ) No aortic/renal bruit
( ) nl bowel sounds
( ) nl percussion
( ) Soft/Non-tender
( ) Nondistended
( ) No hepatomegaly
( ) No splenomegaly

Rectal:
( ) nl sphincter tone
( ) No rectal masses
( ) Brown stool
( ) Guaiac neg

Pelvic:
( ) nl external genitalia
Speculum exam:
( ) nl vagina
( ) nl cervix
Bimanual exam:
( ) No lymphadenopathy
( ) No masses
( ) No cervical tenderness
( ) No palpable uterus
( ) No palpable ovaries

Extremities:
( ) No cyanosis
( ) No clubbing
( ) No edema
( ) nl brachial pulses
( ) nl radial pulses
( ) nl femoral pulses
( ) nl popliteal pulses
( ) nl a. tibial pulses
( ) nl dorsalis pedis pulses
( ) No axillary lymphad.
( ) No inguinal lymphad.

Cranial Nerves:
( ) CN II: intact vision/visual acuity 20/20/rxn to light
( ) CN III,IV, VI: EOMI/ no nystagmus
( ) CN V: nl face sensation/temporalis m. intact/masseter m. intact
( ) CN VII: puff out cheeks/smile/wrinkle forehead/eyes shut
( ) CN VIII: hearing equal bilaterally
( ) CN IX, X: palate rise equal/midline uvula
( ) CN XI: nl shoulder shrug/SCM muscle intact
( ) CN XII: tongue midline/nl tongue ROM

MSE:
( ) Awake
( ) Alert
( ) Oriented __/3
( ) nl repetition
( ) nl memory
( ) Follows command
( ) No aphasia
( ) No dysarthria

Motor:
( ) nl muscle tone
( ) nl muscle bulk
( ) nl ROM UE
( ) nl ROM LE
( ) No pronator drift
L ___/5 UE R ___/5
L ___/5 LE R ___/5

Reflexes:
L____ Brachioradial.____ R
L____ Biceps____ R
L____ Triceps____ R
L____ Patellar____ R
L____ Achilles____ R
L____ Plantar____ R

Cerebellar:
( ) nl finger to nose
( ) nl heel to shin
( ) Rapid alternating hands
( ) Rapid alternating feet
( ) nl gait
( ) Tandem gait
( ) Neg Romberg

+ PE Notes

Assessment & Plan

DDx 1
Plan

DDx 2
Plan

DDx 3
Plan

DDx 4
Plan

DDx 5
Plan

Labs/Radiology/EKG

Updates/Notes

Name:
MRN:
Contact:

DOB:
Ethnicity:
Date:

CC: _____ Ob or Gyn

HPI: _____ yo G ___ P _____ at _____ weeks gestation by (LMP c/w ____ US OR ____ US) presents with:

VB:
LOF:
CX:
FM:

PC:

*vaginal bleeding (VB), leakage of fluid (LOF), contractions (CX), fetal movement (FM), preg complications (PC)

ObHx							**GynHx**	**PMHx**
B	Yr	V/CS	GA	M/F	Wt	PC	LMP	child/adult/hospital/immune
1							Menarche	
							Period Duration	
2							Regularity	
							Tampon	
3							Vaginal Dc	
							Contraception	**SurgHx**
4							Spotting	
							Last Pap	
5							Abn Pap	
							STDs	
							Fibroids	
							Ectopics	

Allergies drugs/food/reaction

FMHx

Meds

SHx
Smoking
Alcohol
Drugs
Sexual
Occupation
Exercise
Diet
Stress

ROS (Check Any)

+ROS Notes

Const:
( ) Sick contacts
( ) Fever
( ) Chills
( ) Δ Weight
( ) Malaise
( ) Weakness
( ) Dizziness
( ) Δ appetite

HEENT:
( ) Blurry vision
( ) Photophobia
( ) Δ vision
( ) Δ hearing
( ) Tinnitus
( ) Sore throat
( ) Congestion

Resp:
( ) SOB
( ) Cough
( ) Sputum
( ) Pleuritic CP
( ) Hemoptysis

Card:
( ) Orthopnea
( ) PND
( ) DOE
( ) LE edema
( ) CP/left arm/shoulder/ neck/ jaw/ back
( ) Syncope
( ) Palpitations
( ) Claudication

GI:
( ) Nausea
( ) Vomiting
( ) Diarrhea
( ) Regurgitation
( ) Heartburn
( ) Odynophagia
( ) Dysphagia
( ) Abd pain
( ) Constipation
( ) Bloat
( ) Hematemesis
( ) Melena
( ) Hematochezia
( ) Mucus

GU:
( ) Urgency
( ) Frequency
( ) Incontinence
( ) Dysuria
( ) Hematuria
( ) Hesitancy
( ) Postvoid dribbling
( ) Impotence
( ) Testicular masses
( ) Vaginal dc
( ) Dyspareunia
( ) Bleeding

Endo:
( ) Thirst
( ) Polyuria
( ) Heat intolerance
( ) Cold intolerance
( ) Tremor
( ) Menstrual irreg.
( ) Δ hair/skin/nails
( ) Δ libido
( ) Δ body hair

Skin:
( ) Rashes
( ) Itch
( ) Laceration

Breast:
( ) Masses
( ) Pain
( ) Discharge
( ) Lactation

Msk:
( ) Arthralgia
( ) Deformity
( ) Swelling
( ) Myalgia
( ) Weakness

Hematologic:
( ) Bruising
( ) Hx of bleeding
( ) LAD

Neurologic:
( ) Headache
( ) Focal weakness
( ) Seizure
( ) Tremor
( ) Falls
( ) Memory loss
( ) Paresthesia
( ) Sensory loss
( ) Vertigo

Psychiatric:
( ) Sleep
( ) Interest
( ) Guilt
( ) Energy
( ) Concentration
( ) Appetite
( ) Psychomotor
( ) Suicide

Name:

PE Vitals   HR ____   BP ____   RR ____   T ____   %Ox ____   Ht ____   Wt ____   BMI ____

FHT _____   FHR _____   Variability _____   Accelerations _____   Decelerations _____

General:
( ) Cooperative
( ) No Acute Distress
( ) nl Hygiene

Skin:
( ) nl appearance
( ) nl texture
( ) nl temperature
( ) No Bruising
( ) No Laceration
( ) No Rashes
( ) No Masses

Head:
( ) Normocephallic
( ) Atraumatic
( ) No bumps

Eyes:
( ) Pupils equally round
( ) Size ____
( ) Reactive to light
( ) nl accommodation
( ) No scleral icterus
( ) nl conjunctiva
( ) Fundoscopic: nl vessel w/o hemorrhage

ENT:
( ) nl hearing bl
( ) nl tympanic membranes
( ) nl external auditory canals
( ) nl nasal mucosa
( ) nl oral pharynx
( ) No erythema/exudate
( ) nl tongue/gums/ dentition

Neck:
( ) No cervical lymphadenopathy
( ) No supraclavicular lymphadenopathy
( ) Midline trachea
( ) nl thyroid w/o masses

Cardio:
( ) No carotid bruit
( ) No JVD
( ) nl distal pulses
( ) Cap refill <2 sec
( ) RRR
( ) S1 S2
( ) No m/r/g
( ) No pedal edema
( ) No varicose veins

Chest:
( ) Bilateral rise & fall
( ) Breast Symmetrical
( ) No breast tenderness
( ) No breast mass
( ) nl tactile fremitus
( ) Clear to percuss
( ) Clear to auscult
( ) No wheezing/rales/ rhonchi

Abdomen:
( ) Symmetrical
( ) No scars/ striations
( ) No pulsatile masses
( ) No aortic/renal bruit
( ) nl bowel sounds
( ) nl percussion
( ) Soft/Non-tender
( ) Nondistended
( ) No hepatomegaly
( ) No splenomegaly

Rectal:
( ) nl sphincter tone
( ) No rectal masses
( ) Brown stool
( ) Guaiac neg

Pelvic:
( ) nl external genitalia
Speculum exam:
( ) nl vagina
( ) nl cervix
Bimanual exam:
( ) No lymphadenopathy
( ) No masses
( ) No cervical tenderness
( ) No palpable uterus
( ) No palpable ovaries

Extremities:
( ) No cyanosis
( ) No clubbing
( ) No edema
( ) nl brachial pulses
( ) nl radial pulses
( ) nl femoral pulses
( ) nl popliteal pulses
( ) nl a. tibial pulses
( ) nl dorsalis pedis pulses
( ) No axillary lymphad.
( ) No inguinal lymphad.

Cranial Nerves:
( ) CN II: intact vision/visual acuity 20/20/rxn to light
( ) CN III,IV, VI: EOMI/ no nystagmus
( ) CN V: nl face sensation/temporalis m. intact/masseter m. intact
( ) CN VII: puff out cheeks/smile/wrinkle forehead/eyes shut
( ) CN VIII: hearing equal bilaterally
( ) CN IX, X: palate rise equal/midline uvula
( ) CN XI: nl shoulder shrug/SCM muscle intact
( ) CN XII: tongue midline/nl tongue ROM

MSE:
( ) Awake
( ) Alert
( ) Oriented ___/3
( ) nl repetition
( ) nl memory
( ) Follows command
( ) No aphasia
( ) No dysarthria

Motor:
( ) nl muscle tone
( ) nl muscle bulk
( ) nl ROM UE
( ) nl ROM LE
( ) No pronator drift
L ___/5 UE R ___/5
L ___/5 LE R ___/5

Reflexes:
L ___ Brachioradial. ___ R
L ___ Biceps ___ R
L ___ Triceps ___ R
L ___ Patellar ___ R
L ___ Achilles ___ R
L ___ Plantar ___ R

Cerebellar:
( ) nl finger to nose
( ) nl heel to shin
( ) Rapid alternating hands
( ) Rapid alternating feet
( ) nl gait
( ) Tandem gait
( ) Neg Romberg

+ PE Notes

Assessment & Plan

DDx 1
Plan

DDx 2
Plan

DDx 3
Plan

DDx 4
Plan

DDx 5
Plan

Labs/Radiology/EKG

Updates/Notes

Name:
MRN:
Contact:

DOB:
Ethnicity:
Date:

CC: _____ Ob or Gyn

HPI: _____ yo G ___ P _____ at _____ weeks gestation by (LMP c/w ____ US OR ____ US) presents with:

VB:
LOF:
CX:
FM:

PC:

*vaginal bleeding (VB), leakage of fluid (LOF), contractions (CX), fetal movement (FM), preg complications (PC)

ObHx

B	Yr	V/CS	GA	M/F	Wt	PC
1						
2						
3						
4						
5						

GynHx

LMP
Menarche
Period Duration
Regularity
Tampon
Vaginal Dc
Contraception
Spotting
Last Pap
Abn Pap
STDs
Fibroids
Ectopics

PMHx
child/adult/hospital/immune

SurgHx

Allergies drugs/food/reaction

FMHx

Meds

SHx
Smoking
Alcohol
Drugs
Sexual
Occupation
Exercise
Diet
Stress

ROS (Check Any)

Const:
( ) Sick contacts
( ) Fever
( ) Chills
( ) Δ Weight
( ) Malaise
( ) Weakness
( ) Dizziness
( ) Δ appetite

HEENT:
( ) Blurry vision
( ) Photophobia
( ) Δ vision
( ) Δ hearing
( ) Tinnitus
( ) Sore throat
( ) Congestion

Resp:
( ) SOB
( ) Cough
( ) Sputum
( ) Pleuritic CP
( ) Hemoptysis

Card:
( ) Orthopnea
( ) PND
( ) DOE
( ) LE edema
( ) CP/left arm/shoulder/ neck/ jaw/ back
( ) Syncope
( ) Palpitations
( ) Claudication

GI:
( ) Nausea
( ) Vomiting
( ) Diarrhea
( ) Regurgitation
( ) Heartburn
( ) Odynophagia
( ) Dysphagia
( ) Abd pain
( ) Constipation
( ) Bloat
( ) Hematemesis
( ) Melena
( ) Hematochezia
( ) Mucus

GU:
( ) Urgency
( ) Frequency
( ) Incontinence
( ) Dysuria
( ) Hematuria
( ) Hesitancy
( ) Postvoid dribbling
( ) Impotence
( ) Testicular masses
( ) Vaginal dc
( ) Dyspareunia
( ) Bleeding

Endo:
( ) Thirst
( ) Polyuria
( ) Heat intolerance
( ) Cold intolerance
( ) Tremor
( ) Menstrual irreg.
( ) Δ hair/skin/nails
( ) Δ libido
( ) Δ body hair

Skin:
( ) Rashes
( ) Itch
( ) Laceration

Breast:
( ) Masses
( ) Pain
( ) Discharge
( ) Lactation

Msk:
( ) Arthralgia
( ) Deformity
( ) Swelling
( ) Myalgia
( ) Weakness

Hematologic:
( ) Bruising
( ) Hx of bleeding
( ) LAD

Neurologic:
( ) Headache
( ) Focal weakness
( ) Seizure
( ) Tremor
( ) Falls
( ) Memory loss
( ) Paresthesia
( ) Sensory loss
( ) Vertigo

Psychiatric:
( ) Sleep
( ) Interest
( ) Guilt
( ) Energy
( ) Concentration
( ) Appetite
( ) Psychomotor
( ) Suicide

+ROS Notes

Name:

PE Vitals	HR	BP	RR	T	%Ox	Ht	Wt	BMI

FHT _____	FHR	Variability	Accelerations	Decelerations

Sensation UE
( ) L C5 R ( )
( ) L C6 R ( )
( ) L C7 R ( )
( ) L C8 R ( )
( ) L T1 R ( )

Sensation LE
( ) L L3 R ( )
( ) L L4 R ( )
( ) L L5 R ( )
( ) L S1 R ( )
( ) L S2 R ( )

General:
( ) Cooperative
( ) No Acute Distress
( ) nl Hygiene

Skin:
( ) nl appearance
( ) nl texture
( ) No Bruising
( ) No Laceration
( ) No Rashes
( ) No Masses

Head:
( ) Normocephallic
( ) Atraumatic
( ) No bumps

Eyes:
( ) Pupils equally round
( ) Size ____
( ) Reactive to light
( ) nl accommodation
( ) No scleral icterus
( ) nl conjunctiva
( ) Fundoscopic: nl vessel w/o hemorrhage

ENT:
( ) nl hearing bl
( ) nl tympanic membranes
( ) nl external auditory canals
( ) nl nasal mucosa
( ) nl oral pharynx
( ) No erythema/exudate
( ) nl tongue/gums/ dentition

Neck:
( ) No cervical lymphadenopathy
( ) No supraclavicular lymphadenopathy
( ) Midline trachea
( ) nl thyroid w/o masses

Cardio:
( ) No carotid bruit
( ) No JVD
( ) nl distal pulses
( ) Cap refill <2 sec
( ) RRR
( ) S1 S2
( ) No m/r/g
( ) No pedal edema
( ) No varicose veins

Chest:
( ) Bilateral rise & fall
( ) Breast Symmetrical
( ) No breast tenderness
( ) No breast mass
( ) nl tactile fremitus
( ) Clear to percuss
( ) Clear to auscult
( ) No wheezing/rales/ rhonchi

Abdomen:
( ) Symmetrical
( ) No scars/ striations
( ) No pulsatile masses
( ) No aortic/renal bruit
( ) nl bowel sounds
( ) nl percussion
( ) Soft/Non-tender
( ) Nondistended
( ) No hepatomegaly
( ) No splenomegaly

Rectal:
( ) nl sphincter tone
( ) No rectal masses
( ) Brown stool
( ) Guaiac neg

Pelvic:
( ) nl external genitalia
Speculum exam:
( ) nl vagina
( ) nl cervix
Bimanual exam:
( ) No lymphadenopathy
( ) No masses
( ) No cervical tenderness
( ) No palpable uterus
( ) No palpable ovaries

Extremities:
( ) No cyanosis
( ) No clubbing
( ) No edema
( ) nl brachial pulses
( ) nl radial pulses
( ) nl femoral pulses
( ) nl popliteal pulses
( ) nl a. tibial pulses
( ) nl dorsalis pedis pulses
( ) No axillary lymphad.
( ) No inguinal lymphad.

Cranial Nerves:
( ) CN II: intact vision/visual acuity 20/20/rxn to light
( ) CN III,IV, VI: EOMI/ no nystagmus
( ) CN V: nl face sensation/temporalis m. intact/masseter m. intact
( ) CN VII: puff out cheeks/smile/wrinkle forehead/eyes shut
( ) CN VIII: hearing equal bilaterally
( ) CN IX, X: palate rise equal/midline uvula
( ) CN XI: nl shoulder shrug/SCM muscle intact
( ) CN XII: tongue midline/nl tongue ROM

MSE:
( ) Awake
( ) Alert
( ) Oriented __/3
( ) nl repetition
( ) nl memory
( ) Follows command
( ) No aphasia
( ) No dysarthria

Motor:
( ) nl muscle tone
( ) nl muscle bulk
( ) nl ROM UE
( ) nl ROM LE
( ) No pronator drift
L ___/5 UE R ___/5
L ___/5 LE R ___/5

Reflexes:
L____ Brachioradial.____R
L____ Biceps ____R
L____ Triceps ____R
L____ Patellar ____R
L____ Achilles ____R
L____ Plantar ____R

Cerebellar:
( ) nl finger to nose
( ) nl heel to shin
( ) Rapid alternating hands
( ) Rapid alternating feet
( ) nl gait
( ) Tandem gait
( ) Neg Romberg

+ PE Notes

Assessment & Plan
DDx 1
Plan

DDx 2
Plan

DDx 3
Plan

DDx 4
Plan

DDx 5
Plan

Labs/Radiology/EKG

Updates/Notes

Name: **DOB:**
MRN: **Ethnicity:**
Contact: **Date:**

CC: _____ Ob or Gyn

HPI: _____ yo G ___ P _____ at _____ weeks gestation by (LMP c/w ____ US OR ____ US) presents with:

VB:
LOF:
CX:
FM:

PC:

*vaginal bleeding (VB), leakage of fluid (LOF), contractions (CX), fetal movement (FM), preg complications (PC)

ObHx

B	Yr	V/CS	GA	M/F	Wt	PC
1						
2						
3						
4						
5						

GynHx

LMP
Menarche
Period Duration
Regularity
Tampon
Vaginal Dc
Contraception
Spotting
Last Pap
Abn Pap
STDs
Fibroids
Ectopics

PMHx
child/adult/hospital/immune

SurgHx

Allergies drugs/food/reaction

FMHx

Meds

SHx
Smoking
Alcohol
Drugs
Sexual
Occupation
Exercise
Diet
Stress

ROS (Check Any)

Const:
( ) Sick contacts
( ) **Fever**
( ) **Chills**
( ) **Δ Weight**
( ) Malaise
( ) Weakness
( ) Dizziness
( ) **Δ appetite**

HEENT:
( ) Blurry vision
( ) Photophobia
( ) **Δ vision**
( ) **Δ hearing**
( ) Tinnitus
( ) Sore throat
( ) Congestion

Resp:
( ) **SOB**
( ) **Cough**
( ) Sputum
( ) Pleuritic CP
( ) Hemoptysis

Card:
( ) Orthopnea
( ) PND
( ) DOE
( ) **LE edema**
( ) **CP**/left arm/shoulder/ neck/ jaw/ back
( ) Syncope
( ) **Palpitations**
( ) Claudication

GI:
( ) **Nausea**
( ) **Vomiting**
( ) **Diarrhea**
( ) Regurgitation
( ) **Heartburn**
( ) Odynophagia
( ) Dysphagia
( ) **Abd pain**
( ) **Constipation**
( ) Bloat
( ) Hematemesis
( ) Melena
( ) **Hematochezia**
( ) Mucus

GU:
( ) **Urgency**
( ) **Frequency**
( ) Incontinence
( ) **Dysuria**
( ) **Hematuria**
( ) Hesitancy
( ) Postvoid dribbling
( ) Impotence
( ) Testicular masses
( ) **Vaginal dc**
( ) Dyspareunia
( ) Bleeding

Endo:
( ) Thirst
( ) **Polyuria**
( ) **Heat intolerance**
( ) **Cold intolerance**
( ) Tremor
( ) Menstrual irreg.
( ) **Δ hair/skin/nails**
( ) Δ libido
( ) Δ body hair

Skin:
( ) **Rashes**
( ) Itch
( ) Laceration

Breast:
( ) Masses
( ) Pain
( ) Discharge
( ) Lactation

Msk:
( ) **Arthralgia**
( ) Deformity
( ) **Swelling**
( ) Myalgia
( ) **Weakness**

Hematologic:
( ) **Bruising**
( ) Hx of bleeding
( ) LAD

Neurologic:
( ) **Headache**
( ) Focal weakness
( ) **Seizure**
( ) Tremor
( ) Falls
( ) Memory loss
( ) Paresthesia
( ) Sensory loss
( ) Vertigo

Psychiatric:
( ) Sleep
( ) Interest
( ) Guilt
( ) Energy
( ) Concentration
( ) Appetite
( ) Psychomotor
( ) Suicide

+ROS Notes

Name:

PE Vitals   HR   BP   RR   T   %Ox   Ht   Wt   BMI

FHT _____ FHR _____ Variability _____ Accelerations _____ Decelerations

Sensation UE	Sensation LE
( ) L C5 R ( )	( ) L L3 R ( )
( ) L C6 R ( )	( ) L L4 R ( )
( ) L C7 R ( )	( ) L L5 R ( )
( ) L C8 R ( )	( ) L S1 R ( )
( ) L T1 R ( )	( ) L S2 R ( )

General:
( ) Cooperative
( ) No Acute Distress
( ) nl Hygiene

Skin:
( ) nl appearance
( ) nl texture
( ) nl temperature
( ) No Bruising
( ) No Laceration
( ) No Rashes
( ) No Masses

Head:
( ) Normocephallic
( ) Atraumatic
( ) No bumps

Eyes:
( ) Pupils equally round
( ) Size ____
( ) Reactive to light
( ) nl accommodation
( ) No scleral icterus
( ) nl conjunctiva
( ) Fundoscopic: nl vessel w/o hemorrhage

ENT:
( ) nl hearing bl
( ) nl tympanic membranes
( ) nl external auditory canals
( ) nl nasal mucosa
( ) nl oral pharynx
( ) No erythema/exudate
( ) nl tongue/gums/dentition

Neck:
( ) No cervical lymphadenopathy
( ) No supraclavicular lymphadenopathy
( ) Midline trachea
( ) nl thyroid w/o masses

Cardio:
( ) No carotid bruit
( ) No JVD
( ) nl distal pulses
( ) Cap refill <2 sec
( ) RRR
( ) S1 S2
( ) No m/r/g
( ) No pedal edema
( ) No varicose veins

Chest:
( ) Bilateral rise & fall
( ) Breast Symmetrical
( ) No breast tenderness
( ) No breast mass
( ) nl tactile fremitus
( ) Clear to percuss
( ) Clear to auscult
( ) No wheezing/rales/rhonchi

Abdomen:
( ) Symmetrical
( ) No scars/ striations
( ) No pulsatile masses
( ) No aortic/renal bruit
( ) nl bowel sounds
( ) nl percussion
( ) Soft/Non-tender
( ) Nondistended
( ) No hepatomegaly
( ) No splenomegaly

Rectal:
( ) nl sphincter tone
( ) No rectal masses
( ) Brown stool
( ) Guaiac neg

Pelvic:
( ) nl external genitalia
Speculum exam:
( ) nl vagina
( ) nl cervix
Bimanual exam:
( ) No lymphadenopathy
( ) No masses
( ) No cervical tenderness
( ) No palpable uterus
( ) No palpable ovaries

Extremities:
( ) No cyanosis
( ) No clubbing
( ) No edema
( ) nl brachial pulses
( ) nl radial pulses
( ) nl femoral pulses
( ) nl popliteal pulses
( ) nl a. tibial pulses
( ) nl dorsalis pedis pulses
( ) No axillary lymphad.
( ) No inguinal lymphad.

Cranial Nerves:
( ) CN II: intact vision/visual acuity 20/20/rxn to light
( ) CN III,IV, VI: EOMI/ no nystagmus
( ) CN V: nl face sensation/temporalis m. intact/masseter m. intact
( ) CN VII: puff out cheeks/smile/wrinkle forehead/eyes shut
( ) CN VIII: hearing equal bilaterally
( ) CN IX, X: palate rise equal/midline uvula
( ) CN XI: nl shoulder shrug/SCM muscle intact
( ) CN XII: tongue midline/nl tongue ROM

MSE:
( ) Awake
( ) Alert
( ) Oriented ___/3
( ) nl repetition
( ) nl memory
( ) Follows command
( ) No aphasia
( ) No dysarthria

Motor:
( ) nl muscle tone
( ) nl muscle bulk
( ) nl ROM UE
( ) nl ROM LE
( ) No pronator drift
L ___/5 UE R ___/5
L ___/5 LE R ___/5

Reflexes:
L ____ Brachioradial. ____ R
L ____ Biceps ____ R
L ____ Triceps ____ R
L ____ Patellar ____ R
L ____ Achilles ____ R
L ____ Plantar ____ R

Cerebellar:
( ) nl finger to nose
( ) nl heel to shin
( ) Rapid alternating hands
( ) Rapid alternating feet
( ) nl gait
( ) Tandem gait
( ) Neg Romberg

+ PE Notes

Assessment & Plan

DDx 1
Plan

DDx 2
Plan

DDx 3
Plan

DDx 4
Plan

DDx 5
Plan

Labs/Radiology/EKG

Updates/Notes

Name: DOB:
MRN: Ethnicity:
Contact: Date:

CC: _____ Ob or Gyn

HPI:_____ yo G ___ P _____ at _____ weeks gestation by (LMP c/w ____ US OR ____ US) presents with:

VB:
LOF:
CX:
FM:

PC:

*vaginal bleeding (VB), leakage of fluid (LOF), contractions (CX), fetal movement (FM), preg complications (PC)

ObHx

B	Yr	V/CS	GA	M/F	Wt	PC
1						
2						
3						
4						
5						

GynHx

LMP
Menarche
Period Duration
Regularity
Tampon
Vaginal Dc
Contraception
Spotting
Last Pap
Abn Pap
STDs
Fibroids
Ectopics

PMHx
child/adult/hospital/immune

SurgHx

Allergies drugs/food/reaction

FMHx

Meds

SHx
Smoking
Alcohol
Drugs
Sexual
Occupation
Exercise
Diet
Stress

ROS (Check Any)

Const:
( ) Sick contacts
( ) **Fever**
( ) **Chills**
( ) **Δ Weight**
( ) Malaise
( ) Weakness
( ) Dizziness
( ) Δ appetite

HEENT:
( ) Blurry vision
( ) Photophobia
( ) **Δ vision**
( ) **Δ hearing**
( ) Tinnitus
( ) Sore throat
( ) Congestion

Resp:
( ) **SOB**
( ) **Cough**
( ) Sputum
( ) Pleuritic CP
( ) Hemoptysis

Card:
( ) Orthopnea
( ) PND
( ) DOE
( ) **LE edema**
( ) **CP**/left arm/shoulder/
      neck/ jaw/ back
( ) Syncope
( ) **Palpitations**
( ) Claudication

GI:
( ) **Nausea**
( ) **Vomiting**
( ) **Diarrhea**
( ) Regurgitation
( ) **Heartburn**
( ) Odynophagia
( ) Dysphagia
( ) **Abd pain**
( ) **Constipation**
( ) Bloat
( ) Hematemesis
( ) Melena
( ) **Hematochezia**
( ) Mucus

GU:
( ) **Urgency**
( ) **Frequency**
( ) Incontinence
( ) **Dysuria**
( ) **Hematuria**
( ) Hesitancy
( ) Postvoid dribbling
( ) Impotence
( ) Testicular masses
( ) **Vaginal dc**
( ) Dyspareunia
( ) Bleeding

Endo:
( ) Thirst
( ) **Polyuria**
( ) **Heat intolerance**
( ) **Cold intolerance**
( ) Tremor
( ) Menstrual irreg.
( ) **Δ hair/skin/nails**
( ) Δ libido
( ) Δ body hair

Skin:
( ) **Rashes**
( ) Itch
( ) Laceration

Breast:
( ) Masses
( ) Pain
( ) Discharge
( ) Lactation

Msk:
( ) **Arthralgia**
( ) Deformity
( ) **Swelling**
( ) Myalgia
( ) **Weakness**

Hematologic:
( ) **Bruising**
( ) Hx of bleeding
( ) LAD

Neurologic:
( ) **Headache**
( ) Focal weakness
( ) Seizure
( ) Tremor
( ) Falls
( ) Memory loss
( ) Paresthesia
( ) Sensory loss
( ) Vertigo

Psychiatric:
( ) Sleep
( ) Interest
( ) Guilt
( ) Energy
( ) Concentration
( ) Appetite
( ) Psychomotor
( ) Suicide

+ROS Notes

Name:

Sensation UE	Sensation LE
( ) L C5 R ( )	( ) L L3 R ( )
( ) L C6 R ( )	( ) L L4 R ( )
( ) L C7 R ( )	( ) L L5 R ( )
( ) L C8 R ( )	( ) L S1 R ( )
( ) L T1 R ( )	( ) L S2 R ( )

PE Vitals   HR   BP   RR   T   %Ox   Ht   Wt   BMI

FHT _____ FHR _____ Variability _____ Accelerations _____ Decelerations

General:
( ) Cooperative
( ) No Acute Distress
( ) nl Hygiene

Skin:
( ) nl appearance
( ) nl texture
( ) nl temperature
( ) No Bruising
( ) No Laceration
( ) No Rashes
( ) No Masses

Head:
( ) Normocephallic
( ) Atraumatic
( ) No bumps

Eyes:
( ) Pupils equally round
( ) Size ____
( ) Reactive to light
( ) nl accommodation
( ) No scleral icterus
( ) nl conjunctiva
( ) Fundoscopic: nl vessel w/o hemorrhage

ENT:
( ) nl hearing bl
( ) nl tympanic membranes
( ) nl external auditory canals
( ) nl nasal mucosa
( ) nl oral pharynx
( ) No erythema/exudate
( ) nl tongue/gums/ dentition

Neck:
( ) No cervical lymphadenopathy
( ) No supraclavicular lymphadenopathy
( ) Midline trachea
( ) nl thyroid w/o masses

Cardio:
( ) No carotid bruit
( ) No JVD
( ) nl distal pulses
( ) Cap refill <2 sec
( ) RRR
( ) S1 S2
( ) No m/r/g
( ) No pedal edema
( ) No varicose veins

Chest:
( ) Bilateral rise & fall
( ) Breast Symmetrical
( ) No breast tenderness
( ) No breast mass
( ) nl tactile fremitus
( ) Clear to percuss
( ) Clear to auscult
( ) No wheezing/rales/ rhonchi

Abdomen:
( ) Symmetrical
( ) No scars/ striations
( ) No pulsatile masses
( ) No aortic/renal bruit
( ) nl bowel sounds
( ) nl percussion
( ) Soft/Non-tender
( ) Nondistended
( ) No hepatomegaly
( ) No splenomegaly

Rectal:
( ) nl sphincter tone
( ) No rectal masses
( ) Brown stool
( ) Guaiac neg

Pelvic:
( ) nl external genitalia
Speculum exam:
( ) nl vagina
( ) nl cervix
Bimanual exam:
( ) No lymphadenopathy
( ) No masses
( ) No cervical tenderness
( ) No palpable uterus
( ) No palpable ovaries

Extremities:
( ) No cyanosis
( ) No clubbing
( ) No edema
( ) nl brachial pulses
( ) nl radial pulses
( ) nl femoral pulses
( ) nl popliteal pulses
( ) nl a. tibial pulses
( ) nl dorsalis pedis pulses
( ) No axillary lymphad.
( ) No inguinal lymphad.

Cranial Nerves:
( ) CN II: intact vision/visual acuity 20/20/rxn to light
( ) CN III,IV, VI: EOMI/ no nystagmus
( ) CN V: nl face sensation/temporalis m. intact/masseter m. intact
( ) CN VII: puff out cheeks/smile/wrinkle forehead/eyes shut
( ) CN VIII: hearing equal bilaterally
( ) CN IX, X: palate rise equal/midline uvula
( ) CN XI: nl shoulder shrug/SCM muscle intact
( ) CN XII: tongue midline/nl tongue ROM

MSE:
( ) Awake
( ) Alert
( ) Oriented __/3
( ) nl repetition
( ) nl memory
( ) Follows command
( ) No aphasia
( ) No dysarthria

Motor:
( ) nl muscle tone
( ) nl muscle bulk
( ) nl ROM UE
( ) nl ROM LE
( ) No pronator drift
L ___/5 UE R ___/5
L ___/5 LE R ___/5

Reflexes:
L___ Brachioradial.___ R
L___ Biceps ___ R
L___ Triceps ___ R
L___ Patellar ___ R
L___ Achilles ___ R
L___ Plantar ___ R

Cerebellar:
( ) nl finger to nose
( ) nl heel to shin
( ) Rapid alternating hands
( ) Rapid alternating feet
( ) nl gait
( ) Tandem gait
( ) Neg Romberg

+ PE Notes

Assessment & Plan

DDx 1
Plan

DDx 2
Plan

DDx 3
Plan

DDx 4
Plan

DDx 5
Plan

Labs/Radiology/EKG

Updates/Notes

Name: **DOB:**
MRN: **Ethnicity:**
Contact: **Date:**

CC: _____ Ob or Gyn

HPI:_____ yo G ___ P _____ at _____ weeks gestation by (LMP c/w ____ US OR ____ US) presents with:

VB:

LOF:

CX:

FM:

PC:

*vaginal bleeding (VB), leakage of fluid (LOF), contractions (CX), fetal movement (FM), preg complications (PC)

ObHx							GynHx	PMHx
B	Yr	V/CS	GA	M/F	Wt	PC	LMP	child/adult/hospital/immune
1							Menarche	
							Period Duration	
2							Regularity	
							Tampon	
3							Vaginal Dc	
							Contraception	
4							Spotting	**SurgHx**
							Last Pap	
5							Abn Pap	
							STDs	
							Fibroids	
							Ectopics	

Allergies drugs/food/reaction	Meds	SHx
		Smoking
		Alcohol
		Drugs
FMHx		Sexual
		Occupation
		Exercise
		Diet
		Stress

ROS (Check Any)   +ROS Notes

Const:
( ) Sick contacts
( ) Fever
( ) Chills
( ) Δ Weight
( ) Malaise
( ) Weakness
( ) Dizziness
( ) Δ appetite

HEENT:
( ) Blurry vision
( ) Photophobia
( ) Δ vision
( ) Δ hearing
( ) Tinnitus
( ) Sore throat
( ) Congestion

Resp:
( ) SOB
( ) Cough
( ) Sputum
( ) Pleuritic CP
( ) Hemoptysis

Card:
( ) Orthopnea
( ) PND
( ) DOE
( ) LE edema
( ) CP/left arm/shoulder/ neck/ jaw/ back
( ) Syncope
( ) Palpitations
( ) Claudication

GI:
( ) Nausea
( ) Vomiting
( ) Diarrhea
( ) Regurgitation
( ) Heartburn
( ) Odynophagia
( ) Dysphagia
( ) Abd pain
( ) Constipation
( ) Bloat
( ) Hematemesis
( ) Melena
( ) Hematochezia
( ) Mucus

GU:
( ) Urgency
( ) Frequency
( ) Incontinence
( ) Dysuria
( ) Hematuria
( ) Hesitancy
( ) Postvoid dribbling
( ) Impotence
( ) Testicular masses
( ) Vaginal dc
( ) Dyspareunia
( ) Bleeding

Endo:
( ) Thirst
( ) Polyuria
( ) Heat intolerance
( ) Cold intolerance
( ) Tremor
( ) Menstrual irreg.
( ) Δ hair/skin/nails
( ) Δ libido
( ) Δ body hair

Skin:
( ) Rashes
( ) Itch
( ) Laceration

Breast:
( ) Masses
( ) Pain
( ) Discharge
( ) Lactation

Msk:
( ) Arthralgia
( ) Deformity
( ) Swelling
( ) Myalgia
( ) Weakness

Hematologic:
( ) Bruising
( ) Hx of bleeding
( ) LAD

Neurologic:
( ) Headache
( ) Focal weakness
( ) Seizure
( ) Tremor
( ) Falls
( ) Memory loss
( ) Paresthesia
( ) Sensory loss
( ) Vertigo

Psychiatric:
( ) Sleep
( ) Interest
( ) Guilt
( ) Energy
( ) Concentration
( ) Appetite
( ) Psychomotor
( ) Suicide

Name:

PE Vitals	HR	BP	RR	T	%Ox	Ht	Wt	BMI

FHT	FHR	Variability	Accelerations	Decelerations

Sensation UE	Sensation LE
( ) L C5 R ( )	( ) L L3 R ( )
( ) L C6 R ( )	( ) L L4 R ( )
( ) L C7 R ( )	( ) L L5 R ( )
( ) L C8 R ( )	( ) L S1 R ( )
( ) L T1 R ( )	( ) L S2 R ( )

General:
( ) Cooperative
( ) No Acute Distress
( ) nl Hygiene

Skin:
( ) nl appearance
( ) nl texture
( ) nl temperature
( ) No Bruising
( ) No Laceration
( ) No Rashes
( ) No Masses

Head:
( ) Normocephallic
( ) Atraumatic
( ) No bumps

Eyes:
( ) Pupils equally round
( ) Size _____
( ) Reactive to light
( ) nl accommodation
( ) No scleral icterus
( ) nl conjunctiva
( ) Fundoscopic: nl vessel w/o hemorrhage

ENT:
( ) nl hearing bl
( ) nl tympanic membranes
( ) nl external auditory canals
( ) nl nasal mucosa
( ) nl oral pharynx
( ) No erythema/exudate
( ) nl tongue/gums/ dentition

Neck:
( ) No cervical lymphadenopathy
( ) No supraclavicular lymphadenopathy
( ) Midline trachea
( ) nl thyroid w/o masses

Cardio:
( ) No carotid bruit
( ) No JVD
( ) nl distal pulses
( ) Cap refill <2 sec
( ) RRR
( ) S1 S2
( ) No m/r/g
( ) No pedal edema
( ) No varicose veins

Chest:
( ) Bilateral rise & fall
( ) Breast Symmetrical
( ) No breast tenderness
( ) No breast mass
( ) nl tactile fremitus
( ) Clear to percuss
( ) Clear to auscult
( ) No wheezing/rales/ rhonchi

Abdomen:
( ) Symmetrical
( ) No scars/ striations
( ) No pulsatile masses
( ) No aortic/renal bruit
( ) nl bowel sounds
( ) nl percussion
( ) Soft/Non-tender
( ) Nondistended
( ) No hepatomegaly
( ) No splenomegaly

Rectal:
( ) nl sphincter tone
( ) No rectal masses
( ) Brown stool
( ) Guaiac neg

Pelvic:
( ) nl external genitalia
Speculum exam:
( ) nl vagina
( ) nl cervix
Bimanual exam:
( ) No lymphadenopathy
( ) No masses
( ) No cervical tenderness
( ) No palpable uterus
( ) No palpable ovaries

Extremities:
( ) No cyanosis
( ) No clubbing
( ) No edema
( ) nl brachial pulses
( ) nl radial pulses
( ) nl femoral pulses
( ) nl popliteal pulses
( ) nl a. tibial pulses
( ) nl dorsalis pedis pulses
( ) No axillary lymphad.
( ) No inguinal lymphad.

Cranial Nerves:
( ) CN II: intact vision/visual acuity 20/20/rxn to light
( ) CN III,IV, VI: EOMI/ no nystagmus
( ) CN V: nl face sensation/temporalis m. intact/masseter m. intact
( ) CN VII: puff out cheeks/smile/wrinkle forehead/eyes shut
( ) CN VIII: hearing equal bilaterally
( ) CN IX, X: palate rise equal/midline uvula
( ) CN XI: nl shoulder shrug/SCM muscle intact
( ) CN XII: tongue midline/nl tongue ROM

MSE:
( ) Awake
( ) Alert
( ) Oriented __/3
( ) nl repetition
( ) nl memory
( ) Follows command
( ) No aphasia
( ) No dysarthria

Motor:
( ) nl muscle tone
( ) nl muscle bulk
( ) nl ROM UE
( ) nl ROM LE
( ) No pronator drift
L ___/5 UE R ___/5
L ___/5 LE R ___/5

Reflexes:
L ___ Brachioradial. ___ R
L ___ Biceps ___ R
L ___ Triceps ___ R
L ___ Patellar ___ R
L ___ Achilles ___ R
L ___ Plantar ___ R

Cerebellar:
( ) nl finger to nose
( ) nl heel to shin
( ) Rapid alternating hands
( ) Rapid alternating feet
( ) nl gait
( ) Tandem gait
( ) Neg Romberg

+ PE Notes

Assessment & Plan

DDx 1
Plan

DDx 2
Plan

DDx 3
Plan

DDx 4
Plan

DDx 5
Plan

Labs/Radiology/EKG

Updates/Notes

Name:
MRN:
Contact:

DOB:
Ethnicity:
Date:

CC: _____ Ob or Gyn

HPI: _____ yo G ___ P _____ at _____ weeks gestation by (LMP c/w ____ US OR ____ US) presents with:

VB:
LOF:
CX:
FM:

PC:

*vaginal bleeding (VB), leakage of fluid (LOF), contractions (CX), fetal movement (FM), preg complications (PC)

ObHx

B	Yr	V/CS	GA	M/F	Wt	PC
1						
2						
3						
4						
5						

GynHx
LMP
Menarche
Period Duration
Regularity
Tampon
Vaginal Dc
Contraception
Spotting
Last Pap
Abn Pap
STDs
Fibroids
Ectopics

PMHx
child/adult/hospital/immune

SurgHx

Allergies drugs/food/reaction

FMHx

Meds

SHx
Smoking
Alcohol
Drugs
Sexual
Occupation
Exercise
Diet
Stress

ROS (Check Any)

Const:
( ) Sick contacts
( ) Fever
( ) Chills
( ) Δ Weight
( ) Malaise
( ) Weakness
( ) Dizziness
( ) Δ appetite

HEENT:
( ) Blurry vision
( ) Photophobia
( ) Δ vision
( ) Δ hearing
( ) Tinnitus
( ) Sore throat
( ) Congestion

Resp:
( ) SOB
( ) Cough
( ) Sputum
( ) Pleuritic CP
( ) Hemoptysis

Card:
( ) Orthopnea
( ) PND
( ) DOE
( ) LE edema
( ) CP/left arm/shoulder/ neck/ jaw/ back
( ) Syncope
( ) Palpitations
( ) Claudication

GI:
( ) Nausea
( ) Vomiting
( ) Diarrhea
( ) Regurgitation
( ) Heartburn
( ) Odynophagia
( ) Dysphagia
( ) Abd pain
( ) Constipation
( ) Bloat
( ) Hematemesis
( ) Melena
( ) Hematochezia
( ) Mucus

GU:
( ) Urgency
( ) Frequency
( ) Incontinence
( ) Dysuria
( ) Hematuria
( ) Hesitancy
( ) Postvoid dribbling
( ) Impotence
( ) Testicular masses
( ) Vaginal dc
( ) Dyspareunia
( ) Bleeding

Endo:
( ) Thirst
( ) Polyuria
( ) Heat intolerance
( ) Cold intolerance
( ) Tremor
( ) Menstrual irreg.
( ) Δ hair/skin/nails
( ) Δ libido
( ) Δ body hair

Skin:
( ) Rashes
( ) Itch
( ) Laceration

Breast:
( ) Masses
( ) Pain
( ) Discharge
( ) Lactation

Msk:
( ) Arthralgia
( ) Deformity
( ) Swelling
( ) Myalgia
( ) Weakness

Hematologic:
( ) Bruising
( ) Hx of bleeding
( ) LAD

Neurologic:
( ) Headache
( ) Focal weakness
( ) Seizure
( ) Tremor
( ) Falls
( ) Memory loss
( ) Paresthesia
( ) Sensory loss
( ) Vertigo

Psychiatric:
( ) Sleep
( ) Interest
( ) Guilt
( ) Energy
( ) Concentration
( ) Appetite
( ) Psychomotor
( ) Suicide

+ROS Notes

Name:

PE Vitals   HR   BP   RR   T   %Ox   Ht   Wt   BMI

FHT _____ FHR _____ Variability _____ Accelerations _____ Decelerations

Sensation UE
( ) L C5 R ( )
( ) L C6 R ( )
( ) L C7 R ( )
( ) L C8 R ( )
( ) L T1 R ( )

Sensation LE
( ) L L3 R ( )
( ) L L4 R ( )
( ) L L5 R ( )
( ) L S1 R ( )
( ) L S2 R ( )

General:
( ) Cooperative
( ) No Acute Distress
( ) nl Hygiene

Skin:
( ) nl appearance
( ) nl texture
( ) nl temperature
( ) No Bruising
( ) No Laceration
( ) No Rashes
( ) No Masses

Head:
( ) Normocephallic
( ) Atraumatic
( ) No bumps

Eyes:
( ) Pupils equally round
( ) Size ____
( ) Reactive to light
( ) nl accommodation
( ) No scleral icterus
( ) nl conjunctiva
( ) Fundoscopic: nl vessel w/o hemorrhage

ENT:
( ) nl hearing bl
( ) nl tympanic membranes
( ) nl external auditory canals
( ) nl nasal mucosa
( ) nl oral pharynx
( ) No erythema/exudate
( ) nl tongue/gums/dentition

Neck:
( ) No cervical lymphadenopathy
( ) No supraclavicular lymphadenopathy
( ) Midline trachea
( ) nl thyroid w/o masses

Cardio:
( ) No carotid bruit
( ) No JVD
( ) nl distal pulses
( ) Cap refill <2 sec
( ) RRR
( ) S1 S2
( ) No m/r/g
( ) No pedal edema
( ) No varicose veins

Chest:
( ) Bilateral rise & fall
( ) Breast Symmetrical
( ) No breast tenderness
( ) No breast mass
( ) nl tactile fremitus
( ) Clear to percuss
( ) Clear to auscult
( ) No wheezing/rales/rhonchi

Abdomen:
( ) Symmetrical
( ) No scars/ striations
( ) No pulsatile masses
( ) No aortic/renal bruit
( ) nl bowel sounds
( ) nl percussion
( ) Soft/Non-tender
( ) Nondistended
( ) No hepatomegaly
( ) No splenomegaly

Rectal:
( ) nl sphincter tone
( ) No rectal masses
( ) Brown stool
( ) Guaiac neg

Pelvic:
( ) nl external genitalia
Speculum exam:
( ) nl vagina
( ) nl cervix
Bimanual exam:
( ) No lymphadenopathy
( ) No masses
( ) No cervical tenderness
( ) No palpable uterus
( ) No palpable ovaries

Extremities:
( ) No cyanosis
( ) No clubbing
( ) No edema
( ) nl brachial pulses
( ) nl radial pulses
( ) nl femoral pulses
( ) nl popliteal pulses
( ) nl a. tibial pulses
( ) nl dorsalis pedis pulses
( ) No axillary lymphad.
( ) No inguinal lymphad.

Cranial Nerves:
( ) CN II: intact vision/visual acuity 20/20/rxn to light
( ) CN III,IV, VI: EOMI/ no nystagmus
( ) CN V: nl face sensation/temporalis m. intact/masseter m. intact
( ) CN VII: puff out cheeks/smile/wrinkle forehead/eyes shut
( ) CN VIII: hearing equal bilaterally
( ) CN IX, X: palate rise equal/midline uvula
( ) CN XI: nl shoulder shrug/SCM muscle intact
( ) CN XII: tongue midline/nl tongue ROM

MSE:
( ) Awake
( ) Alert
( ) Oriented __/3
( ) nl repetition
( ) nl memory
( ) Follows command
( ) No aphasia
( ) No dysarthria

Motor:
( ) nl muscle tone
( ) nl muscle bulk
( ) nl ROM UE
( ) nl ROM LE
( ) No pronator drift
L ___/5 UE R ___/5
L ___/5 LE R ___/5

Reflexes:
L ____ Brachioradial. ____ R
L ____ Biceps ____ R
L ____ Triceps ____ R
L ____ Patellar ____ R
L ____ Achilles ____ R
L ____ Plantar ____ R

Cerebellar:
( ) nl finger to nose
( ) nl heel to shin
( ) Rapid alternating hands
( ) Rapid alternating feet
( ) nl gait
( ) Tandem gait
( ) Neg Romberg

+ PE Notes

Assessment & Plan

DDx 1
Plan

DDx 2
Plan

DDx 3
Plan

DDx 4
Plan

DDx 5
Plan

Labs/Radiology/EKG

Updates/Notes

Name:	DOB:
MRN:	Ethnicity:
Contact:	Date:

CC: _____ Ob or Gyn

HPI: _____ yo G ___ P _____ at _____ weeks gestation by (LMP c/w ____ US OR ____ US) presents with:

VB:
LOF:
CX:
FM:

PC:

*vaginal bleeding (VB), leakage of fluid (LOF), contractions (CX), fetal movement (FM), preg complications (PC)

ObHx

	B	Yr	V/CS	GA	M/F	Wt	PC
1							
2							
3							
4							
5							

GynHx
LMP
Menarche
Period Duration
Regularity
Tampon
Vaginal Dc
Contraception
Spotting
Last Pap
Abn Pap
STDs
Fibroids
Ectopics

PMHx
child/adult/hospital/immune

SurgHx

Allergies drugs/food/reaction

FMHx

Meds

SHx
Smoking
Alcohol
Drugs
Sexual
Occupation
Exercise
Diet
Stress

ROS (Check Any)

Const:
( ) Sick contacts
( ) Fever
( ) Chills
( ) Δ Weight
( ) Malaise
( ) Weakness
( ) Dizziness
( ) Δ appetite

HEENT:
( ) Blurry vision
( ) Photophobia
( ) Δ vision
( ) Δ hearing
( ) Tinnitus
( ) Sore throat
( ) Congestion

Resp:
( ) SOB
( ) Cough
( ) Sputum
( ) Pleuritic CP
( ) Hemoptysis

Card:
( ) Orthopnea
( ) PND
( ) DOE
( ) LE edema
( ) CP/left arm/shoulder/ neck/ jaw/ back
( ) Syncope
( ) Palpitations
( ) Claudication

GI:
( ) Nausea
( ) Vomiting
( ) Diarrhea
( ) Regurgitation
( ) Heartburn
( ) Odynophagia
( ) Dysphagia
( ) Abd pain
( ) Constipation
( ) Bloat
( ) Hematemesis
( ) Melena
( ) Hematochezia
( ) Mucus

GU:
( ) Urgency
( ) Frequency
( ) Incontinence
( ) Dysuria
( ) Hematuria
( ) Hesitancy
( ) Postvoid dribbling
( ) Impotence
( ) Testicular masses
( ) Vaginal dc
( ) Dyspareunia
( ) Bleeding

Endo:
( ) Thirst
( ) Polyuria
( ) Heat intolerance
( ) Cold intolerance
( ) Tremor
( ) Menstrual irreg.
( ) Δ hair/skin/nails
( ) Δ libido
( ) Δ body hair

Skin:
( ) Rashes
( ) Itch
( ) Laceration

Breast:
( ) Masses
( ) Pain
( ) Discharge
( ) Lactation

Msk:
( ) Arthralgia
( ) Deformity
( ) Swelling
( ) Myalgia
( ) Weakness

Hematologic:
( ) Bruising
( ) Hx of bleeding
( ) LAD

Neurologic:
( ) Headache
( ) Focal weakness
( ) Seizure
( ) Tremor
( ) Falls
( ) Memory loss
( ) Paresthesia
( ) Sensory loss
( ) Vertigo

Psychiatric:
( ) Sleep
( ) Interest
( ) Guilt
( ) Energy
( ) Concentration
( ) Appetite
( ) Psychomotor
( ) Suicide

+ROS Notes

Name:

PE Vitals HR ___ BP ___ RR ___ T ___ %Ox ___ Ht ___ Wt ___ BMI ___

FHT _____ FHR _____ Variability _____ Accelerations _____ Decelerations _____

Sensation UE	Sensation LE
( ) L C5 R ( )	( ) L L3 R ( )
( ) L C6 R ( )	( ) L L4 R ( )
( ) L C7 R ( )	( ) L L5 R ( )
( ) L C8 R ( )	( ) L S1 R ( )
( ) L T1 R ( )	( ) L S2 R ( )

General:
( ) Cooperative
( ) No Acute Distress
( ) nl Hygiene

Skin:
( ) nl appearance
( ) nl texture
( ) nl temperature
( ) No Bruising
( ) No Laceration
( ) No Rashes
( ) No Masses

Head:
( ) Normocephallic
( ) Atraumatic
( ) No bumps

Eyes:
( ) Pupils equally round
( ) Size ____
( ) Reactive to light
( ) nl accommodation
( ) No scleral icterus
( ) nl conjunctiva
( ) Fundoscopic: nl vessel w/o hemorrhage

ENT:
( ) nl hearing bl
( ) nl tympanic membranes
( ) nl external auditory canals
( ) nl nasal mucosa
( ) nl oral pharynx
( ) No erythema/exudate
( ) nl tongue/gums/ dentition

Neck:
( ) No cervical lymphadenopathy
( ) No supraclavicular lymphadenopathy
( ) Midline trachea
( ) nl thyroid w/o masses

Cardio:
( ) No carotid bruit
( ) No JVD
( ) nl distal pulses
( ) Cap refill <2 sec
( ) RRR
( ) S1 S2
( ) No m/r/g
( ) No pedal edema
( ) No varicose veins

Chest:
( ) Bilateral rise & fall
( ) Breast Symmetrical
( ) No breast tenderness
( ) No breast mass
( ) nl tactile fremitus
( ) Clear to percuss
( ) Clear to auscult
( ) No wheezing/rales/ rhonchi

Abdomen:
( ) Symmetrical
( ) No scars/ striations
( ) No pulsatile masses
( ) No aortic/renal bruit
( ) nl bowel sounds
( ) nl percussion
( ) Soft/Non-tender
( ) Nondistended
( ) No hepatomegaly
( ) No splenomegaly

Rectal:
( ) nl sphincter tone
( ) No rectal masses
( ) Brown stool
( ) Guaiac neg

Pelvic:
( ) nl external genitalia
Speculum exam:
( ) nl vagina
( ) nl cervix
Bimanual exam:
( ) No lymphadenopathy
( ) No masses
( ) No cervical tenderness
( ) No palpable uterus
( ) No palpable ovaries

Extremities:
( ) No cyanosis
( ) No clubbing
( ) No edema
( ) nl brachial pulses
( ) nl radial pulses
( ) nl femoral pulses
( ) nl popliteal pulses
( ) nl a. tibial pulses
( ) nl dorsalis pedis pulses
( ) No axillary lymphad.
( ) No inguinal lymphad.

Cranial Nerves:
( ) CN II: intact vision/visual acuity 20/20/rxn to light
( ) CN III,IV, VI: EOMI/ no nystagmus
( ) CN V: nl face sensation/temporalis m. intact/masseter m. intact
( ) CN VII: puff out cheeks/smile/wrinkle forehead/eyes shut
( ) CN VIII: hearing equal bilaterally
( ) CN IX, X: palate rise equal/midline uvula
( ) CN XI: nl shoulder shrug/SCM muscle intact
( ) CN XII: tongue midline/nl tongue ROM

MSE:
( ) Awake
( ) Alert
( ) Oriented __/3
( ) nl repetition
( ) nl memory
( ) Follows command
( ) No aphasia
( ) No dysarthria

Motor:
( ) nl muscle tone
( ) nl muscle bulk
( ) nl ROM UE
( ) nl ROM LE
( ) No pronator drift
L ___/5 UE R ___/5
L ___/5 LE R ___/5

Reflexes:
L ___ Brachioradial. ___ R
L ___ Biceps ___ R
L ___ Triceps ___ R
L ___ Patellar ___ R
L ___ Achilles ___ R
L ___ Plantar ___ R

Cerebellar:
( ) nl finger to nose
( ) nl heel to shin
( ) Rapid alternating hands
( ) Rapid alternating feet
( ) nl gait
( ) Tandem gait
( ) Neg Romberg

+ PE Notes

Assessment & Plan
DDx 1
Plan

DDx 2
Plan

DDx 3
Plan

DDx 4
Plan

DDx 5
Plan

Labs/Radiology/EKG

Updates/Notes

Name: DOB:
MRN: Ethnicity:
Contact: Date:

CC: _____ Ob or Gyn

HPI:_____ yo G ___ P _____ at _____ weeks gestation by (LMP c/w ____ US OR ____ US) presents with:

VB:
LOF:
CX:
FM:

PC:

*vaginal bleeding (VB), leakage of fluid (LOF), contractions (CX), fetal movement (FM), preg complications (PC)

ObHx

B	Yr	V/CS	GA	M/F	Wt	PC
1						
2						
3						
4						
5						

GynHx

LMP
Menarche
Period Duration
Regularity
Tampon
Vaginal Dc
Contraception
Spotting
Last Pap
Abn Pap
STDs
Fibroids
Ectopics

PMHx

child/adult/hospital/immune

SurgHx

Allergies drugs/food/reaction

FMHx

Meds

SHx

Smoking
Alcohol
Drugs
Sexual
Occupation
Exercise
Diet
Stress

ROS (Check Any)

Const:
( ) Sick contacts
( ) Fever
( ) Chills
( ) Δ Weight
( ) Malaise
( ) Weakness
( ) Dizziness
( ) Δ appetite

HEENT:
( ) Blurry vision
( ) Photophobia
( ) Δ vision
( ) Δ hearing
( ) Tinnitus
( ) Sore throat
( ) Congestion

Resp:
( ) SOB
( ) Cough
( ) Sputum
( ) Pleuritic CP
( ) Hemoptysis

Card:
( ) Orthopnea
( ) PND
( ) DOE
( ) LE edema
( ) CP/left arm/shoulder/ neck/ jaw/ back
( ) Syncope
( ) Palpitations
( ) Claudication

GI:
( ) Nausea
( ) Vomiting
( ) Diarrhea
( ) Regurgitation
( ) Heartburn
( ) Odynophagia
( ) Dysphagia
( ) Abd pain
( ) Constipation
( ) Bloat
( ) Hematemesis
( ) Melena
( ) Hematochezia
( ) Mucus

GU:
( ) Urgency
( ) Frequency
( ) Incontinence
( ) Dysuria
( ) Hematuria
( ) Hesitancy
( ) Postvoid dribbling
( ) Impotence
( ) Testicular masses
( ) Vaginal dc
( ) Dyspareunia
( ) Bleeding

Endo:
( ) Thirst
( ) Polyuria
( ) Heat intolerance
( ) Cold intolerance
( ) Tremor
( ) Menstrual irreg.
( ) Δ hair/skin/nails
( ) Δ libido
( ) Δ body hair

Skin:
( ) Rashes
( ) Itch
( ) Laceration

Breast:
( ) Masses
( ) Pain
( ) Discharge
( ) Lactation

Msk:
( ) Arthralgia
( ) Deformity
( ) Swelling
( ) Myalgia
( ) Weakness

Hematologic:
( ) Bruising
( ) Hx of bleeding
( ) LAD

Neurologic:
( ) Headache
( ) Focal weakness
( ) Seizure
( ) Tremor
( ) Falls
( ) Memory loss
( ) Paresthesia
( ) Sensory loss
( ) Vertigo

Psychiatric:
( ) Sleep
( ) Interest
( ) Guilt
( ) Energy
( ) Concentration
( ) Appetite
( ) Psychomotor
( ) Suicide

+ROS Notes

Name:

PE Vitals	HR	BP	RR	T	%Ox	Ht	Wt	BMI

FHT	FHR	Variability	Accelerations	Decelerations

Sensation UE
( ) L C5 R ( )
( ) L C6 R ( )
( ) L C7 R ( )
( ) L C8 R ( )
( ) L T1 R ( )

Sensation LE
( ) L L3 R ( )
( ) L L4 R ( )
( ) L L5 R ( )
( ) L S1 R ( )
( ) L S2 R ( )

General:
( ) Cooperative
( ) No Acute Distress
( ) nl Hygiene

Skin:
( ) nl appearance
( ) nl texture
( ) nl temperature
( ) No Bruising
( ) No Laceration
( ) No Rashes
( ) No Masses

Head:
( ) Normocephallic
( ) Atraumatic
( ) No bumps

Eyes:
( ) Pupils equally round
( ) Size ____
( ) Reactive to light
( ) nl accommodation
( ) No scleral icterus
( ) nl conjunctiva
( ) Fundoscopic: nl vessel w/o hemorrhage

ENT:
( ) nl hearing bl
( ) nl tympanic membranes
( ) nl external auditory canals
( ) nl nasal mucosa
( ) nl oral pharynx
( ) No erythema/exudate
( ) nl tongue/gums/ dentition

Neck:
( ) No cervical lymphadenopathy
( ) No supraclavicular lymphadenopathy
( ) Midline trachea
( ) nl thyroid w/o masses

Cardio:
( ) No carotid bruit
( ) No JVD
( ) nl distal pulses
( ) Cap refill <2 sec
( ) RRR
( ) S1 S2
( ) No m/r/g
( ) No pedal edema
( ) No varicose veins

Chest:
( ) Bilateral rise & fall
( ) Breast Symmetrical
( ) No breast tenderness
( ) No breast mass
( ) nl tactile fremitus
( ) Clear to percuss
( ) Clear to auscult
( ) No wheezing/rales/ rhonchi

Abdomen:
( ) Symmetrical
( ) No scars/ striations
( ) No pulsatile masses
( ) No aortic/renal bruit
( ) nl bowel sounds
( ) nl percussion
( ) Soft/Non-tender
( ) Nondistended
( ) No hepatomegaly
( ) No splenomegaly

Rectal:
( ) nl sphincter tone
( ) No rectal masses
( ) Brown stool
( ) Guaiac neg

Pelvic:
( ) nl external genitalia
Speculum exam:
( ) nl vagina
( ) nl cervix
Bimanual exam:
( ) No lymphadenopathy
( ) No masses
( ) No cervical tenderness
( ) No palpable uterus
( ) No palpable ovaries

Extremities:
( ) No cyanosis
( ) No clubbing
( ) No edema
( ) nl brachial pulses
( ) nl radial pulses
( ) nl femoral pulses
( ) nl popliteal pulses
( ) nl a. tibial pulses
( ) nl dorsalis pedis pulses
( ) No axillary lymphad.
( ) No inguinal lymphad.

Cranial Nerves:
( ) CN II: intact vision/visual acuity 20/20/rxn to light
( ) CN III,IV, VI: EOMI/ no nystagmus
( ) CN V: nl face sensation/temporalis m. intact/masseter m. intact
( ) CN VII: puff out cheeks/smile/wrinkle forehead/eyes shut
( ) CN VIII: hearing equal bilaterally
( ) CN IX, X: palate rise equal/midline uvula
( ) CN XI: nl shoulder shrug/SCM muscle intact
( ) CN XII: tongue midline/nl tongue ROM

MSE:
( ) Awake
( ) Alert
( ) Oriented ___/3
( ) nl repetition
( ) nl memory
( ) Follows command
( ) No aphasia
( ) No dysarthria

Motor:
( ) nl muscle tone
( ) nl muscle bulk
( ) nl ROM UE
( ) nl ROM LE
( ) No pronator drift
L ___/5 UE R ___/5
L ___/5 LE R ___/5

Reflexes:
L ___ Brachioradial. ___ R
L ___ Biceps ___ R
L ___ Triceps ___ R
L ___ Patellar ___ R
L ___ Achilles ___ R
L ___ Plantar ___ R

Cerebellar:
( ) nl finger to nose
( ) nl heel to shin
( ) Rapid alternating hands
( ) Rapid alternating feet
( ) nl gait
( ) Tandem gait
( ) Neg Romberg

+ PE Notes

Assessment & Plan

DDx 1
Plan

DDx 2
Plan

DDx 3
Plan

DDx 4
Plan

DDx 5
Plan

Labs/Radiology/EKG

Updates/Notes

Name:	DOB:
MRN:	Ethnicity:
Contact:	Date:

CC: _____ Ob or Gyn

HPI: _____ yo G ___ P _____ at _____ weeks gestation by (LMP c/w ____ US OR ____ US) presents with:

VB:
LOF:
CX:
FM:

PC:

*vaginal bleeding (VB), leakage of fluid (LOF), contractions (CX), fetal movement (FM), preg complications (PC)

ObHx

B	Yr	V/CS	GA	M/F	Wt	PC
1						
2						
3						
4						
5						

GynHx

LMP
Menarche
Period Duration
Regularity
Tampon
Vaginal Dc
Contraception
Spotting
Last Pap
Abn Pap
STDs
Fibroids
Ectopics

PMHx
child/adult/hospital/immune

SurgHx

Allergies drugs/food/reaction

FMHx

Meds

SHx
Smoking
Alcohol
Drugs
Sexual
Occupation
Exercise
Diet
Stress

ROS (Check Any)

Const:
( ) Sick contacts
( ) **Fever**
( ) **Chills**
( ) **Δ Weight**
( ) Malaise
( ) Weakness
( ) Dizziness
( ) **Δ appetite**

HEENT:
( ) Blurry vision
( ) Photophobia
( ) **Δ vision**
( ) **Δ hearing**
( ) Tinnitus
( ) Sore throat
( ) Congestion

Resp:
( ) **SOB**
( ) **Cough**
( ) Sputum
( ) Pleuritic CP
( ) Hemoptysis

Card:
( ) Orthopnea
( ) PND
( ) DOE
( ) LE edema
( ) **CP**/left arm/shoulder/ neck/ jaw/ back
( ) Syncope
( ) **Palpitations**
( ) Claudication

GI:
( ) **Nausea**
( ) **Vomiting**
( ) **Diarrhea**
( ) Regurgitation
( ) **Heartburn**
( ) Odynophagia
( ) Dysphagia
( ) **Abd pain**
( ) **Constipation**
( ) Bloat
( ) Hematemesis
( ) Melena
( ) **Hematochezia**
( ) Mucus

GU:
( ) **Urgency**
( ) **Frequency**
( ) Incontinence
( ) **Dysuria**
( ) **Hematuria**
( ) Hesitancy
( ) Postvoid dribbling
( ) Impotence
( ) Testicular masses
( ) **Vaginal dc**
( ) Dyspareunia
( ) Bleeding

Endo:
( ) **Thirst**
( ) **Polyuria**
( ) **Heat intolerance**
( ) **Cold intolerance**
( ) Tremor
( ) Menstrual irreg.
( ) **Δ hair/skin/nails**
( ) Δ libido
( ) Δ body hair

Skin:
( ) **Rashes**
( ) Itch
( ) Laceration

Breast:
( ) Masses
( ) Pain
( ) Discharge
( ) Lactation

Msk:
( ) **Arthralgia**
( ) Deformity
( ) **Swelling**
( ) **Myalgia**
( ) **Weakness**

Hematologic:
( ) **Bruising**
( ) Hx of bleeding
( ) **LAD**

Neurologic:
( ) **Headache**
( ) Focal weakness
( ) **Seizure**
( ) Tremor
( ) Falls
( ) Memory loss
( ) Paresthesia
( ) Sensory loss
( ) Vertigo

Psychiatric:
( ) Sleep
( ) Interest
( ) Guilt
( ) Energy
( ) Concentration
( ) Appetite
( ) Psychomotor
( ) Suicide

+ROS Notes

Name:

PE Vitals	HR	BP	RR	T	%Ox	Ht	Wt	BMI

FHT _____ FHR _____ Variability _____ Accelerations _____ Decelerations _____

Sensation UE
( ) L C5 R ( )
( ) L C6 R ( )
( ) L C7 R ( )
( ) L C8 R ( )
( ) L T1 R ( )

Sensation LE
( ) L L3 R ( )
( ) L L4 R ( )
( ) L L5 R ( )
( ) L S1 R ( )
( ) L S2 R ( )

General:
( ) Cooperative
( ) No Acute Distress
( ) nl Hygiene

Skin:
( ) nl appearance
( ) nl texture
( ) nl temperature
( ) No Bruising
( ) No Laceration
( ) No Rashes
( ) No Masses

Head:
( ) Normocephallic
( ) Atraumatic
( ) No bumps

Eyes:
( ) Pupils equally round
( ) Size ____
( ) Reactive to light
( ) nl accommodation
( ) No scleral icterus
( ) nl conjunctiva
( ) Fundoscopic: nl vessel w/o hemorrhage

ENT:
( ) nl hearing bl
( ) nl tympanic membranes
( ) nl external auditory canals
( ) nl nasal mucosa
( ) nl oral pharynx
( ) No erythema/exudate
( ) nl tongue/gums/ dentition

Neck:
( ) No cervical lymphadenopathy
( ) No supraclavicular lymphadenopathy
( ) Midline trachea
( ) nl thyroid w/o masses

Cardio:
( ) No carotid bruit
( ) No JVD
( ) nl distal pulses
( ) Cap refill <2 sec
( ) RRR
( ) S1 S2
( ) No m/r/g
( ) No pedal edema
( ) No varicose veins

Chest:
( ) Bilateral rise & fall
( ) Breast Symmetrical
( ) No breast tenderness
( ) No breast mass
( ) nl tactile fremitus
( ) Clear to percuss
( ) Clear to auscult
( ) No wheezing/rales/ rhonchi

Abdomen:
( ) Symmetrical
( ) No scars/ striations
( ) No pulsatile masses
( ) No aortic/renal bruit
( ) nl bowel sounds
( ) nl percussion
( ) Soft/Non-tender
( ) Nondistended
( ) No hepatomegaly
( ) No splenomegaly

Rectal:
( ) nl sphincter tone
( ) No rectal masses
( ) Brown stool
( ) Guaiac neg

Pelvic:
( ) nl external genitalia
Speculum exam:
( ) nl vagina
( ) nl cervix
Bimanual exam:
( ) No lymphadenopathy
( ) No masses
( ) No cervical tenderness
( ) No palpable uterus
( ) No palpable ovaries

Extremities:
( ) No cyanosis
( ) No clubbing
( ) No edema
( ) nl brachial pulses
( ) nl radial pulses
( ) nl femoral pulses
( ) nl popliteal pulses
( ) nl a. tibial pulses
( ) nl dorsalis pedis pulses
( ) No axillary lymphad.
( ) No inguinal lymphad.

Cranial Nerves:
( ) CN II: intact vision/visual acuity 20/20/rxn to light
( ) CN III,IV, VI: EOMI/ no nystagmus
( ) CN V: nl face sensation/temporalis m. intact/masseter m. intact
( ) CN VII: puff out cheeks/smile/wrinkle forehead/eyes shut
( ) CN VIII: hearing equal bilaterally
( ) CN IX, X: palate rise equal/midline uvula
( ) CN XI: nl shoulder shrug/SCM muscle intact
( ) CN XII: tongue midline/nl tongue ROM

MSE:
( ) Awake
( ) Alert
( ) Oriented __/3
( ) nl repetition
( ) nl memory
( ) Follows command
( ) No aphasia
( ) No dysarthria

Motor:
( ) nl muscle tone
( ) nl muscle bulk
( ) nl ROM UE
( ) nl ROM LE
( ) No pronator drift
L ___/5 UE R ___/5
L ___/5 LE R ___/5

Reflexes:
L___Brachioradial.___R
L___Biceps___R
L___Triceps___R
L___Patellar___R
L___Achilles___R
L___Plantar___R

Cerebellar:
( ) nl finger to nose
( ) nl heel to shin
( ) Rapid alternating hands
( ) Rapid alternating feet
( ) nl gait
( ) Tandem gait
( ) Neg Romberg

+ PE Notes

Assessment & Plan
DDx 1
Plan

DDx 2
Plan

DDx 3
Plan

DDx 4
Plan

DDx 5
Plan

Labs/Radiology/EKG

Updates/Notes

Name:	DOB:
MRN:	Ethnicity:
Contact:	Date:

CC: _____ Ob or Gyn

HPI: _____ yo G ___ P _____ at _____ weeks gestation by (LMP c/w ____ US OR ____ US) presents with:

VB:
LOF:
CX:
FM:

PC:

*vaginal bleeding (VB), leakage of fluid (LOF), contractions (CX), fetal movement (FM), preg complications (PC)

ObHx

B	Yr	V/CS	GA	M/F	Wt	PC
1						
2						
3						
4						
5						

GynHx

LMP
Menarche
Period Duration
Regularity
Tampon
Vaginal Dc
Contraception
Spotting
Last Pap
Abn Pap
STDs
Fibroids
Ectopics

PMHx

child/adult/hospital/immune

SurgHx

Allergies drugs/food/reaction

FMHx

Meds

SHx

Smoking
Alcohol
Drugs
Sexual
Occupation
Exercise
Diet
Stress

ROS (Check Any)

Const:
( ) Sick contacts
( ) **Fever**
( ) **Chills**
( ) **Δ Weight**
( ) Malaise
( ) Weakness
( ) Dizziness
( ) **Δ appetite**

HEENT:
( ) Blurry vision
( ) Photophobia
( ) **Δ vision**
( ) **Δ hearing**
( ) Tinnitus
( ) Sore throat
( ) Congestion

Resp:
( ) **SOB**
( ) **Cough**
( ) Sputum
( ) Pleuritic CP
( ) Hemoptysis

Card:
( ) Orthopnea
( ) PND
( ) DOE
( ) **LE edema**
( ) **CP**/left arm/shoulder/ neck/ jaw/ back
( ) Syncope
( ) **Palpitations**
( ) Claudication

GI:
( ) **Nausea**
( ) **Vomiting**
( ) **Diarrhea**
( ) Regurgitation
( ) **Heartburn**
( ) Odynophagia
( ) Dysphagia
( ) **Abd pain**
( ) **Constipation**
( ) Bloat
( ) Hematemesis
( ) Melena
( ) **Hematochezia**
( ) Mucus

GU:
( ) **Urgency**
( ) **Frequency**
( ) Incontinence
( ) **Dysuria**
( ) **Hematuria**
( ) Hesitancy
( ) Postvoid dribbling
( ) Impotence
( ) Testicular masses
( ) **Vaginal dc**
( ) Dyspareunia
( ) Bleeding

Endo:
( ) Thirst
( ) **Polyuria**
( ) **Heat intolerance**
( ) **Cold intolerance**
( ) Tremor
( ) Menstrual irreg.
( ) **Δ hair/skin/nails**
( ) Δ libido
( ) Δ body hair

Skin:
( ) **Rashes**
( ) Itch
( ) Laceration

Breast:
( ) Masses
( ) Pain
( ) Discharge
( ) Lactation

Msk:
( ) **Arthralgia**
( ) Deformity
( ) **Swelling**
( ) Myalgia
( ) **Weakness**

Hematologic:
( ) **Bruising**
( ) Hx of bleeding
( ) LAD

Neurologic:
( ) **Headache**
( ) Focal weakness
( ) **Seizure**
( ) Tremor
( ) Falls
( ) Memory loss
( ) Paresthesia
( ) Sensory loss
( ) Vertigo

Psychiatric:
( ) Sleep
( ) Interest
( ) Guilt
( ) Energy
( ) Concentration
( ) Appetite
( ) Psychomotor
( ) Suicide

+ROS Notes

Name:

PE Vitals   HR   BP   RR   T   %Ox   Ht   Wt   BMI

FHT _____ FHR _____ Variability _____ Accelerations _____ Decelerations

Sensation UE	Sensation LE
( ) L C5 R ( )	( ) L L3 R ( )
( ) L C6 R ( )	( ) L L4 R ( )
( ) L C7 R ( )	( ) L L5 R ( )
( ) L C8 R ( )	( ) L S1 R ( )
( ) L T1 R ( )	( ) L S2 R ( )

General:
( ) Cooperative
( ) No Acute Distress
( ) nl Hygiene

Skin:
( ) nl appearance
( ) nl texture
( ) nl temperature
( ) No Bruising
( ) No Laceration
( ) No Rashes
( ) No Masses

Head:
( ) Normocephallic
( ) Atraumatic
( ) No bumps

Eyes:
( ) Pupils equally round
( ) Size ____
( ) Reactive to light
( ) nl accommodation
( ) No scleral icterus
( ) nl conjunctiva
( ) Fundoscopic: nl vessel w/o hemorrhage

ENT:
( ) nl hearing bl
( ) nl tympanic membranes
( ) nl external auditory canals
( ) nl nasal mucosa
( ) nl oral pharynx
( ) No erythema/exudate
( ) nl tongue/gums/ dentition

Neck:
( ) No cervical lymphadenopathy
( ) No supraclavicular lymphadenopathy
( ) Midline trachea
( ) nl thyroid w/o masses

Cardio:
( ) No carotid bruit
( ) No JVD
( ) nl distal pulses
( ) Cap refill <2 sec
( ) RRR
( ) S1 S2
( ) No m/r/g
( ) No pedal edema
( ) No varicose veins

Chest:
( ) Bilateral rise & fall
( ) Breast Symmetrical
( ) No breast tenderness
( ) No breast mass
( ) nl tactile fremitus
( ) Clear to percuss
( ) Clear to auscult
( ) No wheezing/rales/ rhonchi

Abdomen:
( ) Symmetrical
( ) No scars/ striations
( ) No pulsatile masses
( ) No aortic/renal bruit
( ) nl bowel sounds
( ) nl percussion
( ) Soft/Non-tender
( ) Nondistended
( ) No hepatomegaly
( ) No splenomegaly

Rectal:
( ) nl sphincter tone
( ) No rectal masses
( ) Brown stool
( ) Guaiac neg

Pelvic:
( ) nl external genitalia
Speculum exam:
( ) nl vagina
( ) nl cervix
Bimanual exam:
( ) No lymphadenopathy
( ) No masses
( ) No cervical tenderness
( ) No palpable uterus
( ) No palpable ovaries

Extremities:
( ) No cyanosis
( ) No clubbing
( ) No edema
( ) nl brachial pulses
( ) nl radial pulses
( ) nl femoral pulses
( ) nl popliteal pulses
( ) nl a. tibial pulses
( ) nl dorsalis pedis pulses
( ) No axillary lymphad.
( ) No inguinal lymphad.

Cranial Nerves:
( ) CN II: intact vision/visual acuity 20/20/rxn to light
( ) CN III,IV, VI: EOMI/ no nystagmus
( ) CN V: nl face sensation/temporalis m. intact/masseter m. intact
( ) CN VII: puff out cheeks/smile/wrinkle forehead/eyes shut
( ) CN VIII: hearing equal bilaterally
( ) CN IX, X: palate rise equal/midline uvula
( ) CN XI: nl shoulder shrug/SCM muscle intact
( ) CN XII: tongue midline/nl tongue ROM

MSE:
( ) Awake
( ) Alert
( ) Oriented ___/3
( ) nl repetition
( ) nl memory
( ) Follows command
( ) No aphasia
( ) No dysarthria

Motor:
( ) nl muscle tone
( ) nl muscle bulk
( ) nl ROM UE
( ) nl ROM LE
( ) No pronator drift
L ___/5 UE R ___/5
L ___/5 LE R ___/5

Reflexes:
L___Brachioradial.___R
L___Biceps___R
L___Triceps___R
L___Patellar___R
L___Achilles___R
L___Plantar___R

Cerebellar:
( ) nl finger to nose
( ) nl heel to shin
( ) Rapid alternating hands
( ) Rapid alternating feet
( ) nl gait
( ) Tandem gait
( ) Neg Romberg

+ PE Notes

Assessment & Plan
DDx 1
Plan

DDx 2
Plan

DDx 3
Plan

DDx 4
Plan

DDx 5
Plan

Labs/Radiology/EKG

Updates/Notes

Name:
MRN:
Contact:

DOB:
Ethnicity:
Date:

CC: _____ Ob or Gyn

HPI: _____ yo G ___ P _____ at _____ weeks gestation by (LMP c/w ____ US OR ____ US) presents with:

VB:
LOF:
CX:
FM:

PC:

*vaginal bleeding (VB), leakage of fluid (LOF), contractions (CX), fetal movement (FM), preg complications (PC)

ObHx

B	Yr	V/CS	GA	M/F	Wt	PC
1						
2						
3						
4						
5						

GynHx

LMP
Menarche
Period Duration
Regularity
Tampon
Vaginal Dc
Contraception
Spotting
Last Pap
Abn Pap
STDs
Fibroids
Ectopics

PMHx
child/adult/hospital/immune

SurgHx

Allergies drugs/food/reaction

FMHx

Meds

SHx
Smoking
Alcohol
Drugs
Sexual
Occupation
Exercise
Diet
Stress

ROS (Check Any)

Const:
( ) Sick contacts
( ) Fever
( ) Chills
( ) Δ Weight
( ) Malaise
( ) Weakness
( ) Dizziness
( ) Δ appetite

HEENT:
( ) Blurry vision
( ) Photophobia
( ) Δ vision
( ) Δ hearing
( ) Tinnitus
( ) Sore throat
( ) Congestion

Resp:
( ) SOB
( ) Cough
( ) Sputum
( ) Pleuritic CP
( ) Hemoptysis

Card:
( ) Orthopnea
( ) PND
( ) DOE
( ) LE edema
( ) CP/left arm/shoulder/ neck/ jaw/ back
( ) Syncope
( ) Palpitations
( ) Claudication

GI:
( ) Nausea
( ) Vomiting
( ) Diarrhea
( ) Regurgitation
( ) Heartburn
( ) Odynophagia
( ) Dysphagia
( ) Abd pain
( ) Constipation
( ) Bloat
( ) Hematemesis
( ) Melena
( ) Hematochezia
( ) Mucus

GU:
( ) Urgency
( ) Frequency
( ) Incontinence
( ) Dysuria
( ) Hematuria
( ) Hesitancy
( ) Postvoid dribbling
( ) Impotence
( ) Testicular masses
( ) Vaginal dc
( ) Dyspareunia
( ) Bleeding

Endo:
( ) Thirst
( ) Polyuria
( ) Heat intolerance
( ) Cold intolerance
( ) Tremor
( ) Menstrual irreg.
( ) Δ hair/skin/nails
( ) Δ libido
( ) Δ body hair

Skin:
( ) Rashes
( ) Itch
( ) Laceration

Breast:
( ) Masses
( ) Pain
( ) Discharge
( ) Lactation

Msk:
( ) Arthralgia
( ) Deformity
( ) Swelling
( ) Myalgia
( ) Weakness

Hematologic:
( ) Bruising
( ) Hx of bleeding
( ) LAD

Neurologic:
( ) Headache
( ) Focal weakness
( ) Seizure
( ) Tremor
( ) Falls
( ) Memory loss
( ) Paresthesia
( ) Sensory loss
( ) Vertigo

Psychiatric:
( ) Sleep
( ) Interest
( ) Guilt
( ) Energy
( ) Concentration
( ) Appetite
( ) Psychomotor
( ) Suicide

+ROS Notes

Name:

	Sensation UE	Sensation LE
	( ) L C5 R ( )	( ) L L3 R ( )
	( ) L C6 R ( )	( ) L L4 R ( )
	( ) L C7 R ( )	( ) L L5 R ( )
	( ) L C8 R ( )	( ) L S1 R ( )
	( ) L T1 R ( )	( ) L S2 R ( )

PE Vitals   HR   BP   RR   T   %Ox   Ht   Wt   BMI

FHT _____ FHR _____ Variability _____ Accelerations _____ Decelerations _____

General:
( ) Cooperative
( ) No Acute Distress
( ) nl Hygiene

Skin:
( ) nl appearance
( ) nl texture
( ) nl temperature
( ) No Bruising
( ) No Laceration
( ) No Rashes
( ) No Masses

Head:
( ) Normocephallic
( ) Atraumatic
( ) No bumps

Eyes:
( ) Pupils equally round
( ) Size ____
( ) Reactive to light
( ) nl accommodation
( ) No scleral icterus
( ) nl conjunctiva
( ) Fundoscopic: nl vessel w/o hemorrhage

ENT:
( ) nl hearing bl
( ) nl tympanic membranes
( ) nl external auditory canals
( ) nl nasal mucosa
( ) nl oral pharynx
( ) No erythema/exudate
( ) nl tongue/gums/ dentition

Neck:
( ) No cervical lymphadenopathy
( ) No supraclavicular lymphadenopathy
( ) Midline trachea
( ) nl thyroid w/o masses

Cardio:
( ) No carotid bruit
( ) No JVD
( ) nl distal pulses
( ) Cap refill <2 sec
( ) RRR
( ) S1 S2
( ) No m/r/g
( ) No pedal edema
( ) No varicose veins

Chest:
( ) Bilateral rise & fall
( ) Breast Symmetrical
( ) No breast tenderness
( ) No breast mass
( ) nl tactile fremitus
( ) Clear to percuss
( ) Clear to auscult
( ) No wheezing/rales/ rhonchi

Abdomen:
( ) Symmetrical
( ) No scars/ striations
( ) No pulsatile masses
( ) No aortic/renal bruit
( ) nl bowel sounds
( ) nl percussion
( ) Soft/Non-tender
( ) Nondistended
( ) No hepatomegaly
( ) No splenomegaly

Rectal:
( ) nl sphincter tone
( ) No rectal masses
( ) Brown stool
( ) Guaiac neg

Pelvic:
( ) nl external genitalia
Speculum exam:
( ) nl vagina
( ) nl cervix
Bimanual exam:
( ) No lymphadenopathy
( ) No masses
( ) No cervical tenderness
( ) No palpable uterus
( ) No palpable ovaries

Extremities:
( ) No cyanosis
( ) No clubbing
( ) No edema
( ) nl brachial pulses
( ) nl radial pulses
( ) nl femoral pulses
( ) nl popliteal pulses
( ) nl a. tibial pulses
( ) nl dorsalis pedis pulses
( ) No axillary lymphad.
( ) No inguinal lymphad.

Cranial Nerves:
( ) CN II: intact vision/visual acuity 20/20/rxn to light
( ) CN III,IV, VI: EOMI/ no nystagmus
( ) CN V: nl face sensation/temporalis m. intact/masseter m. intact
( ) CN VII: puff out cheeks/smile/wrinkle forehead/eyes shut
( ) CN VIII: hearing equal bilaterally
( ) CN IX, X: palate rise equal/midline uvula
( ) CN XI: nl shoulder shrug/SCM muscle intact
( ) CN XII: tongue midline/nl tongue ROM

MSE:
( ) Awake
( ) Alert
( ) Oriented __/3
( ) nl repetition
( ) nl memory
( ) Follows command
( ) No aphasia
( ) No dysarthria

Motor:
( ) nl muscle tone
( ) nl muscle bulk
( ) nl ROM UE
( ) nl ROM LE
( ) No pronator drift
L ___/5 UE R ___/5
L ___/5 LE R ___/5

Reflexes:
L____ Brachioradial.____ R
L____ Biceps ____R
L____ Triceps ____R
L____ Patellar ____R
L____ Achilles ____R
L____ Plantar ____R

Cerebellar:
( ) nl finger to nose
( ) nl heel to shin
( ) Rapid alternating hands
( ) Rapid alternating feet
( ) nl gait
( ) Tandem gait
( ) Neg Romberg

+ PE Notes

Assessment & Plan

DDx 1
Plan

DDx 2
Plan

DDx 3
Plan

DDx 4
Plan

DDx 5
Plan

Labs/Radiology/EKG

Updates/Notes

Name: DOB:
MRN: Ethnicity:
Contact: Date:

CC: _____ Ob or Gyn

HPI:_____ yo G ___ P _____ at _____ weeks gestation by (LMP c/w ____ US OR ____ US) presents with:

VB:
LOF:
CX:
FM:

PC:

*vaginal bleeding (VB), leakage of fluid (LOF), contractions (CX), fetal movement (FM), preg complications (PC)

ObHx

B	Yr	V/CS	GA	M/F	Wt	PC
1						
2						
3						
4						
5						

GynHx

LMP
Menarche
Period Duration
Regularity
Tampon
Vaginal Dc
Contraception
Spotting
Last Pap
Abn Pap
STDs
Fibroids
Ectopics

PMHx

child/adult/hospital/immune

SurgHx

Allergies drugs/food/reaction

FMHx

Meds

SHx

Smoking
Alcohol
Drugs
Sexual
Occupation
Exercise
Diet
Stress

ROS (Check Any)

Const:
( ) Sick contacts
( ) **Fever**
( ) **Chills**
( ) **Δ Weight**
( ) Malaise
( ) Weakness
( ) Dizziness
( ) **Δ appetite**

HEENT:
( ) Blurry vision
( ) Photophobia
( ) **Δ vision**
( ) **Δ hearing**
( ) Tinnitus
( ) Sore throat
( ) Congestion

Resp:
( ) **SOB**
( ) **Cough**
( ) Sputum
( ) Pleuritic CP
( ) Hemoptysis

Card:
( ) Orthopnea
( ) PND
( ) DOE
( ) LE edema
( ) **CP**/left arm/shoulder/ neck/ jaw/ back
( ) Syncope
( ) **Palpitations**
( ) Claudication

GI:
( ) **Nausea**
( ) **Vomiting**
( ) **Diarrhea**
( ) Regurgitation
( ) **Heartburn**
( ) Odynophagia
( ) Dysphagia
( ) **Abd pain**
( ) **Constipation**
( ) Bloat
( ) Hematemesis
( ) Melena
( ) **Hematochezia**
( ) Mucus

GU:
( ) **Urgency**
( ) **Frequency**
( ) Incontinence
( ) **Dysuria**
( ) **Hematuria**
( ) Hesitancy
( ) Postvoid dribbling
( ) Impotence
( ) Testicular masses
( ) **Vaginal dc**
( ) Dyspareunia
( ) **Bleeding**

Endo:
( ) Thirst
( ) Polyuria
( ) **Heat intolerance**
( ) **Cold intolerance**
( ) Tremor
( ) Menstrual irreg.
( ) **Δ hair/skin/nails**
( ) **Δ libido**
( ) **Δ body hair**

Skin:
( ) **Rashes**
( ) Itch
( ) Laceration

Breast:
( ) Masses
( ) Pain
( ) Discharge
( ) Lactation

Msk:
( ) **Arthralgia**
( ) Deformity
( ) **Swelling**
( ) Myalgia
( ) **Weakness**

Hematologic:
( ) **Bruising**
( ) Hx of bleeding
( ) LAD

Neurologic:
( ) **Headache**
( ) Focal weakness
( ) **Seizure**
( ) Tremor
( ) Falls
( ) Memory loss
( ) Paresthesia
( ) Sensory loss
( ) Vertigo

Psychiatric:
( ) Sleep
( ) Interest
( ) Guilt
( ) Energy
( ) Concentration
( ) Appetite
( ) Psychomotor
( ) Suicide

+ROS Notes

Name:

PE	Vitals	HR	BP	RR	T	%Ox	Ht	Wt	BMI

Sensation UE	Sensation LE
( ) L C5 R ( )	( ) L L3 R ( )
( ) L C6 R ( )	( ) L L4 R ( )
( ) L C7 R ( )	( ) L L5 R ( )
( ) L C8 R ( )	( ) L S1 R ( )
( ) L T1 R ( )	( ) L S2 R ( )

FHT _____ FHR _____ Variability _____ Accelerations _____ Decelerations _____

General:
( ) Cooperative
( ) No Acute Distress
( ) nl Hygiene

Skin:
( ) nl appearance
( ) nl texture
( ) nl temperature
( ) No Bruising
( ) No Laceration
( ) No Rashes
( ) No Masses

Head:
( ) Normocephallic
( ) Atraumatic
( ) No bumps

Eyes:
( ) Pupils equally round
( ) Size ____
( ) Reactive to light
( ) nl accommodation
( ) No scleral icterus
( ) nl conjunctiva
( ) Fundoscopic: nl vessel w/o hemorrhage

ENT:
( ) nl hearing bl
( ) nl tympanic membranes
( ) nl external auditory canals
( ) nl nasal mucosa
( ) nl oral pharynx
( ) No erythema/exudate
( ) nl tongue/gums/ dentition

Neck:
( ) No cervical lymphadenopathy
( ) No supraclavicular lymphadenopathy
( ) Midline trachea
( ) nl thyroid w/o masses

Cardio:
( ) No carotid bruit
( ) No JVD
( ) nl distal pulses
( ) Cap refill <2 sec
( ) RRR
( ) S1 S2
( ) No m/r/g
( ) No pedal edema
( ) No varicose veins

Chest:
( ) Bilateral rise & fall
( ) Breast Symmetrical
( ) No breast tenderness
( ) No breast mass
( ) nl tactile fremitus
( ) Clear to percuss
( ) Clear to auscult
( ) No wheezing/rales/ rhonchi

Abdomen:
( ) Symmetrical
( ) No scars/ striations
( ) No pulsatile masses
( ) No aortic/renal bruit
( ) nl bowel sounds
( ) nl percussion
( ) Soft/Non-tender
( ) Nondistended
( ) No hepatomegaly
( ) No splenomegaly

Rectal:
( ) nl sphincter tone
( ) No rectal masses
( ) Brown stool
( ) Guaiac neg

Pelvic:
( ) nl external genitalia
Speculum exam:
( ) nl vagina
( ) nl cervix
Bimanual exam:
( ) No lymphadenopathy
( ) No masses
( ) No cervical tenderness
( ) No palpable uterus
( ) No palpable ovaries

Extremities:
( ) No cyanosis
( ) No clubbing
( ) No edema
( ) nl brachial pulses
( ) nl radial pulses
( ) nl femoral pulses
( ) nl popliteal pulses
( ) nl a. tibial pulses
( ) nl dorsalis pedis pulses
( ) No axillary lymphad.
( ) No inguinal lymphad.

Cranial Nerves:
( ) CN II: intact vision/visual acuity 20/20/rxn to light
( ) CN III,IV, VI: EOMI/ no nystagmus
( ) CN V: nl face sensation/temporalis m. intact/masseter m. intact
( ) CN VII: puff out cheeks/smile/wrinkle forehead/eyes shut
( ) CN VIII: hearing equal bilaterally
( ) CN IX, X: palate rise equal/midline uvula
( ) CN XI: nl shoulder shrug/SCM muscle intact
( ) CN XII: tongue midline/nl tongue ROM

MSE:
( ) Awake
( ) Alert
( ) Oriented __/3
( ) nl repetition
( ) nl memory
( ) Follows command
( ) No aphasia
( ) No dysarthria

Motor:
( ) nl muscle tone
( ) nl muscle bulk
( ) nl ROM UE
( ) nl ROM LE
( ) No pronator drift
L ___/5 UE R ___/5
L ___/5 LE R ___/5

Reflexes:
L____Brachioradial.____R
L____Biceps____R
L____Triceps____R
L____Patellar____R
L____Achilles____R
L____Plantar____R

Cerebellar:
( ) nl finger to nose
( ) nl heel to shin
( ) Rapid alternating hands
( ) Rapid alternating feet
( ) nl gait
( ) Tandem gait
( ) Neg Romberg

+ PE Notes

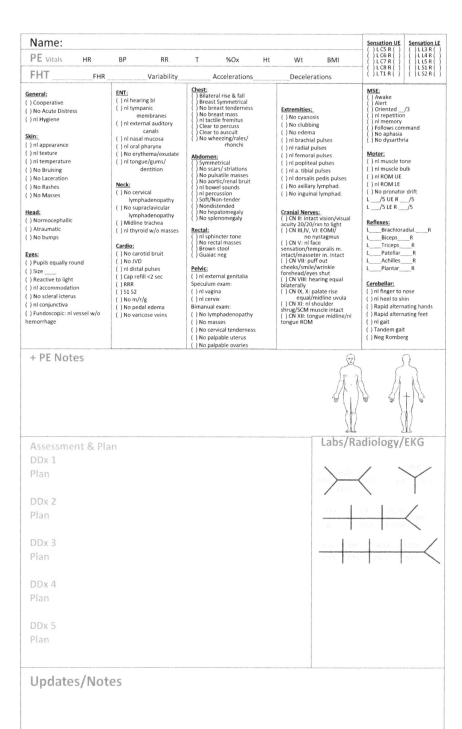

Assessment & Plan
DDx 1
Plan

DDx 2
Plan

DDx 3
Plan

DDx 4
Plan

DDx 5
Plan

Labs/Radiology/EKG

Updates/Notes

Name:

MRN:

Contact:

DOB:

Ethnicity:

Date:

CC: _____ Ob or Gyn

HPI: _____ yo G ___ P _____ at _____ weeks gestation by (LMP c/w ____ US OR ____ US) presents with:

VB:

LOF:

CX:

FM:

PC:

*vaginal bleeding (VB), leakage of fluid (LOF), contractions (CX), fetal movement (FM), preg complications (PC)

ObHx

B	Yr	V/CS	GA	M/F	Wt	PC
1						
2						
3						
4						
5						

GynHx

LMP
Menarche
Period Duration
Regularity
Tampon
Vaginal Dc
Contraception
Spotting
Last Pap
Abn Pap
STDs
Fibroids
Ectopics

PMHx

child/adult/hospital/immune

SurgHx

Allergies drugs/food/reaction

FMHx

Meds

SHx

Smoking
Alcohol
Drugs
Sexual
Occupation
Exercise
Diet
Stress

ROS (Check Any)

Const:
( ) Sick contacts
( ) **Fever**
( ) **Chills**
( ) **Δ Weight**
( ) **Malaise**
( ) Weakness
( ) Dizziness
( ) **Δ appetite**

HEENT:
( ) Blurry vision
( ) Photophobia
( ) **Δ vision**
( ) **Δ hearing**
( ) Tinnitus
( ) Sore throat
( ) Congestion

Resp:
( ) **SOB**
( ) **Cough**
( ) Sputum
( ) Pleuritic CP
( ) Hemoptysis

Card:
( ) Orthopnea
( ) PND
( ) DOE
( ) **LE edema**
( ) **CP**/left arm/shoulder/ neck/ jaw/ back
( ) Syncope
( ) **Palpitations**
( ) Claudication

GI:
( ) **Nausea**
( ) **Vomiting**
( ) **Diarrhea**
( ) Regurgitation
( ) **Heartburn**
( ) Odynophagia
( ) Dysphagia
( ) **Abd pain**
( ) **Constipation**
( ) Bloat
( ) Hematemesis
( ) Melena
( ) **Hematochezia**
( ) Mucus

GU:
( ) **Urgency**
( ) **Frequency**
( ) Incontinence
( ) **Dysuria**
( ) **Hematuria**
( ) Hesitancy
( ) Postvoid dribbling
( ) Impotence
( ) Testicular masses
( ) Vaginal dc
( ) Dyspareunia
( ) Bleeding

Endo:
( ) Thirst
( ) **Polyuria**
( ) **Heat intolerance**
( ) Cold intolerance
( ) Tremor
( ) Menstrual irreg.
( ) **Δ hair/skin/nails**
( ) Δ libido
( ) Δ body hair

Skin:
( ) **Rashes**
( ) Itch
( ) Laceration

Breast:
( ) Masses
( ) Pain
( ) Discharge
( ) Lactation

Msk:
( ) **Arthralgia**
( ) Deformity
( ) **Swelling**
( ) Myalgia
( ) **Weakness**

Hematologic:
( ) **Bruising**
( ) Hx of bleeding
( ) LAD

Neurologic:
( ) **Headache**
( ) Focal weakness
( ) **Seizure**
( ) Tremor
( ) Falls
( ) Memory loss
( ) Paresthesia
( ) Sensory loss
( ) Vertigo

Psychiatric:
( ) Sleep
( ) Interest
( ) Guilt
( ) Energy
( ) Concentration
( ) Appetite
( ) Psychomotor
( ) Suicide

+ROS Notes

Name:

PE Vitals   HR   BP   RR   T   %Ox   Ht   Wt   BMI

FHT _____ FHR _____ Variability _____ Accelerations _____ Decelerations

Sensation UE	Sensation LE
( ) L C5 R ( )	( ) L L3 R ( )
( ) L C6 R ( )	( ) L L4 R ( )
( ) L C7 R ( )	( ) L L5 R ( )
( ) L C8 R ( )	( ) L S1 R ( )
( ) L T1 R ( )	( ) L S2 R ( )

General:
( ) Cooperative
( ) No Acute Distress
( ) nl Hygiene

Skin:
( ) nl appearance
( ) nl texture
( ) nl temperature
( ) No Bruising
( ) No Laceration
( ) No Rashes
( ) No Masses

Head:
( ) Normocephallic
( ) Atraumatic
( ) No bumps

Eyes:
( ) Pupils equally round
( ) Size ____
( ) Reactive to light
( ) nl accommodation
( ) No scleral icterus
( ) nl conjunctiva
( ) Fundoscopic: nl vessel w/o hemorrhage

ENT:
( ) nl hearing bl
( ) nl tympanic membranes
( ) nl external auditory canals
( ) nl nasal mucosa
( ) nl oral pharynx
( ) No erythema/exudate
( ) nl tongue/gums/ dentition

Neck:
( ) No cervical lymphadenopathy
( ) No supraclavicular lymphadenopathy
( ) Midline trachea
( ) nl thyroid w/o masses

Cardio:
( ) No carotid bruit
( ) No JVD
( ) nl distal pulses
( ) Cap refill <2 sec
( ) RRR
( ) S1 S2
( ) No m/r/g
( ) No pedal edema
( ) No varicose veins

Chest:
( ) Bilateral rise & fall
( ) Breast Symmetrical
( ) No breast tenderness
( ) No breast mass
( ) nl tactile fremitus
( ) Clear to percuss
( ) Clear to auscult
( ) No wheezing/rales/ rhonchi

Abdomen:
( ) Symmetrical
( ) No scars/ striations
( ) No pulsatile masses
( ) No aortic/renal bruit
( ) nl bowel sounds
( ) nl percussion
( ) Soft/Non-tender
( ) Nondistended
( ) No hepatomegaly
( ) No splenomegaly

Rectal:
( ) nl sphincter tone
( ) No rectal masses
( ) Brown stool
( ) Guaiac neg

Pelvic:
( ) nl external genitalia
Speculum exam:
( ) nl vagina
( ) nl cervix
Bimanual exam:
( ) No lymphadenopathy
( ) No masses
( ) No cervical tenderness
( ) No palpable uterus
( ) No palpable ovaries

Extremities:
( ) No cyanosis
( ) No clubbing
( ) No edema
( ) nl brachial pulses
( ) nl radial pulses
( ) nl femoral pulses
( ) nl popliteal pulses
( ) nl a. tibial pulses
( ) nl dorsalis pedis pulses
( ) No axillary lymphad.
( ) No inguinal lymphad.

Cranial Nerves:
( ) CN II: intact vision/visual acuity 20/20/rxn to light
( ) CN III,IV, VI: EOMI/ no nystagmus
( ) CN V: nl face sensation/temporalis m. intact/masseter m. intact
( ) CN VII: puff out cheeks/smile/wrinkle forehead/eyes shut
( ) CN VIII: hearing equal bilaterally
( ) CN IX, X: palate rise equal/midline uvula
( ) CN XI: nl shoulder shrug/SCM muscle intact
( ) CN XII: tongue midline/nl tongue ROM

MSE:
( ) Awake
( ) Alert
( ) Oriented __/3
( ) nl repetition
( ) nl memory
( ) Follows command
( ) No aphasia
( ) No dysarthria

Motor:
( ) nl muscle tone
( ) nl muscle bulk
( ) nl ROM UE
( ) nl ROM LE
( ) No pronator drift
L ___/5 UE R ___/5
L ___/5 LE R ___/5

Reflexes:
L ___ Brachioradial. ___ R
L ___ Biceps ___ R
L ___ Triceps ___ R
L ___ Patellar ___ R
L ___ Achilles ___ R
L ___ Plantar ___ R

Cerebellar:
( ) nl finger to nose
( ) nl heel to shin
( ) Rapid alternating hands
( ) Rapid alternating feet
( ) nl gait
( ) Tandem gait
( ) Neg Romberg

+ PE Notes

Assessment & Plan
DDx 1
Plan

DDx 2
Plan

DDx 3
Plan

DDx 4
Plan

DDx 5
Plan

Labs/Radiology/EKG

Updates/Notes

Name:
MRN:
Contact:

DOB:
Ethnicity:
Date:

CC: _____ Ob or Gyn

HPI: _____ yo G ___ P _____ at _____ weeks gestation by (LMP c/w ____ US OR ____ US) presents with:

VB:
LOF:
CX:
FM:

PC:

*vaginal bleeding (VB), leakage of fluid (LOF), contractions (CX), fetal movement (FM), preg complications (PC)

ObHx

B	Yr	V/CS	GA	M/F	Wt	PC
1						
2						
3						
4						
5						

GynHx
LMP
Menarche
Period Duration
Regularity
Tampon
Vaginal Dc
Contraception
Spotting
Last Pap
Abn Pap
STDs
Fibroids
Ectopics

PMHx
child/adult/hospital/immune

SurgHx

Allergies drugs/food/reaction

FMHx

Meds

SHx
Smoking
Alcohol
Drugs
Sexual
Occupation
Exercise
Diet
Stress

ROS (Check Any)

Const:
( ) Sick contacts
( ) Fever
( ) Chills
( ) Δ Weight
( ) Malaise
( ) Weakness
( ) Dizziness
( ) Δ appetite

HEENT:
( ) Blurry vision
( ) Photophobia
( ) Δ vision
( ) Δ hearing
( ) Tinnitus
( ) Sore throat
( ) Congestion

Resp:
( ) SOB
( ) Cough
( ) Sputum
( ) Pleuritic CP
( ) Hemoptysis

Card:
( ) Orthopnea
( ) PND
( ) DOE
( ) LE edema
( ) CP/left arm/shoulder/ neck/ jaw/ back
( ) Syncope
( ) Palpitations
( ) Claudication

GI:
( ) Nausea
( ) Vomiting
( ) Diarrhea
( ) Regurgitation
( ) Heartburn
( ) Odynophagia
( ) Dysphagia
( ) Abd pain
( ) Constipation
( ) Bloat
( ) Hematemesis
( ) Melena
( ) Hematochezia
( ) Mucus

GU:
( ) Urgency
( ) Frequency
( ) Incontinence
( ) Dysuria
( ) Hematuria
( ) Hesitancy
( ) Postvoid dribbling
( ) Impotence
( ) Testicular masses
( ) Vaginal dc
( ) Dyspareunia
( ) Bleeding

Endo:
( ) Thirst
( ) Polyuria
( ) Heat intolerance
( ) Cold intolerance
( ) Tremor
( ) Menstrual irreg.
( ) Δ hair/skin/nails
( ) Δ libido
( ) Δ body hair

Skin:
( ) Rashes
( ) Itch
( ) Laceration

Breast:
( ) Masses
( ) Pain
( ) Discharge
( ) Lactation

Msk:
( ) Arthralgia
( ) Deformity
( ) Swelling
( ) Myalgia
( ) Weakness

Hematologic:
( ) Bruising
( ) Hx of bleeding
( ) LAD

Neurologic:
( ) Headache
( ) Focal weakness
( ) Seizure
( ) Tremor
( ) Falls
( ) Memory loss
( ) Paresthesia
( ) Sensory loss
( ) Vertigo

Psychiatric:
( ) Sleep
( ) Interest
( ) Guilt
( ) Energy
( ) Concentration
( ) Appetite
( ) Psychomotor
( ) Suicide

+ROS Notes

Name:

PE Vitals   HR   BP   RR   T   %Ox   Ht   Wt   BMI

FHT _____ FHR _____ Variability _____ Accelerations _____ Decelerations _____

Sensation UE	Sensation LE
( ) L C5 R ( )	( ) L L3 R ( )
( ) L C6 R ( )	( ) L L4 R ( )
( ) L C7 R ( )	( ) L L5 R ( )
( ) L C8 R ( )	( ) L S1 R ( )
( ) L T1 R ( )	( ) L S2 R ( )

General:
( ) Cooperative
( ) No Acute Distress
( ) nl Hygiene

Skin:
( ) nl appearance
( ) nl texture
( ) nl temperature
( ) No Bruising
( ) No Laceration
( ) No Rashes
( ) No Masses

Head:
( ) Normocephallic
( ) Atraumatic
( ) No bumps

Eyes:
( ) Pupils equally round
( ) Size ____
( ) Reactive to light
( ) nl accommodation
( ) No scleral icterus
( ) nl conjunctiva
( ) Fundoscopic: nl vessel w/o hemorrhage

ENT:
( ) nl hearing bl
( ) nl tympanic membranes
( ) nl external auditory canals
( ) nl nasal mucosa
( ) nl oral pharynx
( ) No erythema/exudate
( ) nl tongue/gums/ dentition

Neck:
( ) No cervical lymphadenopathy
( ) No supraclavicular lymphadenopathy
( ) Midline trachea
( ) nl thyroid w/o masses

Cardio:
( ) No carotid bruit
( ) No JVD
( ) nl distal pulses
( ) Cap refill <2 sec
( ) RRR
( ) S1 S2
( ) No m/r/g
( ) No pedal edema
( ) No varicose veins

Chest:
( ) Bilateral rise & fall
( ) Breast Symmetrical
( ) No breast tenderness
( ) No breast mass
( ) nl tactile fremitus
( ) Clear to percuss
( ) Clear to auscult
( ) No wheezing/rales/ rhonchi

Abdomen:
( ) Symmetrical
( ) No scars/ striations
( ) No pulsatile masses
( ) No aortic/renal bruit
( ) nl bowel sounds
( ) nl percussion
( ) Soft/Non-tender
( ) Nondistended
( ) No hepatomegaly
( ) No splenomegaly

Rectal:
( ) nl sphincter tone
( ) No rectal masses
( ) Brown stool
( ) Guaiac neg

Pelvic:
( ) nl external genitalia
Speculum exam:
( ) nl vagina
( ) nl cervix
Bimanual exam:
( ) No lymphadenopathy
( ) No masses
( ) No cervical tenderness
( ) No palpable uterus
( ) No palpable ovaries

Extremities:
( ) No cyanosis
( ) No clubbing
( ) No edema
( ) nl brachial pulses
( ) nl radial pulses
( ) nl femoral pulses
( ) nl popliteal pulses
( ) nl a. tibial pulses
( ) nl dorsalis pedis pulses
( ) No axillary lymphad.
( ) No inguinal lymphad.

Cranial Nerves:
( ) CN II: intact vision/visual acuity 20/20/rxn to light
( ) CN III,IV, VI: EOMI/ no nystagmus
( ) CN V: nl face sensation/temporalis m. intact/masseter m. intact
( ) CN VII: puff out cheeks/smile/wrinkle forehead/eyes shut
( ) CN VIII: hearing equal bilaterally
( ) CN IX, X: palate rise equal/midline uvula
( ) CN XI: nl shoulder shrug/SCM muscle intact
( ) CN XII: tongue midline/nl tongue ROM

MSE:
( ) Awake
( ) Alert
( ) Oriented __/3
( ) nl repetition
( ) nl memory
( ) Follows command
( ) No aphasia
( ) No dysarthria

Motor:
( ) nl muscle tone
( ) nl muscle bulk
( ) nl ROM UE
( ) nl ROM LE
( ) No pronator drift
L ___/5 UE R ___/5
L ___/5 LE R ___/5

Reflexes:
L____ Brachioradial.____R
L____ Biceps ___R
L____ Triceps ___R
L____ Patellar ___R
L____ Achilles ___R
L____ Plantar ___R

Cerebellar:
( ) nl finger to nose
( ) nl heel to shin
( ) Rapid alternating hands
( ) Rapid alternating feet
( ) nl gait
( ) Tandem gait
( ) Neg Romberg

+ PE Notes

Assessment & Plan

DDx 1
Plan

DDx 2
Plan

DDx 3
Plan

DDx 4
Plan

DDx 5
Plan

Labs/Radiology/EKG

Updates/Notes

Name: **DOB:**
MRN: **Ethnicity:**
Contact: **Date:**

CC: _____ Ob or Gyn

HPI:_____ yo G ___ P _____ at _____ weeks gestation by (LMP c/w ____ US OR ____ US) presents with:

VB:
LOF:
CX:
FM:

PC:

*vaginal bleeding (VB), leakage of fluid (LOF), contractions (CX), fetal movement (FM), preg complications (PC)

ObHx

B	Yr	V/CS	GA	M/F	Wt	PC
1						
2						
3						
4						
5						

GynHx
LMP
Menarche
Period Duration
Regularity
Tampon
Vaginal Dc
Contraception
Spotting
Last Pap
Abn Pap
STDs
Fibroids
Ectopics

PMHx
child/adult/hospital/immune

SurgHx

Allergies drugs/food/reaction

FMHx

Meds

SHx
Smoking
Alcohol
Drugs
Sexual
Occupation
Exercise
Diet
Stress

ROS (Check Any)

Const:
( ) Sick contacts
( ) **Fever**
( ) **Chills**
( ) **Δ Weight**
( ) Malaise
( ) Weakness
( ) Dizziness
( ) **Δ appetite**

HEENT:
( ) Blurry vision
( ) Photophobia
( ) **Δ vision**
( ) **Δ hearing**
( ) Tinnitus
( ) Sore throat
( ) Congestion

Resp:
( ) **SOB**
( ) **Cough**
( ) Sputum
( ) Pleuritic CP
( ) Hemoptysis

Card:
( ) Orthopnea
( ) PND
( ) DOE
( ) **LE edema**
( ) **CP**/left arm/shoulder/ neck/ jaw/ back
( ) Syncope
( ) **Palpitations**
( ) Claudication

GI:
( ) **Nausea**
( ) **Vomiting**
( ) **Diarrhea**
( ) Regurgitation
( ) **Heartburn**
( ) Odynophagia
( ) Dysphagia
( ) **Abd pain**
( ) **Constipation**
( ) Bloat
( ) Hematemesis
( ) Melena
( ) **Hematochezia**
( ) Mucus

GU:
( ) Urgency
( ) Frequency
( ) Incontinence
( ) Dysuria
( ) Hematuria
( ) Hesitancy
( ) Postvoid dribbling
( ) Impotence
( ) Testicular masses
( ) Vaginal dc
( ) Dyspareunia
( ) Bleeding

Endo:
( ) Thirst
( ) Polyuria
( ) Heat intolerance
( ) Cold intolerance
( ) Tremor
( ) Menstrual irreg.
( ) Δ hair/skin/nails
( ) Δ libido
( ) Δ body hair

Skin:
( ) Rashes
( ) Itch
( ) Laceration

Breast:
( ) Masses
( ) Pain
( ) Discharge
( ) Lactation

Msk:
( ) **Arthralgia**
( ) Deformity
( ) **Swelling**
( ) Myalgia
( ) **Weakness**

Hematologic:
( ) **Bruising**
( ) Hx of bleeding
( ) LAD

Neurologic:
( ) **Headache**
( ) Focal weakness
( ) **Seizure**
( ) Tremor
( ) Falls
( ) Memory loss
( ) Paresthesia
( ) Sensory loss
( ) Vertigo

Psychiatric:
( ) Sleep
( ) Interest
( ) Guilt
( ) Energy
( ) Concentration
( ) Appetite
( ) Psychomotor
( ) Suicide

+ROS Notes

Name:

PE Vitals	HR	BP	RR	T	%Ox	Ht	Wt	BMI

Sensation UE
( ) L C5 R ( )
( ) L C6 R ( )
( ) L C7 R ( )
( ) L C8 R ( )
( ) L T1 R ( )

Sensation LE
( ) L L3 R ( )
( ) L L4 R ( )
( ) L L5 R ( )
( ) L S1 R ( )
( ) L S2 R ( )

FHT _____ FHR _____ Variability _____ Accelerations _____ Decelerations

General:
( ) Cooperative
( ) No Acute Distress
( ) nl Hygiene

Skin:
( ) nl appearance
( ) nl texture
( ) nl temperature
( ) No Bruising
( ) No Laceration
( ) No Rashes
( ) No Masses

Head:
( ) Normocephallic
( ) Atraumatic
( ) No bumps

Eyes:
( ) Pupils equally round
( ) Size ____
( ) Reactive to light
( ) nl accommodation
( ) No scleral icterus
( ) nl conjunctiva
( ) Fundoscopic: nl vessel w/o hemorrhage

ENT:
( ) nl hearing bl
( ) nl tympanic membranes
( ) nl external auditory canals
( ) nl nasal mucosa
( ) nl oral pharynx
( ) No erythema/exudate
( ) nl tongue/gums/ dentition

Neck:
( ) No cervical lymphadenopathy
( ) No supraclavicular lymphadenopathy
( ) Midline trachea
( ) nl thyroid w/o masses

Cardio:
( ) No carotid bruit
( ) No JVD
( ) nl distal pulses
( ) Cap refill <2 sec
( ) RRR
( ) S1 S2
( ) No m/r/g
( ) No pedal edema
( ) No varicose veins

Chest:
( ) Bilateral rise & fall
( ) Breast Symmetrical
( ) No breast tenderness
( ) No breast mass
( ) nl tactile fremitus
( ) Clear to percuss
( ) Clear to auscult
( ) No wheezing/rales/ rhonchi

Abdomen:
( ) Symmetrical
( ) No scars/ striations
( ) No pulsatile masses
( ) No aortic/renal bruit
( ) nl bowel sounds
( ) nl percussion
( ) Soft/Non-tender
( ) Nondistended
( ) No hepatomegaly
( ) No splenomegaly

Rectal:
( ) nl sphincter tone
( ) No rectal masses
( ) Brown stool
( ) Guaiac neg

Pelvic:
( ) nl external genitalia
Speculum exam:
( ) nl vagina
( ) nl cervix
Bimanual exam:
( ) No lymphadenopathy
( ) No masses
( ) No cervical tenderness
( ) No palpable uterus
( ) No palpable ovaries

Extremities:
( ) No cyanosis
( ) No clubbing
( ) No edema
( ) nl brachial pulses
( ) nl radial pulses
( ) nl femoral pulses
( ) nl popliteal pulses
( ) nl a. tibial pulses
( ) nl dorsalis pedis pulses
( ) No axillary lymphad.
( ) No inguinal lymphad.

Cranial Nerves:
( ) CN II: intact vision/visual acuity 20/20/rxn to light
( ) CN III,IV, VI: EOMI/ no nystagmus
( ) CN V: nl face sensation/temporalis m. intact/masseter m. intact
( ) CN VII: puff out cheeks/smile/wrinkle forehead/eyes shut
( ) CN VIII: hearing equal bilaterally
( ) CN IX, X: palate rise equal/midline uvula
( ) CN XI: nl shoulder shrug/SCM muscle intact
( ) CN XII: tongue midline/nl tongue ROM

MSE:
( ) Awake
( ) Alert
( ) Oriented __/3
( ) nl repetition
( ) nl memory
( ) Follows command
( ) No aphasia
( ) No dysarthria

Motor:
( ) nl muscle tone
( ) nl muscle bulk
( ) nl ROM UE
( ) nl ROM LE
( ) No pronator drift
L ___/5 UE R ___/5
L ___/5 LE R ___/5

Reflexes:
L ___ Brachioradial.___ R
L ___ Biceps ___ R
L ___ Triceps ___ R
L ___ Patellar ___ R
L ___ Achilles ___ R
L ___ Plantar ___ R

Cerebellar:
( ) nl finger to nose
( ) nl heel to shin
( ) Rapid alternating hands
( ) Rapid alternating feet
( ) nl gait
( ) Tandem gait
( ) Neg Romberg

+ PE Notes

Assessment & Plan

DDx 1
Plan

DDx 2
Plan

DDx 3
Plan

DDx 4
Plan

DDx 5
Plan

Labs/Radiology/EKG

Updates/Notes

Name:
MRN:
Contact:

DOB:
Ethnicity:
Date:

CC: _____ Ob or Gyn

HPI: _____ yo G ___ P _____ at _____ weeks gestation by (LMP c/w ____ US OR ____ US) presents with:

VB:
LOF:
CX:
FM:

PC:

*vaginal bleeding (VB), leakage of fluid (LOF), contractions (CX), fetal movement (FM), preg complications (PC)

ObHx

B	Yr	V/CS	GA	M/F	Wt	PC
1						
2						
3						
4						
5						

GynHx

LMP
Menarche
Period Duration
Regularity
Tampon
Vaginal Dc
Contraception
Spotting
Last Pap
Abn Pap
STDs
Fibroids
Ectopics

PMHx
child/adult/hospital/immune

SurgHx

Allergies drugs/food/reaction

FMHx

Meds

SHx
Smoking
Alcohol
Drugs
Sexual
Occupation
Exercise
Diet
Stress

ROS (Check Any)

Const:
- ( ) Sick contacts
- ( ) Fever
- ( ) Chills
- ( ) Δ Weight
- ( ) Malaise
- ( ) Weakness
- ( ) Dizziness
- ( ) Δ appetite

HEENT:
- ( ) Blurry vision
- ( ) Photophobia
- ( ) Δ vision
- ( ) Δ hearing
- ( ) Tinnitus
- ( ) Sore throat
- ( ) Congestion

Resp:
- ( ) SOB
- ( ) Cough
- ( ) Sputum
- ( ) Pleuritic CP
- ( ) Hemoptysis

Card:
- ( ) Orthopnea
- ( ) PND
- ( ) DOE
- ( ) LE edema
- ( ) CP/left arm/shoulder/ neck/ jaw/ back
- ( ) Syncope
- ( ) Palpitations
- ( ) Claudication

GI:
- ( ) Nausea
- ( ) Vomiting
- ( ) Diarrhea
- ( ) Regurgitation
- ( ) Heartburn
- ( ) Odynophagia
- ( ) Dysphagia
- ( ) Abd pain
- ( ) Constipation
- ( ) Bloat
- ( ) Hematemesis
- ( ) Melena
- ( ) Hematochezia
- ( ) Mucus

GU:
- ( ) Urgency
- ( ) Frequency
- ( ) Incontinence
- ( ) Dysuria
- ( ) Hematuria
- ( ) Hesitancy
- ( ) Postvoid dribbling
- ( ) Impotence
- ( ) Testicular masses
- ( ) Vaginal dc
- ( ) Dyspareunia
- ( ) Bleeding

Endo:
- ( ) Thirst
- ( ) Polyuria
- ( ) Heat intolerance
- ( ) Cold intolerance
- ( ) Tremor
- ( ) Menstrual irreg.
- ( ) Δ hair/skin/nails
- ( ) Δ libido
- ( ) Δ body hair

Skin:
- ( ) Rashes
- ( ) Itch
- ( ) Laceration

Breast:
- ( ) Masses
- ( ) Pain
- ( ) Discharge
- ( ) Lactation

Msk:
- ( ) Arthralgia
- ( ) Deformity
- ( ) Swelling
- ( ) Myalgia
- ( ) Weakness

Hematologic:
- ( ) Bruising
- ( ) Hx of bleeding
- ( ) LAD

Neurologic:
- ( ) Headache
- ( ) Focal weakness
- ( ) Seizure
- ( ) Tremor
- ( ) Falls
- ( ) Memory loss
- ( ) Paresthesia
- ( ) Sensory loss
- ( ) Vertigo

Psychiatric:
- ( ) Sleep
- ( ) Interest
- ( ) Guilt
- ( ) Energy
- ( ) Concentration
- ( ) Appetite
- ( ) Psychomotor
- ( ) Suicide

+ROS Notes

Name:

PE Vitals   HR   BP   RR   T   %Ox   Ht   Wt   BMI

FHT _____ FHR _____ Variability _____ Accelerations _____ Decelerations

Sensation UE
( ) L C5 R ( )
( ) L C6 R ( )
( ) L C7 R ( )
( ) L C8 R ( )
( ) L T1 R ( )

Sensation LE
( ) L L3 R ( )
( ) L L4 R ( )
( ) L L5 R ( )
( ) L S1 R ( )
( ) L S2 R ( )

General:
( ) Cooperative
( ) No Acute Distress
( ) nl Hygiene

Skin:
( ) nl appearance
( ) nl texture
( ) nl temperature
( ) No Bruising
( ) No Laceration
( ) No Rashes
( ) No Masses

Head:
( ) Normocephallic
( ) Atraumatic
( ) No bumps

Eyes:
( ) Pupils equally round
( ) Size ____
( ) Reactive to light
( ) nl accommodation
( ) No scleral icterus
( ) nl conjunctiva
( ) Fundoscopic: nl vessel w/o hemorrhage

ENT:
( ) nl hearing bl
( ) nl tympanic membranes
( ) nl external auditory canals
( ) nl nasal mucosa
( ) nl oral pharynx
( ) No erythema/exudate
( ) nl tongue/gums/ dentition

Neck:
( ) No cervical lymphadenopathy
( ) No supraclavicular lymphadenopathy
( ) Midline trachea
( ) nl thyroid w/o masses

Cardio:
( ) No carotid bruit
( ) No JVD
( ) nl distal pulses
( ) Cap refill <2 sec
( ) RRR
( ) S1 S2
( ) No m/r/g
( ) No pedal edema
( ) No varicose veins

Chest:
( ) Bilateral rise & fall
( ) Breast Symmetrical
( ) No breast tenderness
( ) No breast mass
( ) nl tactile fremitus
( ) Clear to percuss
( ) Clear to auscult
( ) No wheezing/rales/ rhonchi

Abdomen:
( ) Symmetrical
( ) No scars/ striations
( ) No pulsatile masses
( ) No aortic/renal bruit
( ) nl bowel sounds
( ) nl percussion
( ) Soft/Non-tender
( ) Nondistended
( ) No hepatomegaly
( ) No splenomegaly

Rectal:
( ) nl sphincter tone
( ) No rectal masses
( ) Brown stool
( ) Guaiac neg

Pelvic:
( ) nl external genitalia
Speculum exam:
( ) nl vagina
( ) nl cervix
Bimanual exam:
( ) No lymphadenopathy
( ) No masses
( ) No cervical tenderness
( ) No palpable uterus
( ) No palpable ovaries

Extremities:
( ) No cyanosis
( ) No clubbing
( ) No edema
( ) nl brachial pulses
( ) nl radial pulses
( ) nl femoral pulses
( ) nl popliteal pulses
( ) nl a. tibial pulses
( ) nl dorsalis pedis pulses
( ) No axillary lymphad.
( ) No inguinal lymphad.

Cranial Nerves:
( ) CN II: intact vision/visual acuity 20/20/rxn to light
( ) CN III,IV, VI: EOMI/ no nystagmus
( ) CN V: nl face sensation/temporalis m. intact/masseter m. intact
( ) CN VII: puff out cheeks/smile/wrinkle forehead/eyes shut
( ) CN VIII: hearing equal bilaterally
( ) CN IX, X: palate rise equal/midline uvula
( ) CN XI: nl shoulder shrug/SCM muscle intact
( ) CN XII: tongue midline/nl tongue ROM

MSE:
( ) Awake
( ) Alert
( ) Oriented __/3
( ) nl repetition
( ) nl memory
( ) Follows command
( ) No aphasia
( ) No dysarthria

Motor:
( ) nl muscle tone
( ) nl muscle bulk
( ) nl ROM UE
( ) nl ROM LE
( ) No pronator drift
L___/5 UE R ___/5
L___/5 LE R ___/5

Reflexes:
L____ Brachioradial. ____ R
L____ Biceps ____ R
L____ Triceps ____ R
L____ Patellar ____ R
L____ Achilles ____ R
L____ Plantar ____ R

Cerebellar:
( ) nl finger to nose
( ) nl heel to shin
( ) Rapid alternating hands
( ) Rapid alternating feet
( ) nl gait
( ) Tandem gait
( ) Neg Romberg

+ PE Notes

Assessment & Plan
DDx 1
Plan

DDx 2
Plan

DDx 3
Plan

DDx 4
Plan

DDx 5
Plan

Labs/Radiology/EKG

Updates/Notes

Name:

MRN:

Contact:

DOB:

Ethnicity:

Date:

CC: _____ Ob or Gyn

HPI:_____ yo G ___ P _____ at _____ weeks gestation by (LMP c/w ____ US OR ____ US) presents with:

VB:

LOF:

CX:

FM:

PC:

*vaginal bleeding (VB), leakage of fluid (LOF), contractions (CX), fetal movement (FM), preg complications (PC)

ObHx

B	Yr	V/CS	GA	M/F	Wt	PC
1						
2						
3						
4						
5						

GynHx

LMP
Menarche
Period Duration
Regularity
Tampon
Vaginal Dc
Contraception
Spotting
Last Pap
Abn Pap
STDs
Fibroids
Ectopics

PMHx

child/adult/hospital/immune

SurgHx

Allergies drugs/food/reaction

FMHx

Meds

SHx

Smoking
Alcohol
Drugs
Sexual
Occupation
Exercise
Diet
Stress

ROS (Check Any)

Const:
( ) Sick contacts
( ) Fever
( ) Chills
( ) Δ Weight
( ) Malaise
( ) Weakness
( ) Dizziness
( ) Δ appetite

HEENT:
( ) Blurry vision
( ) Photophobia
( ) Δ vision
( ) Δ hearing
( ) Tinnitus
( ) Sore throat
( ) Congestion

Resp:
( ) SOB
( ) Cough
( ) Sputum
( ) Pleuritic CP
( ) Hemoptysis

Card:
( ) Orthopnea
( ) PND
( ) DOE
( ) LE edema
( ) CP/left arm/shoulder/ neck/ jaw/ back
( ) Syncope
( ) Palpitations
( ) Claudication

GI:
( ) Nausea
( ) Vomiting
( ) Diarrhea
( ) Regurgitation
( ) Heartburn
( ) Odynophagia
( ) Dysphagia
( ) Abd pain
( ) Constipation
( ) Bloat
( ) Hematemesis
( ) Melena
( ) Hematochezia
( ) Mucus

GU:
( ) Urgency
( ) Frequency
( ) Incontinence
( ) Dysuria
( ) Hematuria
( ) Hesitancy
( ) Postvoid dribbling
( ) Impotence
( ) Testicular masses
( ) Vaginal dc
( ) Dyspareunia
( ) Bleeding

Endo:
( ) Thirst
( ) Polyuria
( ) Heat intolerance
( ) Cold intolerance
( ) Tremor
( ) Menstrual irreg.
( ) Δ hair/skin/nails
( ) Δ libido
( ) Δ body hair

Skin:
( ) Rashes
( ) Itch
( ) Laceration

Breast:
( ) Masses
( ) Pain
( ) Discharge
( ) Lactation

Msk:
( ) Arthralgia
( ) Deformity
( ) Swelling
( ) Myalgia
( ) Weakness

Hematologic:
( ) Bruising
( ) Hx of bleeding
( ) LAD

Neurologic:
( ) Headache
( ) Focal weakness
( ) Seizure
( ) Tremor
( ) Falls
( ) Memory loss
( ) Paresthesia
( ) Sensory loss
( ) Vertigo

Psychiatric:
( ) Sleep
( ) Interest
( ) Guilt
( ) Energy
( ) Concentration
( ) Appetite
( ) Psychomotor
( ) Suicide

+ROS Notes

Name:

PE Vitals HR ___ BP ___ RR ___ T ___ %Ox ___ Ht ___ Wt ___ BMI ___

FHT ___ FHR ___ Variability ___ Accelerations ___ Decelerations ___

Sensation UE	Sensation LE
( ) L C5 R ( )	( ) L L3 R ( )
( ) L C6 R ( )	( ) L L4 R ( )
( ) L C7 R ( )	( ) L L5 R ( )
( ) L C8 R ( )	( ) L S1 R ( )
( ) L T1 R ( )	( ) L S2 R ( )

General:
( ) Cooperative
( ) No Acute Distress
( ) nl Hygiene

Skin:
( ) nl appearance
( ) nl texture
( ) nl temperature
( ) No Bruising
( ) No Laceration
( ) No Rashes
( ) No Masses

Head:
( ) Normocephallic
( ) Atraumatic
( ) No bumps

Eyes:
( ) Pupils equally round
( ) Size ____
( ) Reactive to light
( ) nl accommodation
( ) No scleral icterus
( ) nl conjunctiva
( ) Fundoscopic: nl vessel w/o hemorrhage

ENT:
( ) nl hearing bl
( ) nl tympanic membranes
( ) nl external auditory canals
( ) nl nasal mucosa
( ) nl oral pharynx
( ) No erythema/exudate
( ) nl tongue/gums/ dentition

Neck:
( ) No cervical lymphadenopathy
( ) No supraclavicular lymphadenopathy
( ) Midline trachea
( ) nl thyroid w/o masses

Cardio:
( ) No carotid bruit
( ) No JVD
( ) nl distal pulses
( ) Cap refill <2 sec
( ) RRR
( ) S1 S2
( ) No m/r/g
( ) No pedal edema
( ) No varicose veins

Chest:
( ) Bilateral rise & fall
( ) Breast Symmetrical
( ) No breast tenderness
( ) No breast mass
( ) nl tactile fremitus
( ) Clear to percuss
( ) Clear to auscult
( ) No wheezing/rales/ rhonchi

Abdomen:
( ) Symmetrical
( ) No scars/ striations
( ) No pulsatile masses
( ) No aortic/renal bruit
( ) nl bowel sounds
( ) nl percussion
( ) Soft/Non-tender
( ) Nondistended
( ) No hepatomegaly
( ) No splenomegaly

Rectal:
( ) nl sphincter tone
( ) No rectal masses
( ) Brown stool
( ) Guaiac neg

Pelvic:
( ) nl external genitalia
Speculum exam:
( ) nl vagina
( ) nl cervix
Bimanual exam:
( ) No lymphadenopathy
( ) No masses
( ) No cervical tenderness
( ) No palpable uterus
( ) No palpable ovaries

Extremities:
( ) No cyanosis
( ) No clubbing
( ) No edema
( ) nl brachial pulses
( ) nl radial pulses
( ) nl femoral pulses
( ) nl popliteal pulses
( ) nl a. tibial pulses
( ) nl dorsalis pedis pulses
( ) No axillary lymphad.
( ) No inguinal lymphad.

Cranial Nerves:
( ) CN II: intact vision/visual acuity 20/20/rxn to light
( ) CN III,IV, VI: EOMI/ no nystagmus
( ) CN V: nl face sensation/temporalis m. intact/masseter m. intact
( ) CN VII: puff out cheeks/smile/wrinkle forehead/eyes shut
( ) CN VIII: hearing equal bilaterally
( ) CN IX, X: palate rise equal/midline uvula
( ) CN XI: nl shoulder shrug/SCM muscle intact
( ) CN XII: tongue midline/nl tongue ROM

MSE:
( ) Awake
( ) Alert
( ) Oriented __/3
( ) nl repetition
( ) nl memory
( ) Follows command
( ) No aphasia
( ) No dysarthria

Motor:
( ) nl muscle tone
( ) nl muscle bulk
( ) nl ROM UE
( ) nl ROM LE
( ) No pronator drift
L ___/5 UE R ___/5
L ___/5 LE R ___/5

Reflexes:
L ___ Brachioradial. ___ R
L ___ Biceps ___ R
L ___ Triceps ___ R
L ___ Patellar ___ R
L ___ Achilles ___ R
L ___ Plantar ___ R

Cerebellar:
( ) nl finger to nose
( ) nl heel to shin
( ) Rapid alternating hands
( ) Rapid alternating feet
( ) nl gait
( ) Tandem gait
( ) Neg Romberg

+ PE Notes

Assessment & Plan

DDx 1
Plan

DDx 2
Plan

DDx 3
Plan

DDx 4
Plan

DDx 5
Plan

Labs/Radiology/EKG

Updates/Notes

Name: **DOB:**
MRN: **Ethnicity:**
Contact: **Date:**

CC: _____ Ob or Gyn

HPI:_____ yo G ___ P _____ at _____ weeks gestation by (LMP c/w ____ US OR ____ US) presents with:

VB:

LOF:

CX:

FM:

PC:

*vaginal bleeding (VB), leakage of fluid (LOF), contractions (CX), fetal movement (FM), preg complications (PC)

ObHx

B	Yr	V/CS	GA	M/F	Wt	PC
1						
2						
3						
4						
5						

GynHx

LMP
Menarche
Period Duration
Regularity
Tampon
Vaginal Dc
Contraception
Spotting
Last Pap
Abn Pap
STDs
Fibroids
Ectopics

PMHx

child/adult/hospital/immune

SurgHx

Allergies drugs/food/reaction

FMHx

Meds

SHx

Smoking
Alcohol
Drugs
Sexual
Occupation
Exercise
Diet
Stress

ROS (Check Any)

Const:
( ) Sick contacts
( ) Fever
( ) Chills
( ) Δ Weight
( ) Malaise
( ) Weakness
( ) Dizziness
( ) Δ appetite

HEENT:
( ) Blurry vision
( ) Photophobia
( ) Δ vision
( ) Δ hearing
( ) Tinnitus
( ) Sore throat
( ) Congestion

Resp:
( ) SOB
( ) Cough
( ) Sputum
( ) Pleuritic CP
( ) Hemoptysis

Card:
( ) Orthopnea
( ) PND
( ) DOE
( ) LE edema
( ) CP/left arm/shoulder/ neck/ jaw/ back
( ) Syncope
( ) Palpitations
( ) Claudication

GI:
( ) Nausea
( ) Vomiting
( ) Diarrhea
( ) Regurgitation
( ) Heartburn
( ) Odynophagia
( ) Dysphagia
( ) Abd pain
( ) Constipation
( ) Bloat
( ) Hematemesis
( ) Melena
( ) Hematochezia
( ) Mucus

GU:
( ) Urgency
( ) Frequency
( ) Incontinence
( ) Dysuria
( ) Hematuria
( ) Hesitancy
( ) Postvoid dribbling
( ) Impotence
( ) Testicular masses
( ) Vaginal dc
( ) Dyspareunia
( ) Bleeding

Endo:
( ) Thirst
( ) Polyuria
( ) Heat intolerance
( ) Cold intolerance
( ) Tremor
( ) Menstrual irreg.
( ) Δ hair/skin/nails
( ) Δ libido
( ) Δ body hair

Skin:
( ) Rashes
( ) Itch
( ) Laceration

Breast:
( ) Masses
( ) Pain
( ) Discharge
( ) Lactation

Msk:
( ) Arthralgia
( ) Deformity
( ) Swelling
( ) Myalgia
( ) Weakness

Hematologic:
( ) Bruising
( ) Hx of bleeding
( ) LAD

Neurologic:
( ) Headache
( ) Focal weakness
( ) Seizure
( ) Tremor
( ) Falls
( ) Memory loss
( ) Paresthesia
( ) Sensory loss
( ) Vertigo

Psychiatric:
( ) Sleep
( ) Interest
( ) Guilt
( ) Energy
( ) Concentration
( ) Appetite
( ) Psychomotor
( ) Suicide

+ROS Notes

Name:

PE Vitals   HR   BP   RR   T   %Ox   Ht   Wt   BMI

FHT _____ FHR _____ Variability _____ Accelerations _____ Decelerations

Sensation UE	Sensation LE
( ) L C5 R ( )	( ) L L3 R ( )
( ) L C6 R ( )	( ) L L4 R ( )
( ) L C7 R ( )	( ) L L5 R ( )
( ) L C8 R ( )	( ) L S1 R ( )
( ) L T1 R ( )	( ) L S2 R ( )

General:
( ) Cooperative
( ) No Acute Distress
( ) nl Hygiene

Skin:
( ) nl appearance
( ) nl texture
( ) nl temperature
( ) No Bruising
( ) No Laceration
( ) No Rashes
( ) No Masses

Head:
( ) Normocephallic
( ) Atraumatic
( ) No bumps

Eyes:
( ) Pupils equally round
( ) Size ____
( ) Reactive to light
( ) nl accommodation
( ) No scleral icterus
( ) nl conjunctiva
( ) Fundoscopic: nl vessel w/o hemorrhage

ENT:
( ) nl hearing bl
( ) nl tympanic membranes
( ) nl external auditory canals
( ) nl nasal mucosa
( ) nl oral pharynx
( ) No erythema/exudate
( ) nl tongue/gums/ dentition

Neck:
( ) No cervical lymphadenopathy
( ) No supraclavicular lymphadenopathy
( ) Midline trachea
( ) nl thyroid w/o masses

Cardio:
( ) No carotid bruit
( ) No JVD
( ) nl distal pulses
( ) Cap refill <2 sec
( ) RRR
( ) S1 S2
( ) No m/r/g
( ) No pedal edema
( ) No varicose veins

Chest:
( ) Bilateral rise & fall
( ) Breast Symmetrical
( ) No breast tenderness
( ) No breast mass
( ) nl tactile fremitus
( ) Clear to percuss
( ) Clear to auscult
( ) No wheezing/rales/ rhonchi

Abdomen:
( ) Symmetrical
( ) No scars/ striations
( ) No pulsatile masses
( ) No aortic/renal bruit
( ) nl bowel sounds
( ) nl percussion
( ) Soft/Non-tender
( ) Nondistended
( ) No hepatomegaly
( ) No splenomegaly

Rectal:
( ) nl sphincter tone
( ) No rectal masses
( ) Brown stool
( ) Guaiac neg

Pelvic:
( ) nl external genitalia
Speculum exam:
( ) nl vagina
( ) nl cervix
Bimanual exam:
( ) No lymphadenopathy
( ) No masses
( ) No cervical tenderness
( ) No palpable uterus
( ) No palpable ovaries

Extremities:
( ) No cyanosis
( ) No clubbing
( ) No edema
( ) nl brachial pulses
( ) nl radial pulses
( ) nl femoral pulses
( ) nl popliteal pulses
( ) nl a. tibial pulses
( ) nl dorsalis pedis pulses
( ) No axillary lymphad.
( ) No inguinal lymphad.

Cranial Nerves:
( ) CN II: intact vision/visual acuity 20/20/rxn to light
( ) CN III,IV, VI: EOMI/ no nystagmus
( ) CN V: nl face sensation/temporalis m. intact/masseter m. intact
( ) CN VII: puff out cheeks/smile/wrinkle forehead/eyes shut
( ) CN VIII: hearing equal bilaterally
( ) CN IX, X: palate rise equal/midline uvula
( ) CN XI: nl shoulder shrug/SCM muscle intact
( ) CN XII: tongue midline/nl tongue ROM

MSE:
( ) Awake
( ) Alert
( ) Oriented ___/3
( ) nl repetition
( ) nl memory
( ) Follows command
( ) No aphasia
( ) No dysarthria

Motor:
( ) nl muscle tone
( ) nl muscle bulk
( ) nl ROM UE
( ) nl ROM LE
( ) No pronator drift
L___/5 UE R___/5
L___/5 LE R___/5

Reflexes:
L____Brachioradial.____R
L____Biceps____R
L____Triceps____R
L____Patellar____R
L____Achilles____R
L____Plantar____R

Cerebellar:
( ) nl finger to nose
( ) nl heel to shin
( ) Rapid alternating hands
( ) Rapid alternating feet
( ) nl gait
( ) Tandem gait
( ) Neg Romberg

+ PE Notes

Assessment & Plan

DDx 1
Plan

DDx 2
Plan

DDx 3
Plan

DDx 4
Plan

DDx 5
Plan

Labs/Radiology/EKG

Updates/Notes

Name:
MRN:
Contact:

DOB:
Ethnicity:
Date:

CC: _____ Ob or Gyn

HPI: _____ yo G ___ P _____ at _____ weeks gestation by (LMP c/w ____ US OR ____ US) presents with:

VB:
LOF:
CX:
FM:

PC:

*vaginal bleeding (VB), leakage of fluid (LOF), contractions (CX), fetal movement (FM), preg complications (PC)

ObHx

B	Yr	V/CS	GA	M/F	Wt	PC
1						
2						
3						
4						
5						

GynHx
LMP
Menarche
Period Duration
Regularity
Tampon
Vaginal Dc
Contraception
Spotting
Last Pap
Abn Pap
STDs
Fibroids
Ectopics

PMHx
child/adult/hospital/immune

SurgHx

Allergies drugs/food/reaction

FMHx

Meds

SHx
Smoking
Alcohol
Drugs
Sexual
Occupation
Exercise
Diet
Stress

ROS (Check Any)

Const:
( ) Sick contacts
( ) Fever
( ) Chills
( ) Δ Weight
( ) Malaise
( ) Weakness
( ) Dizziness
( ) Δ appetite

HEENT:
( ) Blurry vision
( ) Photophobia
( ) Δ vision
( ) Δ hearing
( ) Tinnitus
( ) Sore throat
( ) Congestion

Resp:
( ) SOB
( ) Cough
( ) Sputum
( ) Pleuritic CP
( ) Hemoptysis

Card:
( ) Orthopnea
( ) PND
( ) DOE
( ) LE edema
( ) CP/left arm/shoulder/ neck/ jaw/ back
( ) Syncope
( ) Palpitations
( ) Claudication

GI:
( ) Nausea
( ) Vomiting
( ) Diarrhea
( ) Regurgitation
( ) Heartburn
( ) Odynophagia
( ) Dysphagia
( ) Abd pain
( ) Constipation
( ) Bloat
( ) Hematemesis
( ) Melena
( ) Hematochezia
( ) Mucus

GU:
( ) Urgency
( ) Frequency
( ) Incontinence
( ) Dysuria
( ) Hematuria
( ) Hesitancy
( ) Postvoid dribbling
( ) Impotence
( ) Testicular masses
( ) Vaginal dc
( ) Dyspareunia
( ) Bleeding

Endo:
( ) Thirst
( ) Polyuria
( ) Heat intolerance
( ) Cold intolerance
( ) Tremor
( ) Menstrual irreg.
( ) Δ hair/skin/nails
( ) Δ libido
( ) Δ body hair

Skin:
( ) Rashes
( ) Itch
( ) Laceration

Breast:
( ) Masses
( ) Pain
( ) Discharge
( ) Lactation

Msk:
( ) Arthralgia
( ) Deformity
( ) Swelling
( ) Myalgia
( ) Weakness

Hematologic:
( ) Bruising
( ) Hx of bleeding
( ) LAD

Neurologic:
( ) Headache
( ) Focal weakness
( ) Seizure
( ) Tremor
( ) Falls
( ) Memory loss
( ) Paresthesia
( ) Sensory loss
( ) Vertigo

Psychiatric:
( ) Sleep
( ) Interest
( ) Guilt
( ) Energy
( ) Concentration
( ) Appetite
( ) Psychomotor
( ) Suicide

+ROS Notes

Name:

PE Vitals HR BP RR T %Ox Ht Wt BMI

FHT _____ FHR _____ Variability _____ Accelerations _____ Decelerations _____

Sensation UE	Sensation LE
( ) L C5 R ( )	( ) L L3 R ( )
( ) L C6 R ( )	( ) L L4 R ( )
( ) L C7 R ( )	( ) L L5 R ( )
( ) L C8 R ( )	( ) L S1 R ( )
( ) L T1 R ( )	( ) L S2 R ( )

General:
( ) Cooperative
( ) No Acute Distress
( ) nl Hygiene

Skin:
( ) nl appearance
( ) nl texture
( ) nl temperature
( ) No Bruising
( ) No Laceration
( ) No Rashes
( ) No Masses

Head:
( ) Normocephallic
( ) Atraumatic
( ) No bumps

Eyes:
( ) Pupils equally round
( ) Size ____
( ) Reactive to light
( ) nl accommodation
( ) No scleral icterus
( ) nl conjunctiva
( ) Fundoscopic: nl vessel w/o hemorrhage

ENT:
( ) nl hearing bl
( ) nl tympanic membranes
( ) nl external auditory canals
( ) nl nasal mucosa
( ) nl oral pharynx
( ) No erythema/exudate
( ) nl tongue/gums/ dentition

Neck:
( ) No cervical lymphadenopathy
( ) No supraclavicular lymphadenopathy
( ) Midline trachea
( ) nl thyroid w/o masses

Cardio:
( ) No carotid bruit
( ) No JVD
( ) nl distal pulses
( ) Cap refill <2 sec
( ) RRR
( ) S1 S2
( ) No m/r/g
( ) No pedal edema
( ) No varicose veins

Chest:
( ) Bilateral rise & fall
( ) Breast Symmetrical
( ) No breast tenderness
( ) No breast mass
( ) nl tactile fremitus
( ) Clear to percuss
( ) Clear to auscult
( ) No wheezing/rales/ rhonchi

Abdomen:
( ) Symmetrical
( ) No scars/ striations
( ) No pulsatile masses
( ) No aortic/renal bruit
( ) nl bowel sounds
( ) nl percussion
( ) Soft/Non-tender
( ) Nondistended
( ) No hepatomegaly
( ) No splenomegaly

Rectal:
( ) nl sphincter tone
( ) No rectal masses
( ) Brown stool
( ) Guaiac neg

Pelvic:
( ) nl external genitalia
Speculum exam:
( ) nl vagina
( ) nl cervix
Bimanual exam:
( ) No lymphadenopathy
( ) No masses
( ) No cervical tenderness
( ) No palpable uterus
( ) No palpable ovaries

Extremities:
( ) No cyanosis
( ) No clubbing
( ) No edema
( ) nl brachial pulses
( ) nl radial pulses
( ) nl femoral pulses
( ) nl popliteal pulses
( ) nl a. tibial pulses
( ) nl dorsalis pedis pulses
( ) No axillary lymphad.
( ) No inguinal lymphad.

Cranial Nerves:
( ) CN II: intact vision/visual acuity 20/20/rxn to light
( ) CN III,IV, VI: EOMI/ no nystagmus
( ) CN V: nl face sensation/temporalis m. intact/masseter m. intact
( ) CN VII: puff out cheeks/smile/wrinkle forehead/eyes shut
( ) CN VIII: hearing equal bilaterally
( ) CN IX, X: palate rise equal/midline uvula
( ) CN XI: nl shoulder shrug/SCM muscle intact
( ) CN XII: tongue midline/nl tongue ROM

MSE:
( ) Awake
( ) Alert
( ) Oriented __/3
( ) nl repetition
( ) nl memory
( ) Follows command
( ) No aphasia
( ) No dysarthria

Motor:
( ) nl muscle tone
( ) nl muscle bulk
( ) nl ROM UE
( ) nl ROM LE
( ) No pronator drift
L ___/5 UE R ___/5
L ___/5 LE R ___/5

Reflexes:
L ___ Brachioradial. ___ R
L ___ Biceps ___ R
L ___ Triceps ___ R
L ___ Patellar ___ R
L ___ Achilles ___ R
L ___ Plantar ___ R

Cerebellar:
( ) nl finger to nose
( ) nl heel to shin
( ) Rapid alternating hands
( ) Rapid alternating feet
( ) nl gait
( ) Tandem gait
( ) Neg Romberg

+ PE Notes

Assessment & Plan

DDx 1
Plan

DDx 2
Plan

DDx 3
Plan

DDx 4
Plan

DDx 5
Plan

Labs/Radiology/EKG

Updates/Notes

Name:

MRN:

Contact:

DOB:

Ethnicity:

Date:

CC: _____ Ob or Gyn

HPI: _____ yo G ___ P _____ at _____ weeks gestation by (LMP c/w ____ US OR ____ US) presents with:

VB:

LOF:

CX:

FM:

PC:

*vaginal bleeding (VB), leakage of fluid (LOF), contractions (CX), fetal movement (FM), preg complications (PC)

ObHx

B	Yr	V/CS	GA	M/F	Wt	PC
1						
2						
3						
4						
5						

GynHx

LMP
Menarche
Period Duration
Regularity
Tampon
Vaginal Dc
Contraception
Spotting
Last Pap
Abn Pap
STDs
Fibroids
Ectopics

PMHx
child/adult/hospital/immune

SurgHx

Allergies drugs/food/reaction

FMHx

Meds

SHx
Smoking
Alcohol
Drugs
Sexual
Occupation
Exercise
Diet
Stress

ROS (Check Any)

Const:
( ) Sick contacts
( ) Fever
( ) Chills
( ) Δ Weight
( ) Malaise
( ) Weakness
( ) Dizziness
( ) Δ appetite

HEENT:
( ) Blurry vision
( ) Photophobia
( ) Δ vision
( ) Δ hearing
( ) Tinnitus
( ) Sore throat
( ) Congestion

Resp:
( ) SOB
( ) Cough
( ) Sputum
( ) Pleuritic CP
( ) Hemoptysis

Card:
( ) Orthopnea
( ) PND
( ) DOE
( ) LE edema
( ) CP/left arm/shoulder/ neck/ jaw/ back
( ) Syncope
( ) Palpitations
( ) Claudication

GI:
( ) Nausea
( ) Vomiting
( ) Diarrhea
( ) Regurgitation
( ) Heartburn
( ) Odynophagia
( ) Dysphagia
( ) Abd pain
( ) Constipation
( ) Bloat
( ) Hematemesis
( ) Melena
( ) Hematochezia
( ) Mucus

GU:
( ) Urgency
( ) Frequency
( ) Incontinence
( ) Dysuria
( ) Hematuria
( ) Hesitancy
( ) Postvoid dribbling
( ) Impotence
( ) Testicular masses
( ) Vaginal dc
( ) Dyspareunia
( ) Bleeding

Endo:
( ) Thirst
( ) Polyuria
( ) Heat intolerance
( ) Cold intolerance
( ) Tremor
( ) Menstrual irreg.
( ) Δ hair/skin/nails
( ) Δ libido
( ) Δ body hair

Skin:
( ) Rashes
( ) Itch
( ) Laceration

Breast:
( ) Masses
( ) Pain
( ) Discharge
( ) Lactation

Msk:
( ) Arthralgia
( ) Deformity
( ) Swelling
( ) Myalgia
( ) Weakness

Hematologic:
( ) Bruising
( ) Hx of bleeding
( ) LAD

Neurologic:
( ) Headache
( ) Focal weakness
( ) Seizure
( ) Tremor
( ) Falls
( ) Memory loss
( ) Paresthesia
( ) Sensory loss
( ) Vertigo

Psychiatric:
( ) Sleep
( ) Interest
( ) Guilt
( ) Energy
( ) Concentration
( ) Appetite
( ) Psychomotor
( ) Suicide

+ROS Notes

Name:

PE Vitals   HR ____ BP ____ RR ____ T ____ %Ox ____ Ht ____ Wt ____ BMI ____

FHT _____ FHR _____ Variability _____ Accelerations _____ Decelerations _____

Sensation UE	Sensation LE
( ) L C5 R ( )	( ) L L3 R ( )
( ) L C6 R ( )	( ) L L4 R ( )
( ) L C7 R ( )	( ) L L5 R ( )
( ) L C8 R ( )	( ) L S1 R ( )
( ) L T1 R ( )	( ) L S2 R ( )

General:
( ) Cooperative
( ) No Acute Distress
( ) nl Hygiene

Skin:
( ) nl appearance
( ) nl texture
( ) nl temperature
( ) No Bruising
( ) No Laceration
( ) No Rashes
( ) No Masses

Head:
( ) Normocephallic
( ) Atraumatic
( ) No bumps

Eyes:
( ) Pupils equally round
( ) Size ____
( ) Reactive to light
( ) nl accommodation
( ) No scleral icterus
( ) nl conjunctiva
( ) Fundoscopic: nl vessel w/o hemorrhage

ENT:
( ) nl hearing bl
( ) nl tympanic membranes
( ) nl external auditory canals
( ) nl nasal mucosa
( ) nl oral pharynx
( ) No erythema/exudate
( ) nl tongue/gums/ dentition

Neck:
( ) No cervical lymphadenopathy
( ) No supraclavicular lymphadenopathy
( ) Midline trachea
( ) nl thyroid w/o masses

Cardio:
( ) No carotid bruit
( ) No JVD
( ) nl distal pulses
( ) Cap refill <2 sec
( ) RRR
( ) S1 S2
( ) No m/r/g
( ) No pedal edema
( ) No varicose veins

Chest:
( ) Bilateral rise & fall
( ) Breast Symmetrical
( ) No breast tenderness
( ) No breast mass
( ) nl tactile fremitus
( ) Clear to percuss
( ) Clear to auscult
( ) No wheezing/rales/ rhonchi

Abdomen:
( ) Symmetrical
( ) No scars/ striations
( ) No pulsatile masses
( ) No aortic/renal bruit
( ) nl bowel sounds
( ) nl percussion
( ) Soft/Non-tender
( ) Nondistended
( ) No hepatomegaly
( ) No splenomegaly

Rectal:
( ) nl sphincter tone
( ) No rectal masses
( ) Brown stool
( ) Guaiac neg

Pelvic:
( ) nl external genitalia
Speculum exam:
( ) nl vagina
( ) nl cervix
Bimanual exam:
( ) No lymphadenopathy
( ) No masses
( ) No cervical tenderness
( ) No palpable uterus
( ) No palpable ovaries

Extremities:
( ) No cyanosis
( ) No clubbing
( ) No edema
( ) nl brachial pulses
( ) nl radial pulses
( ) nl femoral pulses
( ) nl popliteal pulses
( ) nl a. tibial pulses
( ) nl dorsalis pedis pulses
( ) No axillary lymphad.
( ) No inguinal lymphad.

Cranial Nerves:
( ) CN II: intact vision/visual acuity 20/20/rxn to light
( ) CN III,IV, VI: EOMI/ no nystagmus
( ) CN V: nl face sensation/temporalis m. intact/masseter m. intact
( ) CN VII: puff out cheeks/smile/wrinkle forehead/eyes shut
( ) CN VIII: hearing equal bilaterally
( ) CN IX, X: palate rise equal/midline uvula
( ) CN XI: nl shoulder shrug/SCM muscle intact
( ) CN XII: tongue midline/nl tongue ROM

MSE:
( ) Awake
( ) Alert
( ) Oriented __/3
( ) nl repetition
( ) nl memory
( ) Follows command
( ) No aphasia
( ) No dysarthria

Motor:
( ) nl muscle tone
( ) nl muscle bulk
( ) nl ROM UE
( ) nl ROM LE
( ) No pronator drift
L ___/5 UE R ___/5
L ___/5 LE R ___/5

Reflexes:
L ____ Brachioradial. ____ R
L ____ Biceps ____ R
L ____ Triceps ____ R
L ____ Patellar ____ R
L ____ Achilles ____ R
L ____ Plantar ____ R

Cerebellar:
( ) nl finger to nose
( ) nl heel to shin
( ) Rapid alternating hands
( ) Rapid alternating feet
( ) nl gait
( ) Tandem gait
( ) Neg Romberg

+ PE Notes

Assessment & Plan
DDx 1
Plan

DDx 2
Plan

DDx 3
Plan

DDx 4
Plan

DDx 5
Plan

Labs/Radiology/EKG

Updates/Notes

Name:	DOB:
MRN:	Ethnicity:
Contact:	Date:

CC: _____ Ob or Gyn

HPI:_____ yo G ___ P _____ at _____ weeks gestation by (LMP c/w ____ US OR ____ US) presents with:

VB:

LOF:

CX:

FM:

PC:

*vaginal bleeding (VB), leakage of fluid (LOF), contractions (CX), fetal movement (FM), preg complications (PC)

ObHx

B	Yr	V/CS	GA	M/F	Wt	PC
1						
2						
3						
4						
5						

GynHx

LMP
Menarche
Period Duration
Regularity
Tampon
Vaginal Dc
Contraception
Spotting
Last Pap
Abn Pap
STDs
Fibroids
Ectopics

PMHx

child/adult/hospital/immune

SurgHx

Allergies drugs/food/reaction

FMHx

Meds

SHx

Smoking
Alcohol
Drugs
Sexual
Occupation
Exercise
Diet
Stress

ROS (Check Any)

Const:
( ) Sick contacts
( ) Fever
( ) Chills
( ) Δ Weight
( ) Malaise
( ) Weakness
( ) Dizziness
( ) Δ appetite

HEENT:
( ) Blurry vision
( ) Photophobia
( ) Δ vision
( ) Δ hearing
( ) Tinnitus
( ) Sore throat
( ) Congestion

Resp:
( ) SOB
( ) Cough
( ) Sputum
( ) Pleuritic CP
( ) Hemoptysis

Card:
( ) Orthopnea
( ) PND
( ) DOE
( ) LE edema
( ) CP/left arm/shoulder/ neck/ jaw/ back
( ) Syncope
( ) Palpitations
( ) Claudication

GI:
( ) Nausea
( ) Vomiting
( ) Diarrhea
( ) Regurgitation
( ) Heartburn
( ) Odynophagia
( ) Dysphagia
( ) Abd pain
( ) Constipation
( ) Bloat
( ) Hematemesis
( ) Melena
( ) Hematochezia
( ) Mucus

GU:
( ) Urgency
( ) Frequency
( ) Incontinence
( ) Dysuria
( ) Hematuria
( ) Hesitancy
( ) Postvoid dribbling
( ) Impotence
( ) Testicular masses
( ) Vaginal dc
( ) Dyspareunia
( ) Bleeding

Endo:
( ) Thirst
( ) Polyuria
( ) Heat intolerance
( ) Cold intolerance
( ) Tremor
( ) Menstrual irreg.
( ) Δ hair/skin/nails
( ) Δ libido
( ) Δ body hair

Skin:
( ) Rashes
( ) Itch
( ) Laceration

Breast:
( ) Masses
( ) Pain
( ) Discharge
( ) Lactation

Msk:
( ) Arthralgia
( ) Deformity
( ) Swelling
( ) Myalgia
( ) Weakness

Hematologic:
( ) Bruising
( ) Hx of bleeding
( ) LAD

Neurologic:
( ) Headache
( ) Focal weakness
( ) Seizure
( ) Tremor
( ) Falls
( ) Memory loss
( ) Paresthesia
( ) Sensory loss
( ) Vertigo

Psychiatric:
( ) Sleep
( ) Interest
( ) Guilt
( ) Energy
( ) Concentration
( ) Appetite
( ) Psychomotor
( ) Suicide

+ROS Notes

Name:

PE Vitals   HR   BP   RR   T   %Ox   Ht   Wt   BMI

FHT _____ FHR _____ Variability _____ Accelerations _____ Decelerations

Sensation UE	Sensation LE
( ) L C5 R ( )	( ) L L3 R ( )
( ) L C6 R ( )	( ) L L4 R ( )
( ) L C7 R ( )	( ) L L5 R ( )
( ) L C8 R ( )	( ) L S1 R ( )
( ) L T1 R ( )	( ) L S2 R ( )

General:
( ) Cooperative
( ) No Acute Distress
( ) nl Hygiene

Skin:
( ) nl appearance
( ) nl texture
( ) nl temperature
( ) No Bruising
( ) No Laceration
( ) No Rashes
( ) No Masses

Head:
( ) Normocephallic
( ) Atraumatic
( ) No bumps

Eyes:
( ) Pupils equally round
( ) Size ____
( ) Reactive to light
( ) nl accommodation
( ) No scleral icterus
( ) nl conjunctiva
( ) Fundoscopic: nl vessel w/o hemorrhage

ENT:
( ) nl hearing bl
( ) nl tympanic membranes
( ) nl external auditory canals
( ) nl nasal mucosa
( ) nl oral pharynx
( ) No erythema/exudate
( ) nl tongue/gums/ dentition

Neck:
( ) No cervical lymphadenopathy
( ) No supraclavicular lymphadenopathy
( ) Midline trachea
( ) nl thyroid w/o masses

Cardio:
( ) No carotid bruit
( ) No JVD
( ) nl distal pulses
( ) Cap refill <2 sec
( ) RRR
( ) S1 S2
( ) No m/r/g
( ) No pedal edema
( ) No varicose veins

Chest:
( ) Bilateral rise & fall
( ) Breast Symmetrical
( ) No breast tenderness
( ) No breast mass
( ) nl tactile fremitus
( ) Clear to percuss
( ) Clear to auscult
( ) No wheezing/rales/ rhonchi

Abdomen:
( ) Symmetrical
( ) No scars/ striations
( ) No pulsatile masses
( ) No aortic/renal bruit
( ) nl bowel sounds
( ) nl percussion
( ) Soft/Non-tender
( ) Nondistended
( ) No hepatomegaly
( ) No splenomegaly

Rectal:
( ) nl sphincter tone
( ) No rectal masses
( ) Brown stool
( ) Guaiac neg

Pelvic:
( ) nl external genitalia
Speculum exam:
( ) nl vagina
( ) nl cervix
Bimanual exam:
( ) No lymphadenopathy
( ) No masses
( ) No cervical tenderness
( ) No palpable uterus
( ) No palpable ovaries

Extremities:
( ) No cyanosis
( ) No clubbing
( ) No edema
( ) nl brachial pulses
( ) nl radial pulses
( ) nl femoral pulses
( ) nl popliteal pulses
( ) nl a. tibial pulses
( ) nl dorsalis pedis pulses
( ) No axillary lymphad.
( ) No inguinal lymphad.

Cranial Nerves:
( ) CN II: intact vision/visual acuity 20/20/rxn to light
( ) CN III,IV, VI: EOMI/ no nystagmus
( ) CN V: nl face sensation/temporalis m. intact/masseter m. intact
( ) CN VII: puff out cheeks/smile/wrinkle forehead/eyes shut
( ) CN VIII: hearing equal bilaterally
( ) CN IX, X: palate rise equal/midline uvula
( ) CN XI: nl shoulder shrug/SCM muscle intact
( ) CN XII: tongue midline/nl tongue ROM

MSE:
( ) Awake
( ) Alert
( ) Oriented __/3
( ) nl repetition
( ) nl memory
( ) Follows command
( ) No aphasia
( ) No dysarthria

Motor:
( ) nl muscle tone
( ) nl muscle bulk
( ) nl ROM UE
( ) nl ROM LE
( ) No pronator drift
L ___/5 UE R ___/5
L ___/5 LE R ___/5

Reflexes:
L___Brachioradial.___R
L___Biceps___R
L___Triceps___R
L___Patellar___R
L___Achilles___R
L___Plantar___R

Cerebellar:
( ) nl finger to nose
( ) nl heel to shin
( ) Rapid alternating hands
( ) Rapid alternating feet
( ) nl gait
( ) Tandem gait
( ) Neg Romberg

+ PE Notes

Assessment & Plan
DDx 1
Plan

DDx 2
Plan

DDx 3
Plan

DDx 4
Plan

DDx 5
Plan

Labs/Radiology/EKG

Updates/Notes

Name: **DOB:**
MRN: Ethnicity:
Contact: Date:

CC: _____ Ob or Gyn

HPI: _____ yo G ___ P _____ at _____ weeks gestation by (LMP c/w ____ US OR ____ US) presents with:

VB:
LOF:
CX:
FM:

PC:

*vaginal bleeding (VB), leakage of fluid (LOF), contractions (CX), fetal movement (FM), preg complications (PC)

ObHx							GynHx	PMHx
B	Yr	V/CS	GA	M/F	Wt	PC	LMP	child/adult/hospital/immune
1							Menarche	
							Period Duration	
2							Regularity	
							Tampon	
3							Vaginal Dc	
							Contraception	**SurgHx**
4							Spotting	
							Last Pap	
5							Abn Pap	
							STDs	
							Fibroids	
							Ectopics	

Allergies drugs/food/reaction	Meds	SHx
		Smoking
		Alcohol
		Drugs
		Sexual
FMHx		Occupation
		Exercise
		Diet
		Stress

ROS (Check Any)

Const:
( ) Sick contacts
( ) **Fever**
( ) **Chills**
( ) **Δ Weight**
( ) Malaise
( ) Weakness
( ) Dizziness
( ) **Δ appetite**

HEENT:
( ) Blurry vision
( ) Photophobia
( ) **Δ vision**
( ) **Δ hearing**
( ) Tinnitus
( ) Sore throat
( ) Congestion

Resp:
( ) **SOB**
( ) **Cough**
( ) Sputum
( ) Pleuritic CP
( ) Hemoptysis

Card:
( ) Orthopnea
( ) PND
( ) DOE
( ) **LE edema**
( ) **CP**/left arm/shoulder/ neck/ jaw/ back
( ) Syncope
( ) **Palpitations**
( ) Claudication

GI:
( ) **Nausea**
( ) **Vomiting**
( ) **Diarrhea**
( ) Regurgitation
( ) **Heartburn**
( ) Odynophagia
( ) Dysphagia
( ) **Abd pain**
( ) **Constipation**
( ) Bloat
( ) Hematemesis
( ) Melena
( ) **Hematochezia**
( ) Mucus

GU:
( ) **Urgency**
( ) **Frequency**
( ) Incontinence
( ) **Dysuria**
( ) **Hematuria**
( ) Hesitancy
( ) Postvoid dribbling
( ) Impotence
( ) Testicular masses
( ) **Vaginal dc**
( ) Dyspareunia
( ) Bleeding

Endo:
( ) Thirst
( ) **Polyuria**
( ) **Heat intolerance**
( ) Cold intolerance
( ) Tremor
( ) Menstrual irreg.
( ) **Δ hair/skin/nails**
( ) Δ libido
( ) Δ body hair

Skin:
( ) **Rashes**
( ) Itch
( ) Laceration

Breast:
( ) Masses
( ) Pain
( ) Discharge
( ) Lactation

Msk:
( ) **Arthralgia**
( ) Deformity
( ) **Swelling**
( ) Myalgia
( ) **Weakness**

Hematologic:
( ) **Bruising**
( ) Hx of bleeding
( ) LAD

Neurologic:
( ) **Headache**
( ) Focal weakness
( ) Seizure
( ) Tremor
( ) Falls
( ) Memory loss
( ) Paresthesia
( ) Sensory loss
( ) Vertigo

Psychiatric:
( ) Sleep
( ) Interest
( ) Guilt
( ) Energy
( ) Concentration
( ) Appetite
( ) Psychomotor
( ) Suicide

+ROS Notes

Name:

PE Vitals HR____ BP____ RR____ T____ %Ox____ Ht____ Wt____ BMI____

FHT _____ FHR _____ Variability _____ Accelerations _____ Decelerations _____

Sensation UE	Sensation LE
( ) L C5 R ( )	( ) L L3 R ( )
( ) L C6 R ( )	( ) L L4 R ( )
( ) L C7 R ( )	( ) L L5 R ( )
( ) L C8 R ( )	( ) L S1 R ( )
( ) L T1 R ( )	( ) L S2 R ( )

General:
( ) Cooperative
( ) No Acute Distress
( ) nl Hygiene

Skin:
( ) nl appearance
( ) nl texture
( ) nl temperature
( ) No Bruising
( ) No Laceration
( ) No Rashes
( ) No Masses

Head:
( ) Normocephallic
( ) Atraumatic
( ) No bumps

Eyes:
( ) Pupils equally round
( ) Size ____
( ) Reactive to light
( ) nl accommodation
( ) No scleral icterus
( ) nl conjunctiva
( ) Fundoscopic: nl vessel w/o hemorrhage

ENT:
( ) nl hearing bl
( ) nl tympanic membranes
( ) nl external auditory canals
( ) nl nasal mucosa
( ) nl oral pharynx
( ) No erythema/exudate
( ) nl tongue/gums/ dentition

Neck:
( ) No cervical lymphadenopathy
( ) No supraclavicular lymphadenopathy
( ) Midline trachea
( ) nl thyroid w/o masses

Cardio:
( ) No carotid bruit
( ) No JVD
( ) nl distal pulses
( ) Cap refill <2 sec
( ) RRR
( ) S1 S2
( ) No m/r/g
( ) No pedal edema
( ) No varicose veins

Chest:
( ) Bilateral rise & fall
( ) Breast Symmetrical
( ) No breast tenderness
( ) No breast mass
( ) nl tactile fremitus
( ) Clear to percuss
( ) Clear to auscult
( ) No wheezing/rales/ rhonchi

Abdomen:
( ) Symmetrical
( ) No scars/ striations
( ) No pulsatile masses
( ) No aortic/renal bruit
( ) nl bowel sounds
( ) nl percussion
( ) Soft/Non-tender
( ) Nondistended
( ) No hepatomegaly
( ) No splenomegaly

Rectal:
( ) nl sphincter tone
( ) No rectal masses
( ) Brown stool
( ) Guaiac neg

Pelvic:
( ) nl external genitalia
Speculum exam:
( ) nl vagina
( ) nl cervix
Bimanual exam:
( ) No lymphadenopathy
( ) No masses
( ) No cervical tenderness
( ) No palpable uterus
( ) No palpable ovaries

Extremities:
( ) No cyanosis
( ) No clubbing
( ) No edema
( ) nl brachial pulses
( ) nl radial pulses
( ) nl femoral pulses
( ) nl popliteal pulses
( ) nl a. tibial pulses
( ) nl dorsalis pedis pulses
( ) No axillary lymphad.
( ) No inguinal lymphad.

Cranial Nerves:
( ) CN II: intact vision/visual acuity 20/20/rxn to light
( ) CN III,IV, VI: EOMI/ no nystagmus
( ) CN V: nl face sensation/temporalis m. intact/masseter m. intact
( ) CN VII: puff out cheeks/smile/wrinkle forehead/eyes shut
( ) CN VIII: hearing equal bilaterally
( ) CN IX, X: palate rise equal/midline uvula
( ) CN XI: nl shoulder shrug/SCM muscle intact
( ) CN XII: tongue midline/nl tongue ROM

MSE:
( ) Awake
( ) Alert
( ) Oriented __/3
( ) nl repetition
( ) nl memory
( ) Follows command
( ) No aphasia
( ) No dysarthria

Motor:
( ) nl muscle tone
( ) nl muscle bulk
( ) nl ROM UE
( ) nl ROM LE
( ) No pronator drift
L ___/5 UE R ___/5
L ___/5 LE R ___/5

Reflexes:
L____ Brachioradial.____R
L____ Biceps____R
L____ Triceps____R
L____ Patellar____R
L____ Achilles____R
L____ Plantar____R

Cerebellar:
( ) nl finger to nose
( ) nl heel to shin
( ) Rapid alternating hands
( ) Rapid alternating feet
( ) nl gait
( ) Tandem gait
( ) Neg Romberg

+ PE Notes

Assessment & Plan
DDx 1
Plan

DDx 2
Plan

DDx 3
Plan

DDx 4
Plan

DDx 5
Plan

Labs/Radiology/EKG

Updates/Notes

Name:
MRN:
Contact:

DOB:
Ethnicity:
Date:

CC: _____ Ob or Gyn

HPI: _____ yo G ___ P _____ at _____ weeks gestation by (LMP c/w ____ US OR ____ US) presents with:

VB:
LOF:
CX:
FM:

PC:

*vaginal bleeding (VB), leakage of fluid (LOF), contractions (CX), fetal movement (FM), preg complications (PC)

ObHx

B	Yr	V/CS	GA	M/F	Wt	PC
1						
2						
3						
4						
5						

GynHx
LMP
Menarche
Period Duration
Regularity
Tampon
Vaginal Dc
Contraception
Spotting
Last Pap
Abn Pap
STDs
Fibroids
Ectopics

PMHx
child/adult/hospital/immune

SurgHx

Allergies drugs/food/reaction

FMHx

Meds

SHx
Smoking
Alcohol
Drugs
Sexual
Occupation
Exercise
Diet
Stress

ROS (Check Any)

Const:
( ) Sick contacts
( ) Fever
( ) Chills
( ) Δ Weight
( ) Malaise
( ) Weakness
( ) Dizziness
( ) Δ appetite

HEENT:
( ) Blurry vision
( ) Photophobia
( ) Δ vision
( ) Δ hearing
( ) Tinnitus
( ) Sore throat
( ) Congestion

Resp:
( ) SOB
( ) Cough
( ) Sputum
( ) Pleuritic CP
( ) Hemoptysis

Card:
( ) Orthopnea
( ) PND
( ) DOE
( ) LE edema
( ) CP/left arm/shoulder/ neck/ jaw/ back
( ) Syncope
( ) Palpitations
( ) Claudication

GI:
( ) Nausea
( ) Vomiting
( ) Diarrhea
( ) Regurgitation
( ) Heartburn
( ) Odynophagia
( ) Dysphagia
( ) Abd pain
( ) Constipation
( ) Bloat
( ) Hematemesis
( ) Melena
( ) Hematochezia
( ) Mucus

GU:
( ) Urgency
( ) Frequency
( ) Incontinence
( ) Dysuria
( ) Hematuria
( ) Hesitancy
( ) Postvoid dribbling
( ) Impotence
( ) Testicular masses
( ) Vaginal dc
( ) Dyspareunia
( ) Bleeding

Endo:
( ) Thirst
( ) Polyuria
( ) Heat intolerance
( ) Cold intolerance
( ) Tremor
( ) Menstrual irreg.
( ) Δ hair/skin/nails
( ) Δ libido
( ) Δ body hair

Skin:
( ) Rashes
( ) Itch
( ) Laceration

Breast:
( ) Masses
( ) Pain
( ) Discharge
( ) Lactation

Msk:
( ) Arthralgia
( ) Deformity
( ) Swelling
( ) Myalgia
( ) Weakness

Hematologic:
( ) Bruising
( ) Hx of bleeding
( ) LAD

Neurologic:
( ) Headache
( ) Focal weakness
( ) Seizure
( ) Tremor
( ) Falls
( ) Memory loss
( ) Paresthesia
( ) Sensory loss
( ) Vertigo

Psychiatric:
( ) Sleep
( ) Interest
( ) Guilt
( ) Energy
( ) Concentration
( ) Appetite
( ) Psychomotor
( ) Suicide

+ROS Notes

Name:

PE Vitals   HR   BP   RR   T   %Ox   Ht   Wt   BMI

FHT _____ FHR _____ Variability _____ Accelerations _____ Decelerations _____

Sensation UE	Sensation LE
( ) L C5 R ( )	( ) L L3 R ( )
( ) L C6 R ( )	( ) L L4 R ( )
( ) L C7 R ( )	( ) L L5 R ( )
( ) L C8 R ( )	( ) L S1 R ( )
( ) L T1 R ( )	( ) L S2 R ( )

General:
( ) Cooperative
( ) No Acute Distress
( ) nl Hygiene

Skin:
( ) nl appearance
( ) nl texture
( ) nl temperature
( ) No Bruising
( ) No Laceration
( ) No Rashes
( ) No Masses

Head:
( ) Normocephallic
( ) Atraumatic
( ) No bumps

Eyes:
( ) Pupils equally round
( ) Size ____
( ) Reactive to light
( ) nl accommodation
( ) No scleral icterus
( ) nl conjunctiva
( ) Fundoscopic: nl vessel w/o hemorrhage

ENT:
( ) nl hearing bl
( ) nl tympanic membranes
( ) nl external auditory canals
( ) nl nasal mucosa
( ) nl oral pharynx
( ) No erythema/exudate
( ) nl tongue/gums/dentition

Neck:
( ) No cervical lymphadenopathy
( ) No supraclavicular lymphadenopathy
( ) Midline trachea
( ) nl thyroid w/o masses

Cardio:
( ) No carotid bruit
( ) No JVD
( ) nl distal pulses
( ) Cap refill <2 sec
( ) RRR
( ) S1 S2
( ) No m/r/g
( ) No pedal edema
( ) No varicose veins

Chest:
( ) Bilateral rise & fall
( ) Breast Symmetrical
( ) No breast tenderness
( ) No breast mass
( ) nl tactile fremitus
( ) Clear to percuss
( ) Clear to auscult
( ) No wheezing/rales/rhonchi

Abdomen:
( ) Symmetrical
( ) No scars/ striations
( ) No pulsatile masses
( ) No aortic/renal bruit
( ) nl bowel sounds
( ) nl percussion
( ) Soft/Non-tender
( ) Nondistended
( ) No hepatomegaly
( ) No splenomegaly

Rectal:
( ) nl sphincter tone
( ) No rectal masses
( ) Brown stool
( ) Guaiac neg

Pelvic:
( ) nl external genitalia
Speculum exam:
( ) nl vagina
( ) nl cervix
Bimanual exam:
( ) No lymphadenopathy
( ) No masses
( ) No cervical tenderness
( ) No palpable uterus
( ) No palpable ovaries

Extremities:
( ) No cyanosis
( ) No clubbing
( ) No edema
( ) nl brachial pulses
( ) nl radial pulses
( ) nl femoral pulses
( ) nl popliteal pulses
( ) nl a. tibial pulses
( ) nl dorsalis pedis pulses
( ) No axillary lymphad.
( ) No inguinal lymphad.

Cranial Nerves:
( ) CN II: intact vision/visual acuity 20/20/rxn to light
( ) CN III,IV, VI: EOMI/ no nystagmus
( ) CN V: nl face sensation/temporalis m. intact/masseter m. intact
( ) CN VII: puff out cheeks/smile/wrinkle forehead/eyes shut
( ) CN VIII: hearing equal bilaterally
( ) CN IX, X: palate rise equal/midline uvula
( ) CN XI: nl shoulder shrug/SCM muscle intact
( ) CN XII: tongue midline/nl tongue ROM

MSE:
( ) Awake
( ) Alert
( ) Oriented __/3
( ) nl repetition
( ) nl memory
( ) Follows command
( ) No aphasia
( ) No dysarthria

Motor:
( ) nl muscle tone
( ) nl muscle bulk
( ) nl ROM UE
( ) nl ROM LE
( ) No pronator drift
L ___/5 UE R ___/5
L ___/5 LE R ___/5

Reflexes:
L ____ Brachioradial. ____ R
L ____ Biceps ____ R
L ____ Triceps ____ R
L ____ Patellar ____ R
L ____ Achilles ____ R
L ____ Plantar ____ R

Cerebellar:
( ) nl finger to nose
( ) nl heel to shin
( ) Rapid alternating hands
( ) Rapid alternating feet
( ) nl gait
( ) Tandem gait
( ) Neg Romberg

+ PE Notes

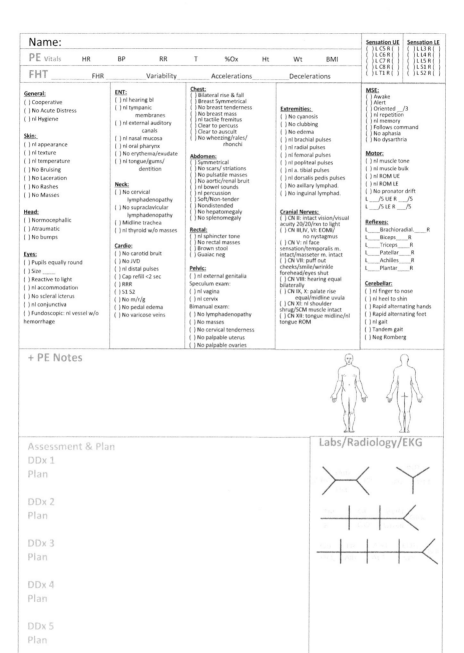

Assessment & Plan
DDx 1
Plan

DDx 2
Plan

DDx 3
Plan

DDx 4
Plan

DDx 5
Plan

Labs/Radiology/EKG

Updates/Notes

Name:
MRN:
Contact:

DOB:
Ethnicity:
Date:

CC: _____ Ob or Gyn

HPI: _____ yo G ___ P _____ at _____ weeks gestation by (LMP c/w ____ US OR ____ US) presents with:

VB:
LOF:
CX:
FM:

PC:

*vaginal bleeding (VB), leakage of fluid (LOF), contractions (CX), fetal movement (FM), preg complications (PC)

ObHx

B	Yr	V/CS	GA	M/F	Wt	PC
1						
2						
3						
4						
5						

GynHx
LMP
Menarche
Period Duration
Regularity
Tampon
Vaginal Dc
Contraception
Spotting
Last Pap
Abn Pap
STDs
Fibroids
Ectopics

PMHx
child/adult/hospital/immune

SurgHx

Allergies drugs/food/reaction

FMHx

Meds

SHx
Smoking
Alcohol
Drugs
Sexual
Occupation
Exercise
Diet
Stress

ROS (Check Any)

Const:
- ( ) Sick contacts
- ( ) Fever
- ( ) Chills
- ( ) Δ Weight
- ( ) Malaise
- ( ) Weakness
- ( ) Dizziness
- ( ) Δ appetite

HEENT:
- ( ) Blurry vision
- ( ) Photophobia
- ( ) Δ vision
- ( ) Δ hearing
- ( ) Tinnitus
- ( ) Sore throat
- ( ) Congestion

Resp:
- ( ) SOB
- ( ) Cough
- ( ) Sputum
- ( ) Pleuritic CP
- ( ) Hemoptysis

Card:
- ( ) Orthopnea
- ( ) PND
- ( ) DOE
- ( ) LE edema
- ( ) CP/left arm/shoulder/ neck/ jaw/ back
- ( ) Syncope
- ( ) Palpitations
- ( ) Claudication

GI:
- ( ) Nausea
- ( ) Vomiting
- ( ) Diarrhea
- ( ) Regurgitation
- ( ) Heartburn
- ( ) Odynophagia
- ( ) Dysphagia
- ( ) Abd pain
- ( ) Constipation
- ( ) Bloat
- ( ) Hematemesis
- ( ) Melena
- ( ) Hematochezia
- ( ) Mucus

GU:
- ( ) Urgency
- ( ) Frequency
- ( ) Incontinence
- ( ) Dysuria
- ( ) Hematuria
- ( ) Hesitancy
- ( ) Postvoid dribbling
- ( ) Impotence
- ( ) Testicular masses
- ( ) Vaginal dc
- ( ) Dyspareunia
- ( ) Bleeding

Endo:
- ( ) Thirst
- ( ) Polyuria
- ( ) Heat intolerance
- ( ) Cold intolerance
- ( ) Tremor
- ( ) Menstrual irreg.
- ( ) Δ hair/skin/nails
- ( ) Δ libido
- ( ) Δ body hair

Skin:
- ( ) Rashes
- ( ) Itch
- ( ) Laceration

Breast:
- ( ) Masses
- ( ) Pain
- ( ) Discharge
- ( ) Lactation

Msk:
- ( ) Arthralgia
- ( ) Deformity
- ( ) Swelling
- ( ) Myalgia
- ( ) Weakness

Hematologic:
- ( ) Bruising
- ( ) Hx of bleeding
- ( ) LAD

Neurologic:
- ( ) Headache
- ( ) Focal weakness
- ( ) Seizure
- ( ) Tremor
- ( ) Falls
- ( ) Memory loss
- ( ) Paresthesia
- ( ) Sensory loss
- ( ) Vertigo

Psychiatric:
- ( ) Sleep
- ( ) Interest
- ( ) Guilt
- ( ) Energy
- ( ) Concentration
- ( ) Appetite
- ( ) Psychomotor
- ( ) Suicide

+ROS Notes

Name:

PE Vitals HR   BP   RR   T   %Ox   Ht   Wt   BMI

FHT _____ FHR _____ Variability _____ Accelerations _____ Decelerations _____

Sensation UE	Sensation LE
( ) LC5 R ( )	( ) LL3 R ( )
( ) LC6 R ( )	( ) LL4 R ( )
( ) LC7 R ( )	( ) LL5 R ( )
( ) LC8 R ( )	( ) LS1 R ( )
( ) LT1 R ( )	( ) LS2 R ( )

General:
( ) Cooperative
( ) No Acute Distress
( ) nl Hygiene

Skin:
( ) nl appearance
( ) nl texture
( ) nl temperature
( ) No Bruising
( ) No Laceration
( ) No Rashes
( ) No Masses

Head:
( ) Normocephallic
( ) Atraumatic
( ) No bumps

Eyes:
( ) Pupils equally round
( ) Size ____
( ) Reactive to light
( ) nl accommodation
( ) No scleral icterus
( ) nl conjunctiva
( ) Fundoscopic: nl vessel w/o hemorrhage

ENT:
( ) nl hearing bl
( ) nl tympanic membranes
( ) nl external auditory canals
( ) nl nasal mucosa
( ) nl oral pharynx
( ) No erythema/exudate
( ) nl tongue/gums/ dentition

Neck:
( ) No cervical lymphadenopathy
( ) No supraclavicular lymphadenopathy
( ) Midline trachea
( ) nl thyroid w/o masses

Cardio:
( ) No carotid bruit
( ) No JVD
( ) nl distal pulses
( ) Cap refill <2 sec
( ) RRR
( ) S1 S2
( ) No m/r/g
( ) No pedal edema
( ) No varicose veins

Chest:
( ) Bilateral rise & fall
( ) Breast Symmetrical
( ) No breast tenderness
( ) No breast mass
( ) nl tactile fremitus
( ) Clear to percuss
( ) Clear to auscult
( ) No wheezing/rales/ rhonchi

Abdomen:
( ) Symmetrical
( ) No scars/ striations
( ) No pulsatile masses
( ) No aortic/renal bruit
( ) nl bowel sounds
( ) nl percussion
( ) Soft/Non-tender
( ) Nondistended
( ) No hepatomegaly
( ) No splenomegaly

Rectal:
( ) nl sphincter tone
( ) No rectal masses
( ) Brown stool
( ) Guaiac neg

Pelvic:
( ) nl external genitalia
Speculum exam:
( ) nl vagina
( ) nl cervix
Bimanual exam:
( ) No lymphadenopathy
( ) No masses
( ) No cervical tenderness
( ) No palpable uterus
( ) No palpable ovaries

Extremities:
( ) No cyanosis
( ) No clubbing
( ) No edema
( ) nl brachial pulses
( ) nl radial pulses
( ) nl femoral pulses
( ) nl popliteal pulses
( ) nl a. tibial pulses
( ) nl dorsalis pedis pulses
( ) No axillary lymphad.
( ) No inguinal lymphad.

Cranial Nerves:
( ) CN II: intact vision/visual acuity 20/20/rxn to light
( ) CN III,IV, VI: EOMI/ no nystagmus
( ) CN V: nl face sensation/temporalis m. intact/masseter m. intact
( ) CN VII: puff out cheeks/smile/wrinkle forehead/eyes shut
( ) CN VIII: hearing equal bilaterally
( ) CN IX, X: palate rise equal/midline uvula
( ) CN XI: nl shoulder shrug/SCM muscle intact
( ) CN XII: tongue midline/nl tongue ROM

MSE:
( ) Awake
( ) Alert
( ) Oriented __/3
( ) nl repetition
( ) nl memory
( ) Follows command
( ) No aphasia
( ) No dysarthria

Motor:
( ) nl muscle tone
( ) nl muscle bulk
( ) nl ROM UE
( ) nl ROM LE
( ) No pronator drift
L ___/5 UE R ___/5
L ___/5 LE R ___/5

Reflexes:
L____ Brachioradial.____ R
L____ Biceps____ R
L____ Triceps____ R
L____ Patellar____ R
L____ Achilles____ R
L____ Plantar____ R

Cerebellar:
( ) nl finger to nose
( ) nl heel to shin
( ) Rapid alternating hands
( ) Rapid alternating feet
( ) nl gait
( ) Tandem gait
( ) Neg Romberg

+ PE Notes

Assessment & Plan

DDx 1
Plan

DDx 2
Plan

DDx 3
Plan

DDx 4
Plan

DDx 5
Plan

Labs/Radiology/EKG

Updates/Notes

Name:
MRN:
Contact:

DOB:
Ethnicity:
Date:

CC: _____ Ob or Gyn

HPI: _____ yo G ___ P _____ at _____ weeks gestation by (LMP c/w ____ US OR ____ US) presents with:

VB:
LOF:
CX:
FM:

PC:

*vaginal bleeding (VB), leakage of fluid (LOF), contractions (CX), fetal movement (FM), preg complications (PC)

ObHx

B	Yr	V/CS	GA	M/F	Wt	PC
1						
2						
3						
4						
5						

GynHx
LMP
Menarche
Period Duration
Regularity
Tampon
Vaginal Dc
Contraception
Spotting
Last Pap
Abn Pap
STDs
Fibroids
Ectopics

PMHx
child/adult/hospital/immune

SurgHx

Allergies drugs/food/reaction

FMHx

Meds

SHx
Smoking
Alcohol
Drugs
Sexual
Occupation
Exercise
Diet
Stress

ROS (Check Any)

Const:
( ) Sick contacts
( ) **Fever**
( ) **Chills**
( ) Δ **Weight**
( ) Malaise
( ) Weakness
( ) Dizziness
( ) Δ appetite

HEENT:
( ) Blurry vision
( ) Photophobia
( ) Δ **vision**
( ) Δ **hearing**
( ) Tinnitus
( ) Sore throat
( ) Congestion

Resp:
( ) **SOB**
( ) **Cough**
( ) Sputum
( ) Pleuritic CP
( ) Hemoptysis

Card:
( ) Orthopnea
( ) PND
( ) DOE
( ) **LE edema**
( ) **CP**/left arm/shoulder/ neck/ jaw/ back
( ) Syncope
( ) **Palpitations**
( ) Claudication

GI:
( ) **Nausea**
( ) **Vomiting**
( ) **Diarrhea**
( ) Regurgitation
( ) **Heartburn**
( ) Odynophagia
( ) Dysphagia
( ) **Abd pain**
( ) **Constipation**
( ) Bloat
( ) Hematemesis
( ) Melena
( ) **Hematochezia**
( ) Mucus

GU:
( ) **Urgency**
( ) **Frequency**
( ) Incontinence
( ) **Dysuria**
( ) **Hematuria**
( ) Hesitancy
( ) Postvoid dribbling
( ) Impotence
( ) Testicular masses
( ) **Vaginal dc**
( ) Dyspareunia
( ) Bleeding

Endo:
( ) Thirst
( ) **Polyuria**
( ) **Heat intolerance**
( ) Cold intolerance
( ) Tremor
( ) Menstrual irreg.
( ) Δ **hair/skin/nails**
( ) Δ libido
( ) Δ body hair

Skin:
( ) **Rashes**
( ) Itch
( ) Laceration

Breast:
( ) Masses
( ) Pain
( ) Discharge
( ) Lactation

Msk:
( ) **Arthralgia**
( ) Deformity
( ) **Swelling**
( ) Myalgia
( ) **Weakness**

Hematologic:
( ) **Bruising**
( ) Hx of bleeding
( ) LAD

Neurologic:
( ) **Headache**
( ) Focal weakness
( ) **Seizure**
( ) Tremor
( ) Falls
( ) Memory loss
( ) Paresthesia
( ) Sensory loss
( ) Vertigo

Psychiatric:
( ) Sleep
( ) Interest
( ) Guilt
( ) Energy
( ) Concentration
( ) Appetite
( ) Psychomotor
( ) Suicide

+ROS Notes

Name:

PE Vitals   HR   BP   RR   T   %Ox   Ht   Wt   BMI

FHT _____ FHR _____ Variability _____ Accelerations _____ Decelerations

Sensation UE	Sensation LE
( ) L C5 R ( )	( ) L L3 R ( )
( ) L C6 R ( )	( ) L L4 R ( )
( ) L C7 R ( )	( ) L L5 R ( )
( ) L C8 R ( )	( ) L S1 R ( )
( ) L T1 R ( )	( ) L S2 R ( )

General:
( ) Cooperative
( ) No Acute Distress
( ) nl Hygiene

Skin:
( ) nl appearance
( ) nl texture
( ) nl temperature
( ) No Bruising
( ) No Laceration
( ) No Rashes
( ) No Masses

Head:
( ) Normocephallic
( ) Atraumatic
( ) No bumps

Eyes:
( ) Pupils equally round
( ) Size ____
( ) Reactive to light
( ) nl accommodation
( ) No scleral icterus
( ) nl conjunctiva
( ) Fundoscopic: nl vessel w/o hemorrhage

ENT:
( ) nl hearing bl
( ) nl tympanic membranes
( ) nl external auditory canals
( ) nl nasal mucosa
( ) nl oral pharynx
( ) No erythema/exudate
( ) nl tongue/gums/ dentition

Neck:
( ) No cervical lymphadenopathy
( ) No supraclavicular lymphadenopathy
( ) Midline trachea
( ) nl thyroid w/o masses

Cardio:
( ) No carotid bruit
( ) No JVD
( ) nl distal pulses
( ) Cap refill <2 sec
( ) RRR
( ) S1 S2
( ) No m/r/g
( ) No pedal edema
( ) No varicose veins

Chest:
( ) Bilateral rise & fall
( ) Breast Symmetrical
( ) No breast tenderness
( ) No breast mass
( ) nl tactile fremitus
( ) Clear to percuss
( ) Clear to auscult
( ) No wheezing/rales/ rhonchi

Abdomen:
( ) Symmetrical
( ) No scars/ striations
( ) No pulsatile masses
( ) No aortic/renal bruit
( ) No bowel sounds
( ) nl percussion
( ) Soft/Non-tender
( ) Nondistended
( ) No hepatomegaly
( ) No splenomegaly

Rectal:
( ) nl sphincter tone
( ) No rectal masses
( ) Brown stool
( ) Guaiac neg

Pelvic:
( ) nl external genitalia
Speculum exam:
( ) nl vagina
( ) nl cervix
Bimanual exam:
( ) No lymphadenopathy
( ) No masses
( ) No cervical tenderness
( ) No palpable uterus
( ) No palpable ovaries

Extremities:
( ) No cyanosis
( ) No clubbing
( ) No edema
( ) nl brachial pulses
( ) nl radial pulses
( ) nl femoral pulses
( ) nl popliteal pulses
( ) nl a. tibial pulses
( ) nl dorsalis pedis pulses
( ) No axillary lymphad.
( ) No inguinal lymphad.

Cranial Nerves:
( ) CN II: intact vision/visual acuity 20/20/rxn to light
( ) CN III,IV, VI: EOMI/ no nystagmus
( ) CN V: nl face sensation/temporalis m. intact/masseter m. intact
( ) CN VII: puff out cheeks/smile/wrinkle forehead/eyes shut
( ) CN VIII: hearing equal bilaterally
( ) CN IX, X: palate rise equal/midline uvula
( ) CN XI: nl shoulder shrug/SCM muscle intact
( ) CN XII: tongue midline/nl tongue ROM

MSE:
( ) Awake
( ) Alert
( ) Oriented __/3
( ) nl repetition
( ) nl memory
( ) Follows command
( ) No aphasia
( ) No dysarthria

Motor:
( ) nl muscle tone
( ) nl muscle bulk
( ) nl ROM UE
( ) nl ROM LE
( ) No pronator drift
L___/5 UE R ___/5
L___/5 LE R ___/5

Reflexes:
L____Brachioradial.____R
L____Biceps____R
L____Triceps____R
L____Patellar____R
L____Achilles____R
L____Plantar____R

Cerebellar:
( ) nl finger to nose
( ) nl heel to shin
( ) Rapid alternating hands
( ) Rapid alternating feet
( ) nl gait
( ) Tandem gait
( ) Neg Romberg

+ PE Notes

Assessment & Plan

DDx 1
Plan

DDx 2
Plan

DDx 3
Plan

DDx 4
Plan

DDx 5
Plan

Labs/Radiology/EKG

Updates/Notes

Name: **DOB:**
MRN: **Ethnicity:**
Contact: **Date:**

CC: _____ Ob or Gyn

HPI:_____ yo G ___ P _____ at _____ weeks gestation by (LMP c/w ____ US OR ____ US) presents with:

VB:
LOF:
CX:
FM:

PC:

*vaginal bleeding (VB), leakage of fluid (LOF), contractions (CX), fetal movement (FM), preg complications (PC)

ObHx

B	Yr	V/CS	GA	M/F	Wt	PC
1						
2						
3						
4						
5						

GynHx

LMP
Menarche
Period Duration
Regularity
Tampon
Vaginal Dc
Contraception
Spotting
Last Pap
Abn Pap
STDs
Fibroids
Ectopics

PMHx
child/adult/hospital/immune

SurgHx

Allergies drugs/food/reaction

FMHx

Meds

SHx
Smoking
Alcohol
Drugs
Sexual
Occupation
Exercise
Diet
Stress

ROS (Check Any)

Const:
( ) Sick contacts
( ) Fever
( ) Chills
( ) Δ Weight
( ) Malaise
( ) Weakness
( ) Dizziness
( ) Δ appetite

HEENT:
( ) Blurry vision
( ) Photophobia
( ) Δ vision
( ) Δ hearing
( ) Tinnitus
( ) Sore throat
( ) Congestion

Resp:
( ) SOB
( ) Cough
( ) Sputum
( ) Pleuritic CP
( ) Hemoptysis

Card:
( ) Orthopnea
( ) PND
( ) DOE
( ) LE edema
( ) CP/left arm/shoulder/
    neck/ jaw/ back
( ) Syncope
( ) Palpitations
( ) Claudication

GI:
( ) Nausea
( ) Vomiting
( ) Diarrhea
( ) Regurgitation
( ) Heartburn
( ) Odynophagia
( ) Dysphagia
( ) Abd pain
( ) Constipation
( ) Bloat
( ) Hematemesis
( ) Melena
( ) Hematochezia
( ) Mucus

GU:
( ) Urgency
( ) Frequency
( ) Incontinence
( ) Dysuria
( ) Hematuria
( ) Hesitancy
( ) Postvoid dribbling
( ) Impotence
( ) Testicular masses
( ) Vaginal dc
( ) Dyspareunia
( ) Bleeding

Endo:
( ) Thirst
( ) Polyuria
( ) Heat intolerance
( ) Cold intolerance
( ) Tremor
( ) Menstrual irreg.
( ) Δ hair/skin/nails
( ) Δ libido
( ) Δ body hair

Skin:
( ) Rashes
( ) Itch
( ) Laceration

Breast:
( ) Masses
( ) Pain
( ) Discharge
( ) Lactation

Msk:
( ) Arthralgia
( ) Deformity
( ) Swelling
( ) Myalgia
( ) Weakness

Hematologic:
( ) Bruising
( ) Hx of bleeding
( ) LAD

Neurologic:
( ) Headache
( ) Focal weakness
( ) Seizure
( ) Tremor
( ) Falls
( ) Memory loss
( ) Paresthesia
( ) Sensory loss
( ) Vertigo

Psychiatric:
( ) Sleep
( ) Interest
( ) Guilt
( ) Energy
( ) Concentration
( ) Appetite
( ) Psychomotor
( ) Suicide

+ROS Notes

Name:

PE Vitals	HR	BP	RR	T	%Ox	Ht	Wt	BMI

	Sensation UE	Sensation LE
	( ) L C5 R ( )	( ) L L3 R ( )
	( ) L C6 R ( )	( ) L L4 R ( )
	( ) L C7 R ( )	( ) L L5 R ( )
	( ) L C8 R ( )	( ) L S1 R ( )
	( ) L T1 R ( )	( ) L S2 R ( )

FHT _____ FHR _____ Variability _____ Accelerations _____ Decelerations _____

General:
( ) Cooperative
( ) No Acute Distress
( ) nl Hygiene

Skin:
( ) nl appearance
( ) nl texture
( ) nl temperature
( ) No Bruising
( ) No Laceration
( ) No Rashes
( ) No Masses

Head:
( ) Normocephallic
( ) Atraumatic
( ) No bumps

Eyes:
( ) Pupils equally round
( ) Size ____
( ) Reactive to light
( ) nl accommodation
( ) No scleral icterus
( ) nl conjunctiva
( ) Fundoscopic: nl vessel w/o hemorrhage

ENT:
( ) nl hearing bl
( ) nl tympanic membranes
( ) nl external auditory canals
( ) nl nasal mucosa
( ) nl oral pharynx
( ) No erythema/exudate
( ) nl tongue/gums/ dentition

Neck:
( ) No cervical lymphadenopathy
( ) No supraclavicular lymphadenopathy
( ) Midline trachea
( ) nl thyroid w/o masses

Cardio:
( ) No carotid bruit
( ) No JVD
( ) nl distal pulses
( ) Cap refill <2 sec
( ) RRR
( ) S1 S2
( ) No m/r/g
( ) No pedal edema
( ) No varicose veins

Chest:
( ) Bilateral rise & fall
( ) Breast Symmetrical
( ) No breast tenderness
( ) No breast mass
( ) nl tactile fremitus
( ) Clear to percuss
( ) Clear to auscult
( ) No wheezing/rales/ rhonchi

Abdomen:
( ) Symmetrical
( ) No scars/ striations
( ) No pulsatile masses
( ) No aortic/renal bruit
( ) nl bowel sounds
( ) nl percussion
( ) Soft/Non-tender
( ) Nondistended
( ) No hepatomegaly
( ) No splenomegaly

Rectal:
( ) nl sphincter tone
( ) No rectal masses
( ) Brown stool
( ) Guaiac neg

Pelvic:
( ) nl external genitalia
Speculum exam:
( ) nl vagina
( ) nl cervix
Bimanual exam:
( ) No lymphadenopathy
( ) No masses
( ) No cervical tenderness
( ) No palpable uterus
( ) No palpable ovaries

Extremities:
( ) No cyanosis
( ) No clubbing
( ) No edema
( ) nl brachial pulses
( ) nl radial pulses
( ) nl femoral pulses
( ) nl popliteal pulses
( ) nl a. tibial pulses
( ) nl dorsalis pedis pulses
( ) No axillary lymphad.
( ) No inguinal lymphad.

Cranial Nerves:
( ) CN II: intact vision/visual acuity 20/20/rxn to light
( ) CN III,IV, VI: EOMI/ no nystagmus
( ) CN V: nl face sensation/temporalis m. intact/masseter m. intact
( ) CN VII: puff out cheeks/smile/wrinkle forehead/eyes shut
( ) CN VIII: hearing equal bilaterally
( ) CN IX, X: palate rise equal/midline uvula
( ) CN XI: nl shoulder shrug/SCM muscle intact
( ) CN XII: tongue midline/nl tongue ROM

MSE:
( ) Awake
( ) Alert
( ) Oriented __/3
( ) nl repetition
( ) nl memory
( ) Follows command
( ) No aphasia
( ) No dysarthria

Motor:
( ) nl muscle tone
( ) nl muscle bulk
( ) nl ROM UE
( ) nl ROM LE
( ) No pronator drift
L ___/5 UE R ___/5
L ___/5 LE R ___/5

Reflexes:
L____Brachioradial.____R
L____Biceps____R
L____Triceps____R
L____Patellar____R
L____Achilles____R
L____Plantar____R

Cerebellar:
( ) nl finger to nose
( ) nl heel to shin
( ) Rapid alternating hands
( ) Rapid alternating feet
( ) nl gait
( ) Tandem gait
( ) Neg Romberg

+ PE Notes

Assessment & Plan
DDx 1
Plan

DDx 2
Plan

DDx 3
Plan

DDx 4
Plan

DDx 5
Plan

Labs/Radiology/EKG

Updates/Notes

Name:

MRN:

Contact:

DOB:

Ethnicity:

Date:

CC: _____ Ob or Gyn

HPI: _____ yo G ___ P _____ at _____ weeks gestation by (LMP c/w ____ US OR ____ US) presents with:

VB:

LOF:

CX:

FM:

PC:

*vaginal bleeding (VB), leakage of fluid (LOF), contractions (CX), fetal movement (FM), preg complications (PC)

ObHx

B	Yr	V/CS	GA	M/F	Wt	PC
1						
2						
3						
4						
5						

GynHx

LMP
Menarche
Period Duration
Regularity
Tampon
Vaginal Dc
Contraception
Spotting
Last Pap
Abn Pap
STDs
Fibroids
Ectopics

PMHx

child/adult/hospital/immune

SurgHx

Allergies drugs/food/reaction

FMHx

Meds

SHx

Smoking
Alcohol
Drugs
Sexual
Occupation
Exercise
Diet
Stress

ROS (Check Any)

Const:
( ) Sick contacts
( ) **Fever**
( ) **Chills**
( ) **Δ Weight**
( ) Malaise
( ) Weakness
( ) Dizziness
( ) **Δ appetite**

HEENT:
( ) Blurry vision
( ) Photophobia
( ) **Δ vision**
( ) **Δ hearing**
( ) Tinnitus
( ) Sore throat
( ) Congestion

Resp:
( ) **SOB**
( ) **Cough**
( ) Sputum
( ) Pleuritic CP
( ) Hemoptysis

Card:
( ) Orthopnea
( ) PND
( ) DOE
( ) **LE edema**
( ) **CP**/left arm/shoulder/
    neck/ jaw/ back
( ) Syncope
( ) **Palpitations**
( ) Claudication

GI:
( ) **Nausea**
( ) **Vomiting**
( ) **Diarrhea**
( ) Regurgitation
( ) **Heartburn**
( ) Odynophagia
( ) Dysphagia
( ) **Abd pain**
( ) **Constipation**
( ) Bloat
( ) Hematemesis
( ) Melena
( ) **Hematochezia**
( ) Mucus

GU:
( ) **Urgency**
( ) **Frequency**
( ) Incontinence
( ) **Dysuria**
( ) **Hematuria**
( ) Hesitancy
( ) Postvoid dribbling
( ) Impotence
( ) Testicular masses
( ) **Vaginal dc**
( ) Dyspareunia
( ) Bleeding

Endo:
( ) Thirst
( ) **Polyuria**
( ) **Heat intolerance**
( ) **Cold intolerance**
( ) Tremor
( ) Menstrual irreg.
( ) **Δ hair/skin/nails**
( ) **Δ libido**
( ) **Δ body hair**

Skin:
( ) **Rashes**
( ) Itch
( ) Laceration

Breast:
( ) Masses
( ) Pain
( ) Discharge
( ) Lactation

Msk:
( ) **Arthralgia**
( ) Deformity
( ) **Swelling**
( ) Myalgia
( ) **Weakness**

Hematologic:
( ) **Bruising**
( ) Hx of bleeding
( ) LAD

Neurologic:
( ) **Headache**
( ) Focal weakness
( ) **Seizure**
( ) Tremor
( ) Falls
( ) Memory loss
( ) Paresthesia
( ) Sensory loss
( ) Vertigo

Psychiatric:
( ) Sleep
( ) Interest
( ) Guilt
( ) Energy
( ) Concentration
( ) Appetite
( ) Psychomotor
( ) Suicide

+ROS Notes

Name:

Sensation UE	Sensation LE
( ) L C5 R ( )	( ) L L3 R ( )
( ) L C6 R ( )	( ) L L4 R ( )
( ) L C7 R ( )	( ) L L5 R ( )
( ) L C8 R ( )	( ) L S1 R ( )
( ) L T1 R ( )	( ) L S2 R ( )

PE Vitals   HR   BP   RR   T   %Ox   Ht   Wt   BMI

FHT _____ FHR _____ Variability _____ Accelerations _____ Decelerations

General:
( ) Cooperative
( ) No Acute Distress
( ) nl Hygiene

Skin:
( ) nl appearance
( ) nl texture
( ) nl temperature
( ) No Bruising
( ) No Laceration
( ) No Rashes
( ) No Masses

Head:
( ) Normocephallic
( ) Atraumatic
( ) No bumps

Eyes:
( ) Pupils equally round
( ) Size _____
( ) Reactive to light
( ) nl accommodation
( ) No scleral icterus
( ) nl conjunctiva
( ) Fundoscopic: nl vessel w/o hemorrhage

ENT:
( ) nl hearing bl
( ) nl tympanic membranes
( ) nl external auditory canals
( ) nl nasal mucosa
( ) nl oral pharynx
( ) No erythema/exudate
( ) nl tongue/gums/ dentition

Neck:
( ) No cervical lymphadenopathy
( ) No supraclavicular lymphadenopathy
( ) Midline trachea
( ) nl thyroid w/o masses

Cardio:
( ) No carotid bruit
( ) No JVD
( ) nl distal pulses
( ) Cap refill <2 sec
( ) RRR
( ) S1 S2
( ) No m/r/g
( ) No pedal edema
( ) No varicose veins

Chest:
( ) Bilateral rise & fall
( ) Breast Symmetrical
( ) No breast tenderness
( ) No breast mass
( ) nl tactile fremitus
( ) Clear to percuss
( ) Clear to auscult
( ) No wheezing/rales/ rhonchi

Abdomen:
( ) Symmetrical
( ) No scars/ striations
( ) No pulsatile masses
( ) No aortic/renal bruit
( ) nl bowel sounds
( ) nl percussion
( ) Soft/Non-tender
( ) Nondistended
( ) No hepatomegaly
( ) No splenomegaly

Rectal:
( ) nl sphincter tone
( ) No rectal masses
( ) Brown stool
( ) Guaiac neg

Pelvic:
( ) nl external genitalia
Speculum exam:
( ) nl vagina
( ) nl cervix
Bimanual exam:
( ) No lymphadenopathy
( ) No masses
( ) No cervical tenderness
( ) No palpable uterus
( ) No palpable ovaries

Extremities:
( ) No cyanosis
( ) No clubbing
( ) No edema
( ) nl brachial pulses
( ) nl radial pulses
( ) nl femoral pulses
( ) nl popliteal pulses
( ) nl a. tibial pulses
( ) nl dorsalis pedis pulses
( ) No axillary lymphad.
( ) No inguinal lymphad.

Cranial Nerves:
( ) CN II: intact vision/visual acuity 20/20/rxn to light
( ) CN III,IV, VI: EOMI/ no nystagmus
( ) CN V: nl face sensation/temporalis m. intact/masseter m. intact
( ) CN VII: puff out cheeks/smile/wrinkle forehead/eyes shut
( ) CN VIII: hearing equal bilaterally
( ) CN IX, X: palate rise equal/midline uvula
( ) CN XI: nl shoulder shrug/SCM muscle intact
( ) CN XII: tongue midline/nl tongue ROM

MSE:
( ) Awake
( ) Alert
( ) Oriented __/3
( ) nl repetition
( ) nl memory
( ) Follows command
( ) No aphasia
( ) No dysarthria

Motor:
( ) nl muscle tone
( ) nl muscle bulk
( ) nl ROM UE
( ) nl ROM LE
( ) No pronator drift
L ___/5 UE R ___/5
L ___/5 LE R ___/5

Reflexes:
L___Brachioradial.___R
L___Biceps___R
L___Triceps___R
L___Patellar___R
L___Achilles___R
L___Plantar___R

Cerebellar:
( ) nl finger to nose
( ) nl heel to shin
( ) Rapid alternating hands
( ) Rapid alternating feet
( ) nl gait
( ) Tandem gait
( ) Neg Romberg

+ PE Notes

Assessment & Plan
DDx 1
Plan

DDx 2
Plan

DDx 3
Plan

DDx 4
Plan

DDx 5
Plan

Labs/Radiology/EKG

Updates/Notes

Name:
MRN:
Contact:

DOB:
Ethnicity:
Date:

CC: _____ Ob or Gyn

HPI:_____ yo G ___ P _____ at _____ weeks gestation by (LMP c/w ____ US OR ____ US) presents with:

VB:
LOF:
CX:
FM:

PC:

*vaginal bleeding (VB), leakage of fluid (LOF), contractions (CX), fetal movement (FM), preg complications (PC)

ObHx

B	Yr	V/CS	GA	M/F	Wt	PC
1						
2						
3						
4						
5						

GynHx
LMP
Menarche
Period Duration
Regularity
Tampon
Vaginal Dc
Contraception
Spotting
Last Pap
Abn Pap
STDs
Fibroids
Ectopics

PMHx
child/adult/hospital/immune

SurgHx

Allergies drugs/food/reaction

FMHx

Meds

SHx
Smoking
Alcohol
Drugs
Sexual
Occupation
Exercise
Diet
Stress

ROS (Check Any)

Const:
( ) Sick contacts
( ) Fever
( ) Chills
( ) Δ Weight
( ) Malaise
( ) Weakness
( ) Dizziness
( ) Δ appetite

HEENT:
( ) Blurry vision
( ) Photophobia
( ) Δ vision
( ) Δ hearing
( ) Tinnitus
( ) Sore throat
( ) Congestion

Resp:
( ) SOB
( ) Cough
( ) Sputum
( ) Pleuritic CP
( ) Hemoptysis

Card:
( ) Orthopnea
( ) PND
( ) DOE
( ) LE edema
( ) CP/left arm/shoulder/ neck/ jaw/ back
( ) Syncope
( ) Palpitations
( ) Claudication

GI:
( ) Nausea
( ) Vomiting
( ) Diarrhea
( ) Regurgitation
( ) Heartburn
( ) Odynophagia
( ) Dysphagia
( ) Abd pain
( ) Constipation
( ) Bloat
( ) Hematemesis
( ) Melena
( ) Hematochezia
( ) Mucus

GU:
( ) Urgency
( ) Frequency
( ) Incontinence
( ) Dysuria
( ) Hematuria
( ) Hesitancy
( ) Postvoid dribbling
( ) Impotence
( ) Testicular masses
( ) Vaginal dc
( ) Dyspareunia
( ) Bleeding

Endo:
( ) Thirst
( ) Polyuria
( ) Heat intolerance
( ) Cold intolerance
( ) Tremor
( ) Menstrual irreg.
( ) Δ hair/skin/nails
( ) Δ libido
( ) Δ body hair

Skin:
( ) Rashes
( ) Itch
( ) Laceration

Breast:
( ) Masses
( ) Pain
( ) Discharge
( ) Lactation

Msk:
( ) Arthralgia
( ) Deformity
( ) Swelling
( ) Myalgia
( ) Weakness

Hematologic:
( ) Bruising
( ) Hx of bleeding
( ) LAD

Neurologic:
( ) Headache
( ) Focal weakness
( ) Seizure
( ) Tremor
( ) Falls
( ) Memory loss
( ) Paresthesia
( ) Sensory loss
( ) Vertigo

Psychiatric:
( ) Sleep
( ) Interest
( ) Guilt
( ) Energy
( ) Concentration
( ) Appetite
( ) Psychomotor
( ) Suicide

+ROS Notes

Name:

PE Vitals   HR   BP   RR   T   %Ox   Ht   Wt   BMI

FHT _____ FHR _____ Variability _____ Accelerations _____ Decelerations

Sensation UE	Sensation LE
( ) L C5 R ( )	( ) L L3 R ( )
( ) L C6 R ( )	( ) L L4 R ( )
( ) L C7 R ( )	( ) L L5 R ( )
( ) L C8 R ( )	( ) L S1 R ( )
( ) L T1 R ( )	( ) L S2 R ( )

General:
( ) Cooperative
( ) No Acute Distress
( ) nl Hygiene

Skin:
( ) nl appearance
( ) nl texture
( ) nl temperature
( ) No Bruising
( ) No Laceration
( ) No Rashes
( ) No Masses

Head:
( ) Normocephallic
( ) Atraumatic
( ) No bumps

Eyes:
( ) Pupils equally round
( ) Size ____
( ) Reactive to light
( ) nl accommodation
( ) No scleral icterus
( ) nl conjunctiva
( ) Fundoscopic: nl vessel w/o hemorrhage

ENT:
( ) nl hearing bl
( ) nl tympanic membranes
( ) nl external auditory canals
( ) nl nasal mucosa
( ) nl oral pharynx
( ) No erythema/exudate
( ) nl tongue/gums/ dentition

Neck:
( ) No cervical lymphadenopathy
( ) No supraclavicular lymphadenopathy
( ) Midline trachea
( ) nl thyroid w/o masses

Cardio:
( ) No carotid bruit
( ) No JVD
( ) nl distal pulses
( ) Cap refill <2 sec
( ) RRR
( ) S1 S2
( ) No m/r/g
( ) No pedal edema
( ) No varicose veins

Chest:
( ) Bilateral rise & fall
( ) Breast Symmetrical
( ) No breast tenderness
( ) No breast mass
( ) nl tactile fremitus
( ) Clear to percuss
( ) Clear to auscult
( ) No wheezing/rales/ rhonchi

Abdomen:
( ) Symmetrical
( ) No scars/ striations
( ) No pulsatile masses
( ) No aortic/renal bruit
( ) nl bowel sounds
( ) nl percussion
( ) Soft/Non-tender
( ) Nondistended
( ) No hepatomegaly
( ) No splenomegaly

Rectal:
( ) nl sphincter tone
( ) No rectal masses
( ) Brown stool
( ) Guaiac neg

Pelvic:
( ) nl external genitalia
Speculum exam:
( ) nl vagina
( ) nl cervix
Bimanual exam:
( ) No lymphadenopathy
( ) No masses
( ) No cervical tenderness
( ) No palpable uterus
( ) No palpable ovaries

Extremities:
( ) No cyanosis
( ) No clubbing
( ) No edema
( ) nl brachial pulses
( ) nl radial pulses
( ) nl femoral pulses
( ) nl popliteal pulses
( ) nl a. tibial pulses
( ) nl dorsalis pedis pulses
( ) No axillary lymphad.
( ) No inguinal lymphad.

Cranial Nerves:
( ) CN II: intact vision/visual acuity 20/20/rxn to light
( ) CN III,IV, VI: EOMI/ no nystagmus
( ) CN V: nl face sensation/temporalis m. intact/masseter m. intact
( ) CN VII: puff out cheeks/smile/wrinkle forehead/eyes shut
( ) CN VIII: hearing equal bilaterally
( ) CN IX, X: palate rise equal/midline uvula
( ) CN XI: nl shoulder shrug/SCM muscle intact
( ) CN XII: tongue midline/nl tongue ROM

MSE:
( ) Awake
( ) Alert
( ) Oriented __/3
( ) nl repetition
( ) nl memory
( ) Follows command
( ) No aphasia
( ) No dysarthria

Motor:
( ) nl muscle tone
( ) nl muscle bulk
( ) nl ROM UE
( ) nl ROM LE
( ) No pronator drift
L___/5 UE R ___/5
L___/5 LE R ___/5

Reflexes:
L___ Brachioradial.___R
L___ Biceps ___R
L___ Triceps ___R
L___ Patellar ___R
L___ Achilles ___R
L___ Plantar ___R

Cerebellar:
( ) nl finger to nose
( ) nl heel to shin
( ) Rapid alternating hands
( ) Rapid alternating feet
( ) nl gait
( ) Tandem gait
( ) Neg Romberg

+ PE Notes

Assessment & Plan

DDx 1
Plan

DDx 2
Plan

DDx 3
Plan

DDx 4
Plan

DDx 5
Plan

Labs/Radiology/EKG

Updates/Notes

Name:
MRN:
Contact:

DOB:
Ethnicity:
Date:

CC: _____ Ob or Gyn

HPI: _____ yo G ___ P _____ at _____ weeks gestation by (LMP c/w ____ US OR ____ US) presents with:

VB:
LOF:
CX:
FM:

PC:

*vaginal bleeding (VB), leakage of fluid (LOF), contractions (CX), fetal movement (FM), preg complications (PC)

ObHx

B	Yr	V/CS	GA	M/F	Wt	PC
1						
2						
3						
4						
5						

GynHx
LMP
Menarche
Period Duration
Regularity
Tampon
Vaginal Dc
Contraception
Spotting
Last Pap
Abn Pap
STDs
Fibroids
Ectopics

PMHx
child/adult/hospital/immune

SurgHx

Allergies drugs/food/reaction

FMHx

Meds

SHx
Smoking
Alcohol
Drugs
Sexual
Occupation
Exercise
Diet
Stress

ROS (Check Any)

Const:
( ) Sick contacts
( ) Fever
( ) Chills
( ) Δ Weight
( ) Malaise
( ) Weakness
( ) Dizziness
( ) Δ appetite

HEENT:
( ) Blurry vision
( ) Photophobia
( ) Δ vision
( ) Δ hearing
( ) Tinnitus
( ) Sore throat
( ) Congestion

Resp:
( ) SOB
( ) Cough
( ) Sputum
( ) Pleuritic CP
( ) Hemoptysis

Card:
( ) Orthopnea
( ) PND
( ) DOE
( ) LE edema
( ) CP/left arm/shoulder/ neck/ jaw/ back
( ) Syncope
( ) Palpitations
( ) Claudication

GI:
( ) Nausea
( ) Vomiting
( ) Diarrhea
( ) Regurgitation
( ) Heartburn
( ) Odynophagia
( ) Dysphagia
( ) Abd pain
( ) Constipation
( ) Bloat
( ) Hematemesis
( ) Melena
( ) Hematochezia
( ) Mucus

GU:
( ) Urgency
( ) Frequency
( ) Incontinence
( ) Dysuria
( ) Hematuria
( ) Hesitancy
( ) Postvoid dribbling
( ) Impotence
( ) Testicular masses
( ) Vaginal dc
( ) Dyspareunia
( ) Bleeding

Endo:
( ) Thirst
( ) Polyuria
( ) Heat intolerance
( ) Cold intolerance
( ) Tremor
( ) Menstrual irreg.
( ) Δ hair/skin/nails
( ) Δ libido
( ) Δ body hair

Skin:
( ) Rashes
( ) Itch
( ) Laceration

Breast:
( ) Masses
( ) Pain
( ) Discharge
( ) Lactation

Msk:
( ) Arthralgia
( ) Deformity
( ) Swelling
( ) Myalgia
( ) Weakness

Hematologic:
( ) Bruising
( ) Hx of bleeding
( ) LAD

Neurologic:
( ) Headache
( ) Focal weakness
( ) Seizure
( ) Tremor
( ) Falls
( ) Memory loss
( ) Paresthesia
( ) Sensory loss
( ) Vertigo

Psychiatric:
( ) Sleep
( ) Interest
( ) Guilt
( ) Energy
( ) Concentration
( ) Appetite
( ) Psychomotor
( ) Suicide

+ROS Notes

Name:

PE Vitals	HR	BP	RR	T	%Ox	Ht	Wt	BMI

FHT _____ FHR _____ Variability _____ Accelerations _____ Decelerations _____

Sensation UE	Sensation LE
( ) L C5 R ( )	( ) L L3 R ( )
( ) L C6 R ( )	( ) L L4 R ( )
( ) L C7 R ( )	( ) L L5 R ( )
( ) L C8 R ( )	( ) L S1 R ( )
( ) L T1 R ( )	( ) L S2 R ( )

General:
( ) Cooperative
( ) No Acute Distress
( ) nl Hygiene

Skin:
( ) nl appearance
( ) nl texture
( ) nl temperature
( ) No Bruising
( ) No Laceration
( ) No Rashes
( ) No Masses

Head:
( ) Normocephallic
( ) Atraumatic
( ) No bumps

Eyes:
( ) Pupils equally round
( ) Size ____
( ) Reactive to light
( ) nl accommodation
( ) No scleral icterus
( ) nl conjunctiva
( ) Fundoscopic: nl vessel w/o hemorrhage

ENT:
( ) nl hearing bl
( ) nl tympanic membranes
( ) nl external auditory canals
( ) nl nasal mucosa
( ) nl oral pharynx
( ) nl erythema/exudate
( ) nl tongue/gums/ dentition

Neck:
( ) No cervical lymphadenopathy
( ) No supraclavicular lymphadenopathy
( ) Midline trachea
( ) nl thyroid w/o masses

Cardio:
( ) No carotid bruit
( ) No JVD
( ) nl distal pulses
( ) Cap refill <2 sec
( ) RRR
( ) S1 S2
( ) No m/r/g
( ) No pedal edema
( ) No varicose veins

Chest:
( ) Bilateral rise & fall
( ) Breast Symmetrical
( ) No breast tenderness
( ) No breast mass
( ) nl tactile fremitus
( ) Clear to percuss
( ) Clear to auscult
( ) No wheezing/rales/ rhonchi

Abdomen:
( ) Symmetrical
( ) No scars/ striations
( ) No pulsatile masses
( ) No aortic/renal bruit
( ) nl bowel sounds
( ) nl percussion
( ) Soft/Non-tender
( ) Nondistended
( ) No hepatomegaly
( ) No splenomegaly

Rectal:
( ) nl sphincter tone
( ) No rectal masses
( ) Brown stool
( ) Guaiac neg

Pelvic:
( ) nl external genitalia
Speculum exam:
( ) nl vagina
( ) nl cervix
Bimanual exam:
( ) No lymphadenopathy
( ) No masses
( ) No cervical tenderness
( ) No palpable uterus
( ) No palpable ovaries

Extremities:
( ) No cyanosis
( ) No clubbing
( ) No edema
( ) nl brachial pulses
( ) nl radial pulses
( ) nl femoral pulses
( ) nl popliteal pulses
( ) nl a. tibial pulses
( ) nl dorsalis pedis pulses
( ) No axillary lymphad.
( ) No inguinal lymphad.

Cranial Nerves:
( ) CN II: intact vision/visual acuity 20/20/rxn to light
( ) CN III,IV, VI: EOMI/ no nystagmus
( ) CN V: nl face sensation/temporalis m. intact/masseter m. intact
( ) CN VII: puff out cheeks/smile/wrinkle forehead/eyes shut
( ) CN VIII: hearing equal bilaterally
( ) CN IX, X: palate rise equal/midline uvula
( ) CN XI: nl shoulder shrug/SCM muscle intact
( ) CN XII: tongue midline/nl tongue ROM

MSE:
( ) Awake
( ) Alert
( ) Oriented __/3
( ) nl repetition
( ) nl memory
( ) Follows command
( ) No aphasia
( ) No dysarthria

Motor:
( ) nl muscle tone
( ) nl muscle bulk
( ) nl ROM UE
( ) nl ROM LE
( ) No pronator drift
L ___/5 UE R ___/5
L ___/5 LE R ___/5

Reflexes:
L ____ Brachioradial. ____ R
L ____ Biceps ____ R
L ____ Triceps ____ R
L ____ Patellar ____ R
L ____ Achilles ____ R
L ____ Plantar ____ R

Cerebellar:
( ) nl finger to nose
( ) nl heel to shin
( ) Rapid alternating hands
( ) Rapid alternating feet
( ) nl gait
( ) Tandem gait
( ) Neg Romberg

+ PE Notes

Assessment & Plan

DDx 1
Plan

DDx 2
Plan

DDx 3
Plan

DDx 4
Plan

DDx 5
Plan

Labs/Radiology/EKG

Updates/Notes

Name: **DOB:**
MRN: **Ethnicity:**
Contact: **Date:**

CC: _____ Ob or Gyn

HPI: _____ yo G ___ P _____ at _____ weeks gestation by (LMP c/w ____ US OR ____ US) presents with:

VB:
LOF:
CX:
FM:

PC:

*vaginal bleeding (VB), leakage of fluid (LOF), contractions (CX), fetal movement (FM), preg complications (PC)

ObHx

B	Yr	V/CS	GA	M/F	Wt	PC
1						
2						
3						
4						
5						

GynHx

LMP
Menarche
Period Duration
Regularity
Tampon
Vaginal Dc
Contraception
Spotting
Last Pap
Abn Pap
STDs
Fibroids
Ectopics

PMHx
child/adult/hospital/immune

SurgHx

Allergies drugs/food/reaction

FMHx

Meds

SHx
Smoking
Alcohol
Drugs
Sexual
Occupation
Exercise
Diet
Stress

ROS (Check Any)

Const:
( ) Sick contacts
( ) Fever
( ) Chills
( ) Δ Weight
( ) Malaise
( ) Weakness
( ) Dizziness
( ) Δ appetite

HEENT:
( ) Blurry vision
( ) Photophobia
( ) Δ vision
( ) Δ hearing
( ) Tinnitus
( ) Sore throat
( ) Congestion

Resp:
( ) SOB
( ) Cough
( ) Sputum
( ) Pleuritic CP
( ) Hemoptysis

Card:
( ) Orthopnea
( ) PND
( ) DOE
( ) LE edema
( ) CP/left arm/shoulder/ neck/ jaw/ back
( ) Syncope
( ) Palpitations
( ) Claudication

GI:
( ) Nausea
( ) Vomiting
( ) Diarrhea
( ) Regurgitation
( ) Heartburn
( ) Odynophagia
( ) Dysphagia
( ) Abd pain
( ) Constipation
( ) Bloat
( ) Hematemesis
( ) Melena
( ) Hematochezia
( ) Mucus

GU:
( ) Urgency
( ) Frequency
( ) Incontinence
( ) Dysuria
( ) Hematuria
( ) Hesitancy
( ) Postvoid dribbling
( ) Impotence
( ) Testicular masses
( ) Vaginal dc
( ) Dyspareunia
( ) Bleeding

Endo:
( ) Thirst
( ) Polyuria
( ) Heat intolerance
( ) Cold intolerance
( ) Tremor
( ) Menstrual irreg.
( ) Δ hair/skin/nails
( ) Δ libido
( ) Δ body hair

Skin:
( ) Rashes
( ) Itch
( ) Laceration

Breast:
( ) Masses
( ) Pain
( ) Discharge
( ) Lactation

Msk:
( ) Arthralgia
( ) Deformity
( ) Swelling
( ) Myalgia
( ) Weakness

Hematologic:
( ) Bruising
( ) Hx of bleeding
( ) LAD

Neurologic:
( ) Headache
( ) Focal weakness
( ) Seizure
( ) Tremor
( ) Falls
( ) Memory loss
( ) Paresthesia
( ) Sensory loss
( ) Vertigo

Psychiatric:
( ) Sleep
( ) Interest
( ) Guilt
( ) Energy
( ) Concentration
( ) Appetite
( ) Psychomotor
( ) Suicide

+ROS Notes

Name:									Sensation UE	Sensation LE
PE Vitals	HR	BP	RR	T	%Ox	Ht	Wt	BMI	( ) L C5 R ( )	( ) L L3 R ( )
									( ) L C6 R ( )	( ) L L4 R ( )
FHT _____ FHR _____ Variability_____ Accelerations_____ Decelerations									( ) L C7 R ( )	( ) L L5 R ( )
									( ) L C8 R ( )	( ) L S1 R ( )
									( ) L T1 R ( )	( ) L S2 R ( )

General:
( ) Cooperative
( ) No Acute Distress
( ) nl Hygiene

Skin:
( ) nl appearance
( ) nl texture
( ) nl temperature
( ) No Bruising
( ) No Laceration
( ) No Rashes
( ) No Masses

Head:
( ) Normocephallic
( ) Atraumatic
( ) No bumps

Eyes:
( ) Pupils equally round
( ) Size _____
( ) Reactive to light
( ) nl accommodation
( ) No scleral icterus
( ) nl conjunctiva
( ) Fundoscopic: nl vessel w/o hemorrhage

ENT:
( ) nl hearing bl
( ) nl tympanic membranes
( ) nl external auditory canals
( ) nl nasal mucosa
( ) nl oral pharynx
( ) No erythema/exudate
( ) nl tongue/gums/ dentition

Neck:
( ) No cervical lymphadenopathy
( ) No supraclavicular lymphadenopathy
( ) Midline trachea
( ) nl thyroid w/o masses

Cardio:
( ) No carotid bruit
( ) No JVD
( ) nl distal pulses
( ) Cap refill <2 sec
( ) RRR
( ) S1 S2
( ) No m/r/g
( ) No pedal edema
( ) No varicose veins

Chest:
( ) Bilateral rise & fall
( ) Breast Symmetrical
( ) No breast tenderness
( ) No breast mass
( ) nl tactile fremitus
( ) Clear to percuss
( ) Clear to auscult
( ) No wheezing/rales/ rhonchi

Abdomen:
( ) Symmetrical
( ) No scars/ striations
( ) No pulsatile masses
( ) No aortic/renal bruit
( ) nl bowel sounds
( ) nl percussion
( ) Soft/Non-tender
( ) Nondistended
( ) No hepatomegaly
( ) No splenomegaly

Rectal:
( ) nl sphincter tone
( ) No rectal masses
( ) Brown stool
( ) Guaiac neg

Pelvic:
( ) nl external genitalia
Speculum exam:
( ) nl vagina
( ) nl cervix
Bimanual exam:
( ) No lymphadenopathy
( ) No masses
( ) No cervical tenderness
( ) No palpable uterus
( ) No palpable ovaries

Extremities:
( ) No cyanosis
( ) No clubbing
( ) No edema
( ) nl brachial pulses
( ) nl radial pulses
( ) nl femoral pulses
( ) nl popliteal pulses
( ) nl a. tibial pulses
( ) nl dorsalis pedis pulses
( ) No axillary lymphad.
( ) No inguinal lymphad.

Cranial Nerves:
( ) CN II: intact vision/visual acuity 20/20/rxn to light
( ) CN III,IV, VI: EOMI/ no nystagmus
( ) CN V: nl face sensation/temporalis m. intact/masseter m. intact
( ) CN VII: puff out cheeks/smile/wrinkle forehead/eyes shut
( ) CN VIII: hearing equal bilaterally
( ) CN IX, X: palate rise equal/midline uvula
( ) CN XI: nl shoulder shrug/SCM muscle intact
( ) CN XII: tongue midline/nl tongue ROM

MSE:
( ) Awake
( ) Alert
( ) Oriented __/3
( ) nl repetition
( ) nl memory
( ) Follows command
( ) No aphasia
( ) No dysarthria

Motor:
( ) nl muscle tone
( ) nl muscle bulk
( ) nl ROM UE
( ) nl ROM LE
( ) No pronator drift
L ___/5 UE R ___/5
L ___/5 LE R ___/5

Reflexes:
L____ Brachioradial.____R
L____ Biceps____R
L____ Triceps____R
L____ Patellar____R
L____ Achilles____R
L____ Plantar____R

Cerebellar:
( ) nl finger to nose
( ) nl heel to shin
( ) Rapid alternating hands
( ) Rapid alternating feet
( ) nl gait
( ) Tandem gait
( ) Neg Romberg

+ PE Notes

Assessment & Plan

DDx 1
Plan

DDx 2
Plan

DDx 3
Plan

DDx 4
Plan

DDx 5
Plan

Labs/Radiology/EKG

Updates/Notes

Name:

MRN:

Contact:

DOB:

Ethnicity:

Date:

CC: _____ Ob or Gyn

HPI: _____ yo G ___ P _____ at _____ weeks gestation by (LMP c/w ____ US OR ____ US) presents with:

VB:

LOF:

CX:

FM:

PC:

*vaginal bleeding (VB), leakage of fluid (LOF), contractions (CX), fetal movement (FM), preg complications (PC)

ObHx

B	Yr	V/CS	GA	M/F	Wt	PC
1						
2						
3						
4						
5						

GynHx

LMP
Menarche
Period Duration
Regularity
Tampon
Vaginal Dc
Contraception
Spotting
Last Pap
Abn Pap
STDs
Fibroids
Ectopics

PMHx

child/adult/hospital/immune

SurgHx

Allergies drugs/food/reaction

FMHx

Meds

SHx

Smoking
Alcohol
Drugs
Sexual
Occupation
Exercise
Diet
Stress

ROS (Check Any)

Const:
( ) Sick contacts
( ) **Fever**
( ) **Chills**
( ) **Δ Weight**
( ) Malaise
( ) Weakness
( ) Dizziness
( ) **Δ appetite**

HEENT:
( ) Blurry vision
( ) Photophobia
( ) **Δ vision**
( ) **Δ hearing**
( ) Tinnitus
( ) Sore throat
( ) Congestion

Resp:
( ) **SOB**
( ) **Cough**
( ) Sputum
( ) Pleuritic CP
( ) Hemoptysis

Card:
( ) Orthopnea
( ) PND
( ) DOE
( ) **LE edema**
( ) **CP**/left arm/shoulder/ neck/ jaw/ back
( ) Syncope
( ) **Palpitations**
( ) Claudication

GI:
( ) **Nausea**
( ) **Vomiting**
( ) **Diarrhea**
( ) Regurgitation
( ) **Heartburn**
( ) Odynophagia
( ) Dysphagia
( ) **Abd pain**
( ) **Constipation**
( ) Bloat
( ) Hematemesis
( ) Melena
( ) **Hematochezia**
( ) Mucus

GU:
( ) **Urgency**
( ) **Frequency**
( ) Incontinence
( ) **Dysuria**
( ) **Hematuria**
( ) Hesitancy
( ) Postvoid dribbling
( ) Impotence
( ) Testicular masses
( ) **Vaginal dc**
( ) Dyspareunia
( ) Bleeding

Endo:
( ) Thirst
( ) **Polyuria**
( ) **Heat intolerance**
( ) **Cold intolerance**
( ) Tremor
( ) Menstrual irreg.
( ) **Δ hair/skin/nails**
( ) Δ libido
( ) Δ body hair

Skin:
( ) **Rashes**
( ) Itch
( ) Laceration

Breast:
( ) Masses
( ) Pain
( ) Discharge
( ) Lactation

Msk:
( ) **Arthralgia**
( ) Deformity
( ) **Swelling**
( ) Myalgia
( ) **Weakness**

Hematologic:
( ) **Bruising**
( ) Hx of bleeding
( ) LAD

Neurologic:
( ) **Headache**
( ) Focal weakness
( ) **Seizure**
( ) Tremor
( ) Falls
( ) Memory loss
( ) Paresthesia
( ) Sensory loss
( ) Vertigo

Psychiatric:
( ) Sleep
( ) Interest
( ) Guilt
( ) Energy
( ) Concentration
( ) Appetite
( ) Psychomotor
( ) Suicide

+ROS Notes

Name:

Sensation UE	Sensation LE
( ) L C5 R ( )	( ) L L3 R ( )
( ) L C6 R ( )	( ) L L4 R ( )
( ) L C7 R ( )	( ) L L5 R ( )
( ) L C8 R ( )	( ) L S1 R ( )
( ) L T1 R ( )	( ) L S2 R ( )

PE Vitals   HR   BP   RR   T   %Ox   Ht   Wt   BMI

FHT _____ FHR _____ Variability _____ Accelerations _____ Decelerations

General:
( ) Cooperative
( ) No Acute Distress
( ) nl Hygiene

Skin:
( ) nl appearance
( ) nl texture
( ) nl temperature
( ) No Bruising
( ) No Laceration
( ) No Rashes
( ) No Masses

Head:
( ) Normocephallic
( ) Atraumatic
( ) No bumps

Eyes:
( ) Pupils equally round
( ) Size ____
( ) Reactive to light
( ) nl accommodation
( ) No scleral icterus
( ) nl conjunctiva
( ) Fundoscopic: nl vessel w/o hemorrhage

ENT:
( ) nl hearing bl
( ) nl tympanic membranes
( ) nl external auditory canals
( ) nl nasal mucosa
( ) nl oral pharynx
( ) No erythema/exudate
( ) nl tongue/gums/ dentition

Neck:
( ) No cervical lymphadenopathy
( ) No supraclavicular lymphadenopathy
( ) Midline trachea
( ) nl thyroid w/o masses

Cardio:
( ) No carotid bruit
( ) No JVD
( ) nl distal pulses
( ) Cap refill <2 sec
( ) RRR
( ) S1 S2
( ) No m/r/g
( ) No pedal edema
( ) No varicose veins

Chest:
( ) Bilateral rise & fall
( ) Breast Symmetrical
( ) No breast tenderness
( ) No breast mass
( ) nl tactile fremitus
( ) Clear to percuss
( ) Clear to auscult
( ) No wheezing/rales/ rhonchi

Abdomen:
( ) Symmetrical
( ) No scars/ striations
( ) No pulsatile masses
( ) No aortic/renal bruit
( ) nl bowel sounds
( ) nl percussion
( ) Soft/Non-tender
( ) Nondistended
( ) No hepatomegaly
( ) No splenomegaly

Rectal:
( ) nl sphincter tone
( ) No rectal masses
( ) Brown stool
( ) Guaiac neg

Pelvic:
( ) nl external genitalia
Speculum exam:
( ) nl vagina
( ) nl cervix
Bimanual exam:
( ) No lymphadenopathy
( ) No masses
( ) No cervical tenderness
( ) No palpable uterus
( ) No palpable ovaries

Extremities:
( ) No cyanosis
( ) No clubbing
( ) No edema
( ) nl brachial pulses
( ) nl radial pulses
( ) nl femoral pulses
( ) nl popliteal pulses
( ) nl a. tibial pulses
( ) nl dorsalis pedis pulses
( ) No axillary lymphad.
( ) No inguinal lymphad.

Cranial Nerves:
( ) CN II: intact vision/visual acuity 20/20/rxn to light
( ) CN III,IV, VI: EOMI/ no nystagmus
( ) CN V: nl face sensation/temporalis m. intact/masseter m. intact
( ) CN VII: puff out cheeks/smile/wrinkle forehead/eyes shut
( ) CN VIII: hearing equal bilaterally
( ) CN IX, X: palate rise equal/midline uvula
( ) CN XI: nl shoulder shrug/SCM muscle intact
( ) CN XII: tongue midline/nl tongue ROM

MSE:
( ) Awake
( ) Alert
( ) Oriented __/3
( ) nl repetition
( ) nl memory
( ) Follows command
( ) No aphasia
( ) No dysarthria

Motor:
( ) nl muscle tone
( ) nl muscle bulk
( ) nl ROM UE
( ) nl ROM LE
( ) No pronator drift
L ___/5 UE R ___/5
L ___/5 LE R ___/5

Reflexes:
L ___ Brachioradial. ___ R
L ___ Biceps ___ R
L ___ Triceps ___ R
L ___ Patellar ___ R
L ___ Achilles ___ R
L ___ Plantar ___ R

Cerebellar:
( ) nl finger to nose
( ) nl heel to shin
( ) Rapid alternating hands
( ) Rapid alternating feet
( ) nl gait
( ) Tandem gait
( ) Neg Romberg

+ PE Notes

Assessment & Plan
DDx 1
Plan

DDx 2
Plan

DDx 3
Plan

DDx 4
Plan

DDx 5
Plan

Labs/Radiology/EKG

Updates/Notes

Name:	DOB:
MRN:	Ethnicity:
Contact:	Date:

CC: _____ Ob or Gyn

HPI: _____ yo G ___ P _____ at _____ weeks gestation by (LMP c/w ____ US OR ____ US) presents with:

VB:

LOF:

CX:

FM:

PC:

*vaginal bleeding (VB), leakage of fluid (LOF), contractions (CX), fetal movement (FM), preg complications (PC)

ObHx

B	Yr	V/CS	GA	M/F	Wt	PC
1						
2						
3						
4						
5						

GynHx

LMP
Menarche
Period Duration
Regularity
Tampon
Vaginal Dc
Contraception
Spotting
Last Pap
Abn Pap
STDs
Fibroids
Ectopics

PMHx
child/adult/hospital/immune

SurgHx

Allergies drugs/food/reaction

FMHx

Meds

SHx
Smoking
Alcohol
Drugs
Sexual
Occupation
Exercise
Diet
Stress

ROS (Check Any)

Const:
( ) Sick contacts
( ) Fever
( ) Chills
( ) Δ Weight
( ) Malaise
( ) Weakness
( ) Dizziness
( ) Δ appetite

HEENT:
( ) Blurry vision
( ) Photophobia
( ) Δ vision
( ) Δ hearing
( ) Tinnitus
( ) Sore throat
( ) Congestion

Resp:
( ) SOB
( ) Cough
( ) Sputum
( ) Pleuritic CP
( ) Hemoptysis

Card:
( ) Orthopnea
( ) PND
( ) DOE
( ) LE edema
( ) CP/left arm/shoulder/ neck/ jaw/ back
( ) Syncope
( ) Palpitations
( ) Claudication

GI:
( ) Nausea
( ) Vomiting
( ) Diarrhea
( ) Regurgitation
( ) Heartburn
( ) Odynophagia
( ) Dysphagia
( ) Abd pain
( ) Constipation
( ) Bloat
( ) Hematemesis
( ) Melena
( ) Hematochezia
( ) Mucus

GU:
( ) Urgency
( ) Frequency
( ) Incontinence
( ) Dysuria
( ) Hematuria
( ) Hesitancy
( ) Postvoid dribbling
( ) Impotence
( ) Testicular masses
( ) Vaginal dc
( ) Dyspareunia
( ) Bleeding

Endo:
( ) Thirst
( ) Polyuria
( ) Heat intolerance
( ) Cold intolerance
( ) Tremor
( ) Menstrual irreg.
( ) Δ hair/skin/nails
( ) Δ libido
( ) Δ body hair

Skin:
( ) Rashes
( ) Itch
( ) Laceration

Breast:
( ) Masses
( ) Pain
( ) Discharge
( ) Lactation

Msk:
( ) Arthralgia
( ) Deformity
( ) Swelling
( ) Myalgia
( ) Weakness

Hematologic:
( ) Bruising
( ) Hx of bleeding
( ) LAD

Neurologic:
( ) Headache
( ) Focal weakness
( ) Seizure
( ) Tremor
( ) Falls
( ) Memory loss
( ) Paresthesia
( ) Sensory loss
( ) Vertigo

Psychiatric:
( ) Sleep
( ) Interest
( ) Guilt
( ) Energy
( ) Concentration
( ) Appetite
( ) Psychomotor
( ) Suicide

+ROS Notes

Name:

Sensation UE	Sensation LE
( ) L C5 R ( )	( ) L L3 R ( )
( ) L C6 R ( )	( ) L L4 R ( )
( ) L C7 R ( )	( ) L L5 R ( )
( ) L C8 R ( )	( ) L S1 R ( )
( ) L T1 R ( )	( ) L S2 R ( )

PE Vitals　　HR　　BP　　RR　　T　　%Ox　　Ht　　Wt　　BMI

FHT _____ FHR _____ Variability _____ Accelerations _____ Decelerations _____

General:
( ) Cooperative
( ) No Acute Distress
( ) nl Hygiene

Skin:
( ) nl appearance
( ) nl texture
( ) nl temperature
( ) No Bruising
( ) No Laceration
( ) No Rashes
( ) No Masses

Head:
( ) Normocephallic
( ) Atraumatic
( ) No bumps

Eyes:
( ) Pupils equally round
( ) Size ____
( ) Reactive to light
( ) nl accommodation
( ) No scleral icterus
( ) nl conjunctiva
( ) Fundoscopic: nl vessel w/o hemorrhage

ENT:
( ) nl hearing bl
( ) nl tympanic membranes
( ) nl external auditory canals
( ) nl nasal mucosa
( ) nl oral pharynx
( ) No erythema/exudate
( ) nl tongue/gums/dentition

Neck:
( ) No cervical lymphadenopathy
( ) No supraclavicular lymphadenopathy
( ) Midline trachea
( ) nl thyroid w/o masses

Cardio:
( ) No carotid bruit
( ) No JVD
( ) nl distal pulses
( ) Cap refill <2 sec
( ) RRR
( ) S1 S2
( ) No m/r/g
( ) No pedal edema
( ) No varicose veins

Chest:
( ) Bilateral rise & fall
( ) Breast Symmetrical
( ) No breast tenderness
( ) No breast mass
( ) nl tactile fremitus
( ) Clear to percuss
( ) Clear to auscult
( ) No wheezing/rales/rhonchi

Abdomen:
( ) Symmetrical
( ) No scars/ striations
( ) No pulsatile masses
( ) No aortic/renal bruit
( ) nl bowel sounds
( ) nl percussion
( ) Soft/Non-tender
( ) Nondistended
( ) No hepatomegaly
( ) No splenomegaly

Rectal:
( ) nl sphincter tone
( ) No rectal masses
( ) Brown stool
( ) Guaiac neg

Pelvic:
( ) nl external genitalia
Speculum exam:
( ) nl vagina
( ) nl cervix
Bimanual exam:
( ) No lymphadenopathy
( ) No masses
( ) No cervical tenderness
( ) No palpable uterus
( ) No palpable ovaries

Extremities:
( ) No cyanosis
( ) No clubbing
( ) No edema
( ) nl brachial pulses
( ) nl radial pulses
( ) nl femoral pulses
( ) nl popliteal pulses
( ) nl a. tibial pulses
( ) nl dorsalis pedis pulses
( ) No axillary lymphad.
( ) No inguinal lymphad.

Cranial Nerves:
( ) CN II: intact vision/visual acuity 20/20/rxn to light
( ) CN III,IV, VI: EOMI/ no nystagmus
( ) CN V: nl face sensation/temporalis m. intact/masseter m. intact
( ) CN VII: puff out cheeks/smile/wrinkle forehead/eyes shut
( ) CN VIII: hearing equal bilaterally
( ) CN IX, X: palate rise equal/midline uvula
( ) CN XI: nl shoulder shrug/SCM muscle intact
( ) CN XII: tongue midline/nl tongue ROM

MSE:
( ) Awake
( ) Alert
( ) Oriented __/3
( ) nl repetition
( ) nl memory
( ) Follows command
( ) No aphasia
( ) No dysarthria

Motor:
( ) nl muscle tone
( ) nl muscle bulk
( ) nl ROM UE
( ) nl ROM LE
( ) No pronator drift
L ___/5 UE R ___/5
L ___/5 LE R ___/5

Reflexes:
L____ Brachioradial.____ R
L____ Biceps ____ R
L____ Triceps ____ R
L____ Patellar ____ R
L____ Achilles ____ R
L____ Plantar ____ R

Cerebellar:
( ) nl finger to nose
( ) nl heel to shin
( ) Rapid alternating hands
( ) Rapid alternating feet
( ) nl gait
( ) Tandem gait
( ) Neg Romberg

+ PE Notes

Assessment & Plan

DDx 1
Plan

DDx 2
Plan

DDx 3
Plan

DDx 4
Plan

DDx 5
Plan

Labs/Radiology/EKG

Updates/Notes

Name: **DOB:**
MRN: **Ethnicity:**
Contact: **Date:**

CC: _____ Ob or Gyn

HPI: _____ yo G ___ P _____ at _____ weeks gestation by (LMP c/w ____ US OR ____ US) presents with:

VB:

LOF:

CX:

FM:

PC:

*vaginal bleeding (VB), leakage of fluid (LOF), contractions (CX), fetal movement (FM), preg complications (PC)

ObHx

B	Yr	V/CS	GA	M/F	Wt	PC
1						
2						
3						
4						
5						

GynHx
LMP
Menarche
Period Duration
Regularity
Tampon
Vaginal Dc
Contraception
Spotting
Last Pap
Abn Pap
STDs
Fibroids
Ectopics

PMHx
child/adult/hospital/immune

SurgHx

Allergies drugs/food/reaction

FMHx

Meds

SHx
Smoking
Alcohol
Drugs
Sexual
Occupation
Exercise
Diet
Stress

ROS (Check Any)

Const:
( ) Sick contacts
( ) Fever
( ) Chills
( ) Δ Weight
( ) Malaise
( ) Weakness
( ) Dizziness
( ) Δ appetite

HEENT:
( ) Blurry vision
( ) Photophobia
( ) Δ vision
( ) Δ hearing
( ) Tinnitus
( ) Sore throat
( ) Congestion

Resp:
( ) SOB
( ) Cough
( ) Sputum
( ) Pleuritic CP
( ) Hemoptysis

Card:
( ) Orthopnea
( ) PND
( ) DOE
( ) LE edema
( ) CP/left arm/shoulder/ neck/ jaw/ back
( ) Syncope
( ) Palpitations
( ) Claudication

GI:
( ) Nausea
( ) Vomiting
( ) Diarrhea
( ) Regurgitation
( ) Heartburn
( ) Odynophagia
( ) Dysphagia
( ) Abd pain
( ) Constipation
( ) Bloat
( ) Hematemesis
( ) Melena
( ) Hematochezia
( ) Mucus

GU:
( ) Urgency
( ) Frequency
( ) Incontinence
( ) Dysuria
( ) Hematuria
( ) Hesitancy
( ) Postvoid dribbling
( ) Impotence
( ) Testicular masses
( ) Vaginal dc
( ) Dyspareunia
( ) Bleeding

Endo:
( ) Thirst
( ) Polyuria
( ) Heat intolerance
( ) Cold intolerance
( ) Tremor
( ) Menstrual irreg.
( ) Δ hair/skin/nails
( ) Δ libido
( ) Δ body hair

Skin:
( ) Rashes
( ) Itch
( ) Laceration

Breast:
( ) Masses
( ) Pain
( ) Discharge
( ) Lactation

Msk:
( ) Arthralgia
( ) Deformity
( ) Swelling
( ) Myalgia
( ) Weakness

Hematologic:
( ) Bruising
( ) Hx of bleeding
( ) LAD

Neurologic:
( ) Headache
( ) Focal weakness
( ) Seizure
( ) Tremor
( ) Falls
( ) Memory loss
( ) Paresthesia
( ) Sensory loss
( ) Vertigo

Psychiatric:
( ) Sleep
( ) Interest
( ) Guilt
( ) Energy
( ) Concentration
( ) Appetite
( ) Psychomotor
( ) Suicide

+ROS Notes

Name:

PE Vitals | HR | BP | RR | T | %Ox | Ht | Wt | BMI

FHT _____ FHR _____ Variability _____ Accelerations _____ Decelerations

Sensation UE	Sensation LE
( ) L C5 R ( )	( ) L L3 R ( )
( ) L C6 R ( )	( ) L L4 R ( )
( ) L C7 R ( )	( ) L L5 R ( )
( ) L C8 R ( )	( ) L S1 R ( )
( ) L T1 R ( )	( ) L S2 R ( )

General:
( ) Cooperative
( ) No Acute Distress
( ) nl Hygiene

Skin:
( ) nl appearance
( ) nl texture
( ) nl temperature
( ) No Bruising
( ) No Laceration
( ) No Rashes
( ) No Masses

Head:
( ) Normocephallic
( ) Atraumatic
( ) No bumps

Eyes:
( ) Pupils equally round
( ) Size ____
( ) Reactive to light
( ) nl accommodation
( ) No scleral icterus
( ) nl conjunctiva
( ) Fundoscopic: nl vessel w/o hemorrhage

ENT:
( ) nl hearing bl
( ) nl tympanic membranes
( ) nl external auditory canals
( ) nl nasal mucosa
( ) nl oral pharynx
( ) No erythema/exudate
( ) nl tongue/gums/ dentition

Neck:
( ) No cervical lymphadenopathy
( ) No supraclavicular lymphadenopathy
( ) Midline trachea
( ) nl thyroid w/o masses

Cardio:
( ) No carotid bruit
( ) No JVD
( ) nl distal pulses
( ) Cap refill <2 sec
( ) RRR
( ) S1 S2
( ) No m/r/g
( ) No pedal edema
( ) No varicose veins

Chest:
( ) Bilateral rise & fall
( ) Breast Symmetrical
( ) No breast tenderness
( ) No breast mass
( ) nl tactile fremitus
( ) Clear to percuss
( ) Clear to auscult
( ) No wheezing/rales/ rhonchi

Abdomen:
( ) Symmetrical
( ) No scars/ striations
( ) No pulsatile masses
( ) No aortic/renal bruit
( ) nl bowel sounds
( ) nl percussion
( ) Soft/Non-tender
( ) Nondistended
( ) No hepatomegaly
( ) No splenomegaly

Rectal:
( ) nl sphincter tone
( ) No rectal masses
( ) Brown stool
( ) Guaiac neg

Pelvic:
( ) nl external genitalia
Speculum exam:
( ) nl vagina
( ) nl cervix
Bimanual exam:
( ) No lymphadenopathy
( ) No masses
( ) No cervical tenderness
( ) No palpable uterus
( ) No palpable ovaries

Extremities:
( ) No cyanosis
( ) No clubbing
( ) No edema
( ) nl brachial pulses
( ) nl radial pulses
( ) nl femoral pulses
( ) nl popliteal pulses
( ) nl a. tibial pulses
( ) nl dorsalis pedis pulses
( ) No axillary lymphad.
( ) No inguinal lymphad.

Cranial Nerves:
( ) CN II: intact vision/visual acuity 20/20/rxn to light
( ) CN III,IV, VI: EOMI/ no nystagmus
( ) CN V: nl face sensation/temporalis m. intact/masseter m. intact
( ) CN VII: puff out cheeks/smile/wrinkle forehead/eyes shut
( ) CN VIII: hearing equal bilaterally
( ) CN IX, X: palate rise equal/midline uvula
( ) CN XI: nl shoulder shrug/SCM muscle intact
( ) CN XII: tongue midline/nl tongue ROM

MSE:
( ) Awake
( ) Alert
( ) Oriented __/3
( ) nl repetition
( ) nl memory
( ) Follows command
( ) No aphasia
( ) No dysarthria

Motor:
( ) nl muscle tone
( ) nl muscle bulk
( ) nl ROM UE
( ) nl ROM LE
( ) No pronator drift
L ___/5 UE R ___/5
L ___/5 LE R ___/5

Reflexes:
L___ Brachioradial.___ R
L___ Biceps ___ R
L___ Triceps ___ R
L___ Patellar ___ R
L___ Achilles ___ R
L___ Plantar ___ R

Cerebellar:
( ) nl finger to nose
( ) nl heel to shin
( ) Rapid alternating hands
( ) Rapid alternating feet
( ) nl gait
( ) Tandem gait
( ) Neg Romberg

+ PE Notes

Assessment & Plan
DDx 1
Plan

DDx 2
Plan

DDx 3
Plan

DDx 4
Plan

DDx 5
Plan

Labs/Radiology/EKG

Updates/Notes

Name: **DOB:**
MRN: **Ethnicity:**
Contact: **Date:**

CC: ____ Ob or Gyn

HPI: ____ yo G ___ P _____ at _____ weeks gestation by (LMP c/w ____ US OR ____ US) presents with:

VB:
LOF:
CX:
FM:

PC:

*vaginal bleeding (VB), leakage of fluid (LOF), contractions (CX), fetal movement (FM), preg complications (PC)

ObHx

B	Yr	V/CS	GA	M/F	Wt	PC
1						
2						
3						
4						
5						

GynHx

LMP
Menarche
Period Duration
Regularity
Tampon
Vaginal Dc
Contraception
Spotting
Last Pap
Abn Pap
STDs
Fibroids
Ectopics

PMHx
child/adult/hospital/immune

SurgHx

Allergies drugs/food/reaction

FMHx

Meds

SHx
Smoking
Alcohol
Drugs
Sexual
Occupation
Exercise
Diet
Stress

ROS (Check Any)

+ROS Notes

Const:
( ) Sick contacts
( ) **Fever**
( ) **Chills**
( ) **Δ Weight**
( ) Malaise
( ) Weakness
( ) Dizziness
( ) **Δ appetite**

HEENT:
( ) Blurry vision
( ) Photophobia
( ) **Δ vision**
( ) **Δ hearing**
( ) Tinnitus
( ) Sore throat
( ) Congestion

Resp:
( ) **SOB**
( ) **Cough**
( ) Sputum
( ) Pleuritic CP
( ) Hemoptysis

Card:
( ) Orthopnea
( ) PND
( ) DOE
( ) **LE edema**
( ) **CP**/left arm/shoulder/ neck/ jaw/ back
( ) Syncope
( ) **Palpitations**
( ) Claudication

GI:
( ) **Nausea**
( ) **Vomiting**
( ) **Diarrhea**
( ) Regurgitation
( ) **Heartburn**
( ) Odynophagia
( ) Dysphagia
( ) **Abd pain**
( ) **Constipation**
( ) Bloat
( ) Hematemesis
( ) Melena
( ) **Hematochezia**
( ) Mucus

GU:
( ) **Urgency**
( ) **Frequency**
( ) Incontinence
( ) **Dysuria**
( ) **Hematuria**
( ) Hesitancy
( ) Postvoid dribbling
( ) Impotence
( ) Testicular masses
( ) **Vaginal dc**
( ) Dyspareunia
( ) Bleeding

Endo:
( ) Thirst
( ) **Polyuria**
( ) **Heat intolerance**
( ) **Cold intolerance**
( ) Tremor
( ) Menstrual irreg.
( ) **Δ hair/skin/nails**
( ) **Δ libido**
( ) **Δ body hair**

Skin:
( ) **Rashes**
( ) Itch
( ) Laceration

Breast:
( ) Masses
( ) Pain
( ) Discharge
( ) Lactation

Msk:
( ) **Arthralgia**
( ) Deformity
( ) **Swelling**
( ) Myalgia
( ) **Weakness**

Hematologic:
( ) **Bruising**
( ) Hx of bleeding
( ) LAD

Neurologic:
( ) **Headache**
( ) Focal weakness
( ) **Seizure**
( ) Tremor
( ) Falls
( ) Memory loss
( ) Paresthesia
( ) Sensory loss
( ) Vertigo

Psychiatric:
( ) Sleep
( ) Interest
( ) Guilt
( ) Energy
( ) Concentration
( ) Appetite
( ) Psychomotor
( ) Suicide

Name:

PE Vitals   HR   BP   RR   T   %Ox   Ht   Wt   BMI

FHT _____ FHR _____ Variability _____ Accelerations _____ Decelerations _____

Sensation UE	Sensation LE
( ) L C5 R ( )	( ) L L3 R ( )
( ) L C6 R ( )	( ) L L4 R ( )
( ) L C7 R ( )	( ) L L5 R ( )
( ) L C8 R ( )	( ) L S1 R ( )
( ) L T1 R ( )	( ) L S2 R ( )

General:
( ) Cooperative
( ) No Acute Distress
( ) nl Hygiene

Skin:
( ) nl appearance
( ) nl texture
( ) nl temperature
( ) No Bruising
( ) No Laceration
( ) No Rashes
( ) No Masses

Head:
( ) Normocephallic
( ) Atraumatic
( ) No bumps

Eyes:
( ) Pupils equally round
( ) Size ____
( ) Reactive to light
( ) nl accommodation
( ) No scleral icterus
( ) nl conjunctiva
( ) Fundoscopic: nl vessel w/o hemorrhage

ENT:
( ) nl hearing bl
( ) nl tympanic membranes
( ) nl external auditory canals
( ) nl nasal mucosa
( ) nl oral pharynx
( ) No erythema/exudate
( ) nl tongue/gums/ dentition

Neck:
( ) No cervical lymphadenopathy
( ) No supraclavicular lymphadenopathy
( ) Midline trachea
( ) nl thyroid w/o masses

Cardio:
( ) No carotid bruit
( ) No JVD
( ) nl distal pulses
( ) Cap refill <2 sec
( ) RRR
( ) S1 S2
( ) No m/r/g
( ) No pedal edema
( ) No varicose veins

Chest:
( ) Bilateral rise & fall
( ) Breast Symmetrical
( ) No breast tenderness
( ) No breast mass
( ) nl tactile fremitus
( ) Clear to percuss
( ) Clear to auscult
( ) No wheezing/rales/ rhonchi

Abdomen:
( ) Symmetrical
( ) No scars/ striations
( ) No pulsatile masses
( ) No aortic/renal bruit
( ) nl bowel sounds
( ) nl percussion
( ) Soft/Non-tender
( ) Nondistended
( ) No hepatomegaly
( ) No splenomegaly

Rectal:
( ) nl sphincter tone
( ) No rectal masses
( ) Brown stool
( ) Guaiac neg

Pelvic:
( ) nl external genitalia
Speculum exam:
( ) nl vagina
( ) nl cervix
Bimanual exam:
( ) No lymphadenopathy
( ) No masses
( ) No cervical tenderness
( ) No palpable uterus
( ) No palpable ovaries

Extremities:
( ) No cyanosis
( ) No clubbing
( ) No edema
( ) nl brachial pulses
( ) nl radial pulses
( ) nl femoral pulses
( ) nl popliteal pulses
( ) nl a. tibial pulses
( ) nl dorsalis pedis pulses
( ) No axillary lymphad.
( ) No inguinal lymphad.

Cranial Nerves:
( ) CN II: intact vision/visual acuity 20/20/rxn to light
( ) CN III,IV, VI: EOMI/ no nystagmus
( ) CN V: nl face sensation/temporalis m. intact/masseter m. intact
( ) CN VII: puff out cheeks/smile/wrinkle forehead/eyes shut
( ) CN VIII: hearing equal bilaterally
( ) CN IX, X: palate rise equal/midline uvula
( ) CN XI: nl shoulder shrug/SCM muscle intact
( ) CN XII: tongue midline/nl tongue ROM

MSE:
( ) Awake
( ) Alert
( ) Oriented __/3
( ) nl repetition
( ) nl memory
( ) Follows command
( ) No aphasia
( ) No dysarthria

Motor:
( ) nl muscle tone
( ) nl muscle bulk
( ) nl ROM UE
( ) nl ROM LE
( ) No pronator drift
L ___/5 UE R ___/5
L ___/5 LE R ___/5

Reflexes:
L____Brachioradial.____R
L____Biceps____R
L____Triceps____R
L____Patellar____R
L____Achilles____R
L____Plantar____R

Cerebellar:
( ) nl finger to nose
( ) nl heel to shin
( ) Rapid alternating hands
( ) Rapid alternating feet
( ) nl gait
( ) Tandem gait
( ) Neg Romberg

+ PE Notes

Assessment & Plan
DDx 1
Plan

DDx 2
Plan

DDx 3
Plan

DDx 4
Plan

DDx 5
Plan

Labs/Radiology/EKG

Updates/Notes

Name:
MRN:
Contact:

DOB:
Ethnicity:
Date:

CC: _____ Ob or Gyn

HPI: _____ yo G ___ P _____ at _____ weeks gestation by (LMP c/w _____ US OR _____ US) presents with:

VB:
LOF:
CX:
FM:

PC:

*vaginal bleeding (VB), leakage of fluid (LOF), contractions (CX), fetal movement (FM), preg complications (PC)

ObHx

B	Yr	V/CS	GA	M/F	Wt	PC
1						
2						
3						
4						
5						

GynHx
LMP
Menarche
Period Duration
Regularity
Tampon
Vaginal Dc
Contraception
Spotting
Last Pap
Abn Pap
STDs
Fibroids
Ectopics

PMHx
child/adult/hospital/immune

SurgHx

Allergies drugs/food/reaction

FMHx

Meds

SHx
Smoking
Alcohol
Drugs
Sexual
Occupation
Exercise
Diet
Stress

ROS (Check Any)

Const:
( ) Sick contacts
( ) Fever
( ) Chills
( ) Δ Weight
( ) Malaise
( ) Weakness
( ) Dizziness
( ) Δ appetite

HEENT:
( ) Blurry vision
( ) Photophobia
( ) Δ vision
( ) Δ hearing
( ) Tinnitus
( ) Sore throat
( ) Congestion

Resp:
( ) SOB
( ) Cough
( ) Sputum
( ) Pleuritic CP
( ) Hemoptysis

Card:
( ) Orthopnea
( ) PND
( ) DOE
( ) LE edema
( ) CP/left arm/shoulder/ neck/jaw/back
( ) Syncope
( ) Palpitations
( ) Claudication

GI:
( ) Nausea
( ) Vomiting
( ) Diarrhea
( ) Regurgitation
( ) Heartburn
( ) Odynophagia
( ) Dysphagia
( ) Abd pain
( ) Constipation
( ) Bloat
( ) Hematemesis
( ) Melena
( ) Hematochezia
( ) Mucus

GU:
( ) Urgency
( ) Frequency
( ) Incontinence
( ) Dysuria
( ) Hematuria
( ) Hesitancy
( ) Postvoid dribbling
( ) Impotence
( ) Testicular masses
( ) Vaginal dc
( ) Dyspareunia
( ) Bleeding

Endo:
( ) Thirst
( ) Polyuria
( ) Heat intolerance
( ) Cold intolerance
( ) Tremor
( ) Menstrual irreg.
( ) Δ hair/skin/nails
( ) Δ libido
( ) Δ body hair

Skin:
( ) Rashes
( ) Itch
( ) Laceration

Breast:
( ) Masses
( ) Pain
( ) Discharge
( ) Lactation

Msk:
( ) Arthralgia
( ) Deformity
( ) Swelling
( ) Myalgia
( ) Weakness

Hematologic:
( ) Bruising
( ) Hx of bleeding
( ) LAD

Neurologic:
( ) Headache
( ) Focal weakness
( ) Seizure
( ) Tremor
( ) Falls
( ) Memory loss
( ) Paresthesia
( ) Sensory loss
( ) Vertigo

Psychiatric:
( ) Sleep
( ) Interest
( ) Guilt
( ) Energy
( ) Concentration
( ) Appetite
( ) Psychomotor
( ) Suicide

+ROS Notes

Name:								Sensation UE	Sensation LE
								( ) L C5 R ( )	( ) L L3 R ( )
PE Vitals	HR	BP	RR	T	%Ox	Ht	Wt	BMI	( ) L C6 R ( )	( ) L L4 R ( )
								( ) L C7 R ( )	( ) L L5 R ( )
FHT	FHR	Variability	Accelerations	Decelerations				( ) L C8 R ( )	( ) L S1 R ( )
								( ) L T1 R ( )	( ) L S2 R ( )

General:
( ) Cooperative
( ) No Acute Distress
( ) nl Hygiene

Skin:
( ) nl appearance
( ) nl texture
( ) nl temperature
( ) No Bruising
( ) No Laceration
( ) No Rashes
( ) No Masses

Head:
( ) Normocephallic
( ) Atraumatic
( ) No bumps

Eyes:
( ) Pupils equally round
( ) Size ____
( ) Reactive to light
( ) nl accommodation
( ) No scleral icterus
( ) nl conjunctiva
( ) Fundoscopic: nl vessel w/o hemorrhage

ENT:
( ) nl hearing bl
( ) nl tympanic membranes
( ) nl external auditory canals
( ) nl nasal mucosa
( ) nl oral pharynx
( ) No erythema/exudate
( ) nl tongue/gums/ dentition

Neck:
( ) No cervical lymphadenopathy
( ) No supraclavicular lymphadenopathy
( ) Midline trachea
( ) nl thyroid w/o masses

Cardio:
( ) No carotid bruit
( ) No JVD
( ) nl distal pulses
( ) Cap refill <2 sec
( ) RRR
( ) S1 S2
( ) No m/r/g
( ) No pedal edema
( ) No varicose veins

Chest:
( ) Bilateral rise & fall
( ) Breast Symmetrical
( ) No breast tenderness
( ) No breast mass
( ) nl tactile fremitus
( ) Clear to percuss
( ) Clear to auscult
( ) No wheezing/rales/ rhonchi

Abdomen:
( ) Symmetrical
( ) No scars/ striations
( ) No pulsatile masses
( ) No aortic/renal bruit
( ) nl bowel sounds
( ) nl percussion
( ) Soft/Non-tender
( ) Nondistended
( ) No hepatomegaly
( ) No splenomegaly

Rectal:
( ) nl sphincter tone
( ) No rectal masses
( ) Brown stool
( ) Guaiac neg

Pelvic:
( ) nl external genitalia
Speculum exam:
( ) nl vagina
( ) nl cervix
Bimanual exam:
( ) No lymphadenopathy
( ) No masses
( ) No cervical tenderness
( ) No palpable uterus
( ) No palpable ovaries

Extremities:
( ) No cyanosis
( ) No clubbing
( ) No edema
( ) nl brachial pulses
( ) nl radial pulses
( ) nl femoral pulses
( ) nl popliteal pulses
( ) nl a. tibial pulses
( ) nl dorsalis pedis pulses
( ) No axillary lymphad.
( ) No inguinal lymphad.

Cranial Nerves:
( ) CN II: intact vision/visual acuity 20/20/rxn to light
( ) CN III,IV, VI: EOMI/ no nystagmus
( ) CN V: nl face sensation/temporalis m. intact/masseter m. intact
( ) CN VII: puff out cheeks/smile/wrinkle forehead/eyes shut
( ) CN VIII: hearing equal bilaterally
( ) CN IX, X: palate rise equal/midline uvula
( ) CN XI: nl shoulder shrug/SCM muscle intact
( ) CN XII: tongue midline/nl tongue ROM

MSE:
( ) Awake
( ) Alert
( ) Oriented __/3
( ) nl repetition
( ) nl memory
( ) Follows command
( ) No aphasia
( ) No dysarthria

Motor:
( ) nl muscle tone
( ) nl muscle bulk
( ) nl ROM UE
( ) nl ROM LE
( ) No pronator drift
L ___/5 UE R ___/5
L ___/5 LE R ___/5

Reflexes:
L____Brachioradial.____R
L____Biceps____R
L____Triceps____R
L____Patellar____R
L____Achilles____R
L____Plantar____R

Cerebellar:
( ) nl finger to nose
( ) nl heel to shin
( ) Rapid alternating hands
( ) Rapid alternating feet
( ) nl gait
( ) Tandem gait
( ) Neg Romberg

+ PE Notes

Assessment & Plan

DDx 1
Plan

DDx 2
Plan

DDx 3
Plan

DDx 4
Plan

DDx 5
Plan

Labs/Radiology/EKG

Updates/Notes

Name:	DOB:
MRN:	Ethnicity:
Contact:	Date:

CC: _____ Ob or Gyn

HPI: _____ yo G ___ P _____ at _____ weeks gestation by (LMP c/w ____ US OR ____ US) presents with:

VB:

LOF:

CX:

FM:

PC:

*vaginal bleeding (VB), leakage of fluid (LOF), contractions (CX), fetal movement (FM), preg complications (PC)

ObHx

B	Yr	V/CS	GA	M/F	Wt	PC
1						
2						
3						
4						
5						

GynHx

LMP
Menarche
Period Duration
Regularity
Tampon
Vaginal Dc
Contraception
Spotting
Last Pap
Abn Pap
STDs
Fibroids
Ectopics

PMHx
child/adult/hospital/immune

SurgHx

Allergies drugs/food/reaction

FMHx

Meds

SHx
Smoking
Alcohol
Drugs
Sexual
Occupation
Exercise
Diet
Stress

ROS (Check Any)

Const:
( ) Sick contacts
( ) **Fever**
( ) **Chills**
( ) Δ **Weight**
( ) Malaise
( ) Weakness
( ) Dizziness
( ) Δ **appetite**

HEENT:
( ) Blurry vision
( ) Photophobia
( ) Δ **vision**
( ) Δ **hearing**
( ) Tinnitus
( ) Sore throat
( ) Congestion

Resp:
( ) **SOB**
( ) **Cough**
( ) Sputum
( ) Pleuritic CP
( ) Hemoptysis

Card:
( ) Orthopnea
( ) PND
( ) DOE
( ) **LE edema**
( ) **CP/left arm/shoulder/ neck/ jaw/ back**
( ) Syncope
( ) **Palpitations**
( ) Claudication

GI:
( ) **Nausea**
( ) **Vomiting**
( ) **Diarrhea**
( ) Regurgitation
( ) **Heartburn**
( ) Odynophagia
( ) Dysphagia
( ) **Abd pain**
( ) **Constipation**
( ) Bloat
( ) Hematemesis
( ) Melena
( ) **Hematochezia**
( ) Mucus

GU:
( ) **Urgency**
( ) **Frequency**
( ) Incontinence
( ) **Dysuria**
( ) **Hematuria**
( ) Hesitancy
( ) Postvoid dribbling
( ) Impotence
( ) Testicular masses
( ) **Vaginal dc**
( ) Dyspareunia
( ) Bleeding

Endo:
( ) Thirst
( ) **Polyuria**
( ) **Heat intolerance**
( ) Cold intolerance
( ) Tremor
( ) Menstrual irreg.
( ) Δ **hair/skin/nails**
( ) Δ libido
( ) Δ body hair

Skin:
( ) **Rashes**
( ) Itch
( ) Laceration

Breast:
( ) Masses
( ) Pain
( ) Discharge
( ) Lactation

Msk:
( ) **Arthralgia**
( ) Deformity
( ) **Swelling**
( ) Myalgia
( ) **Weakness**

Hematologic:
( ) **Bruising**
( ) Hx of bleeding
( ) **LAD**

Neurologic:
( ) **Headache**
( ) Focal weakness
( ) **Seizure**
( ) Tremor
( ) Falls
( ) Memory loss
( ) Paresthesia
( ) Sensory loss
( ) Vertigo

Psychiatric:
( ) Sleep
( ) Interest
( ) Guilt
( ) Energy
( ) Concentration
( ) Appetite
( ) Psychomotor
( ) Suicide

+ROS Notes

Name:

PE Vitals   HR ___   BP ___   RR ___   T ___   %Ox ___   Ht ___   Wt ___   BMI ___

FHT _____ FHR _____ Variability _____ Accelerations _____ Decelerations _____

Sensation UE	Sensation LE
( ) L C5 R ( )	( ) L L3 R ( )
( ) L C6 R ( )	( ) L L4 R ( )
( ) L C7 R ( )	( ) L L5 R ( )
( ) L C8 R ( )	( ) L S1 R ( )
( ) L T1 R ( )	( ) L S2 R ( )

General:
( ) Cooperative
( ) No Acute Distress
( ) nl Hygiene

Skin:
( ) nl appearance
( ) nl texture
( ) nl temperature
( ) No Bruising
( ) No Laceration
( ) No Rashes
( ) No Masses

Head:
( ) Normocephallic
( ) Atraumatic
( ) No bumps

Eyes:
( ) Pupils equally round
( ) Size ____
( ) Reactive to light
( ) nl accommodation
( ) No scleral icterus
( ) nl conjunctiva
( ) Fundoscopic: nl vessel w/o hemorrhage

ENT:
( ) nl hearing bl
( ) nl tympanic membranes
( ) nl external auditory canals
( ) nl nasal mucosa
( ) nl oral pharynx
( ) No erythema/exudate
( ) nl tongue/gums/ dentition

Neck:
( ) No cervical lymphadenopathy
( ) No supraclavicular lymphadenopathy
( ) Midline trachea
( ) nl thyroid w/o masses

Cardio:
( ) No carotid bruit
( ) No JVD
( ) nl distal pulses
( ) Cap refill <2 sec
( ) RRR
( ) S1 S2
( ) No m/r/g
( ) No pedal edema
( ) No varicose veins

Chest:
( ) Bilateral rise & fall
( ) Breast Symmetrical
( ) No breast tenderness
( ) No breast mass
( ) nl tactile fremitus
( ) Clear to percuss
( ) Clear to auscult
( ) No wheezing/rales/ rhonchi

Abdomen:
( ) Symmetrical
( ) No scars/ striations
( ) No pulsatile masses
( ) No aortic/renal bruit
( ) nl bowel sounds
( ) nl percussion
( ) Soft/Non-tender
( ) Nondistended
( ) No hepatomegaly
( ) No splenomegaly

Rectal:
( ) nl sphincter tone
( ) No rectal masses
( ) Brown stool
( ) Guaiac neg

Pelvic:
( ) nl external genitalia
Speculum exam:
( ) nl vagina
( ) nl cervix
Bimanual exam:
( ) No lymphadenopathy
( ) No masses
( ) No cervical tenderness
( ) No palpable uterus
( ) No palpable ovaries

Extremities:
( ) No cyanosis
( ) No clubbing
( ) No edema
( ) nl brachial pulses
( ) nl radial pulses
( ) nl femoral pulses
( ) nl popliteal pulses
( ) nl a. tibial pulses
( ) nl dorsalis pedis pulses
( ) No axillary lymphad.
( ) No inguinal lymphad.

Cranial Nerves:
( ) CN II: intact vision/visual acuity 20/20/rxn to light
( ) CN III,IV, VI: EOMI/ no nystagmus
( ) CN V: nl face sensation/temporalis m. intact/masseter m. intact
( ) CN VII: puff out cheeks/smile/wrinkle forehead/eyes shut
( ) CN VIII: hearing equal bilaterally
( ) CN IX, X: palate rise equal/midline uvula
( ) CN XI: nl shoulder shrug/SCM muscle intact
( ) CN XII: tongue midline/nl tongue ROM

MSE:
( ) Awake
( ) Alert
( ) Oriented __/3
( ) nl repetition
( ) nl memory
( ) Follows command
( ) No aphasia
( ) No dysarthria

Motor:
( ) nl muscle tone
( ) nl muscle bulk
( ) nl ROM UE
( ) nl ROM LE
( ) No pronator drift
L ___/5 UE R ___/5
L ___/5 LE R ___/5

Reflexes:
L ___ Brachioradial. ___ R
L ___ Biceps ___ R
L ___ Triceps ___ R
L ___ Patellar ___ R
L ___ Achilles ___ R
L ___ Plantar ___ R

Cerebellar:
( ) nl finger to nose
( ) nl heel to shin
( ) Rapid alternating hands
( ) Rapid alternating feet
( ) nl gait
( ) Tandem gait
( ) Neg Romberg

+ PE Notes

Assessment & Plan
DDx 1
Plan

DDx 2
Plan

DDx 3
Plan

DDx 4
Plan

DDx 5
Plan

Labs/Radiology/EKG

Updates/Notes

Name:
MRN:
Contact:

DOB:
Ethnicity:
Date:

CC: _____ Ob or Gyn

HPI:_____ yo G ___ P _____ at _____ weeks gestation by (LMP c/w ____ US OR ____ US) presents with:

VB:
LOF:
CX:
FM:

PC:

*vaginal bleeding (VB), leakage of fluid (LOF), contractions (CX), fetal movement (FM), preg complications (PC)

ObHx

B	Yr	V/CS	GA	M/F	Wt	PC
1						
2						
3						
4						
5						

GynHx
LMP
Menarche
Period Duration
Regularity
Tampon
Vaginal Dc
Contraception
Spotting
Last Pap
Abn Pap
STDs
Fibroids
Ectopics

PMHx
child/adult/hospital/immune

SurgHx

Allergies drugs/food/reaction

FMHx

Meds

SHx
Smoking
Alcohol
Drugs
Sexual
Occupation
Exercise
Diet
Stress

ROS(Check Any)

Const:
( ) Sick contacts
( ) Fever
( ) Chills
( ) Δ Weight
( ) Malaise
( ) Weakness
( ) Dizziness
( ) Δ appetite

HEENT:
( ) Blurry vision
( ) Photophobia
( ) Δ vision
( ) Δ hearing
( ) Tinnitus
( ) Sore throat
( ) Congestion

Resp:
( ) SOB
( ) Cough
( ) Sputum
( ) Pleuritic CP
( ) Hemoptysis

Card:
( ) Orthopnea
( ) PND
( ) DOE
( ) LE edema
( ) CP/left arm/shoulder/ neck/ jaw/ back
( ) Syncope
( ) Palpitations
( ) Claudication

GI:
( ) Nausea
( ) Vomiting
( ) Diarrhea
( ) Regurgitation
( ) Heartburn
( ) Odynophagia
( ) Dysphagia
( ) Abd pain
( ) Constipation
( ) Bloat
( ) Hematemesis
( ) Melena
( ) Hematochezia
( ) Mucus

GU:
( ) Urgency
( ) Frequency
( ) Incontinence
( ) Dysuria
( ) Hematuria
( ) Hesitancy
( ) Postvoid dribbling
( ) Impotence
( ) Testicular masses
( ) Vaginal dc
( ) Dyspareunia
( ) Bleeding

Endo:
( ) Thirst
( ) Polyuria
( ) Heat intolerance
( ) Cold intolerance
( ) Tremor
( ) Menstrual irreg.
( ) Δ hair/skin/nails
( ) Δ libido
( ) Δ body hair

Skin:
( ) Rashes
( ) Itch
( ) Laceration

Breast:
( ) Masses
( ) Pain
( ) Discharge
( ) Lactation

Msk:
( ) Arthralgia
( ) Deformity
( ) Swelling
( ) Myalgia
( ) Weakness

Hematologic:
( ) Bruising
( ) Hx of bleeding
( ) LAD

Neurologic:
( ) Headache
( ) Focal weakness
( ) Seizure
( ) Tremor
( ) Falls
( ) Memory loss
( ) Paresthesia
( ) Sensory loss
( ) Vertigo

Psychiatric:
( ) Sleep
( ) Interest
( ) Guilt
( ) Energy
( ) Concentration
( ) Appetite
( ) Psychomotor
( ) Suicide

+ROS Notes

Name:

PE Vitals HR   BP   RR   T   %Ox   Ht   Wt   BMI

FHT _____ FHR _____ Variability _____ Accelerations _____ Decelerations

Sensation UE	Sensation LE
( ) L C5 R ( )	( ) L L3 R ( )
( ) L C6 R ( )	( ) L L4 R ( )
( ) L C7 R ( )	( ) L L5 R ( )
( ) L C8 R ( )	( ) L S1 R ( )
( ) L T1 R ( )	( ) L S2 R ( )

General:
( ) Cooperative
( ) No Acute Distress
( ) nl Hygiene

Skin:
( ) nl appearance
( ) nl texture
( ) nl temperature
( ) No Bruising
( ) No Laceration
( ) No Rashes
( ) No Masses

Head:
( ) Normocephallic
( ) Atraumatic
( ) No bumps

Eyes:
( ) Pupils equally round
( ) Size ____
( ) Reactive to light
( ) nl accommodation
( ) No scleral icterus
( ) nl conjunctiva
( ) Fundoscopic: nl vessel w/o hemorrhage

ENT:
( ) nl hearing bl
( ) nl tympanic membranes
( ) nl external auditory canals
( ) nl nasal mucosa
( ) nl oral pharynx
( ) No erythema/exudate
( ) nl tongue/gums/ dentition

Neck:
( ) No cervical lymphadenopathy
( ) No supraclavicular lymphadenopathy
( ) Midline trachea
( ) nl thyroid w/o masses

Cardio:
( ) No carotid bruit
( ) No JVD
( ) nl distal pulses
( ) Cap refill <2 sec
( ) RRR
( ) S1 S2
( ) No m/r/g
( ) No pedal edema
( ) No varicose veins

Chest:
( ) Bilateral rise & fall
( ) Breast Symmetrical
( ) No breast tenderness
( ) No breast mass
( ) nl tactile fremitus
( ) Clear to percuss
( ) Clear to auscult
( ) No wheezing/rales/ rhonchi

Abdomen:
( ) Symmetrical
( ) No scars/ striations
( ) No pulsatile masses
( ) No aortic/renal bruit
( ) nl bowel sounds
( ) nl percussion
( ) Soft/Non-tender
( ) Nondistended
( ) No hepatomegaly
( ) No splenomegaly

Rectal:
( ) nl sphincter tone
( ) No rectal masses
( ) Brown stool
( ) Guaiac neg

Pelvic:
( ) nl external genitalia
Speculum exam:
( ) nl vagina
( ) nl cervix
Bimanual exam:
( ) No lymphadenopathy
( ) No masses
( ) No cervical tenderness
( ) No palpable uterus
( ) No palpable ovaries

Extremities:
( ) No cyanosis
( ) No clubbing
( ) No edema
( ) nl brachial pulses
( ) nl radial pulses
( ) nl femoral pulses
( ) nl popliteal pulses
( ) nl a. tibial pulses
( ) nl dorsalis pedis pulses
( ) No axillary lymphad.
( ) No inguinal lymphad.

Cranial Nerves:
( ) CN II: intact vision/visual acuity 20/20/rxn to light
( ) CN III,IV, VI: EOMI/ no nystagmus
( ) CN V: nl face sensation/temporalis m. intact/masseter m. intact
( ) CN VII: puff out cheeks/smile/wrinkle forehead/eyes shut
( ) CN VIII: hearing equal bilaterally
( ) CN IX, X: palate rise equal/midline uvula
( ) CN XI: nl shoulder shrug/SCM muscle intact
( ) CN XII: tongue midline/nl tongue ROM

MSE:
( ) Awake
( ) Alert
( ) Oriented __/3
( ) nl repetition
( ) nl memory
( ) Follows command
( ) No aphasia
( ) No dysarthria

Motor:
( ) nl muscle tone
( ) nl muscle bulk
( ) nl ROM UE
( ) nl ROM LE
( ) No pronator drift
L ___/5 UE R ___/5
L ___/5 LE R ___/5

Reflexes:
L____Brachioradial.____R
L____Biceps____R
L____Triceps____R
L____Patellar____R
L____Achilles____R
L____Plantar____R

Cerebellar:
( ) nl finger to nose
( ) nl heel to shin
( ) Rapid alternating hands
( ) Rapid alternating feet
( ) nl gait
( ) Tandem gait
( ) Neg Romberg

+ PE Notes

Assessment & Plan
DDx 1
Plan

DDx 2
Plan

DDx 3
Plan

DDx 4
Plan

DDx 5
Plan

Labs/Radiology/EKG

Updates/Notes

Name:
MRN:
Contact:

DOB:
Ethnicity:
Date:

CC: _____ Ob or Gyn

HPI: _____ yo G ___ P _____ at _____ weeks gestation by (LMP c/w ____ US OR ____ US) presents with:

VB:
LOF:
CX:
FM:

PC:

*vaginal bleeding (VB), leakage of fluid (LOF), contractions (CX), fetal movement (FM), preg complications (PC)

ObHx

B	Yr	V/CS	GA	M/F	Wt	PC
1						
2						
3						
4						
5						

GynHx

LMP
Menarche
Period Duration
Regularity
Tampon
Vaginal Dc
Contraception
Spotting
Last Pap
Abn Pap
STDs
Fibroids
Ectopics

PMHx
child/adult/hospital/immune

SurgHx

Allergies drugs/food/reaction

FMHx

Meds

SHx
Smoking
Alcohol
Drugs
Sexual
Occupation
Exercise
Diet
Stress

ROS (Check Any)

Const:
( ) Sick contacts
( ) Fever
( ) Chills
( ) Δ Weight
( ) Malaise
( ) Weakness
( ) Dizziness
( ) Δ appetite

HEENT:
( ) Blurry vision
( ) Photophobia
( ) Δ vision
( ) Δ hearing
( ) Tinnitus
( ) Sore throat
( ) Congestion

Resp:
( ) SOB
( ) Cough
( ) Sputum
( ) Pleuritic CP
( ) Hemoptysis

Card:
( ) Orthopnea
( ) PND
( ) DOE
( ) LE edema
( ) CP/left arm/shoulder/ neck/ jaw/ back
( ) Syncope
( ) Palpitations
( ) Claudication

GI:
( ) Nausea
( ) Vomiting
( ) Diarrhea
( ) Regurgitation
( ) Heartburn
( ) Odynophagia
( ) Dysphagia
( ) Abd pain
( ) Constipation
( ) Bloat
( ) Hematemesis
( ) Melena
( ) Hematochezia
( ) Mucus

GU:
( ) Urgency
( ) Frequency
( ) Incontinence
( ) Dysuria
( ) Hematuria
( ) Hesitancy
( ) Postvoid dribbling
( ) Impotence
( ) Testicular masses
( ) Vaginal dc
( ) Dyspareunia
( ) Bleeding

Endo:
( ) Thirst
( ) Polyuria
( ) Heat intolerance
( ) Cold intolerance
( ) Tremor
( ) Menstrual irreg.
( ) Δ hair/skin/nails
( ) Δ libido
( ) Δ body hair

Skin:
( ) Rashes
( ) Itch
( ) Laceration

Breast:
( ) Masses
( ) Pain
( ) Discharge
( ) Lactation

Msk:
( ) Arthralgia
( ) Deformity
( ) Swelling
( ) Myalgia
( ) Weakness

Hematologic:
( ) Bruising
( ) Hx of bleeding
( ) LAD

Neurologic:
( ) Headache
( ) Focal weakness
( ) Seizure
( ) Tremor
( ) Falls
( ) Memory loss
( ) Paresthesia
( ) Sensory loss
( ) Vertigo

Psychiatric:
( ) Sleep
( ) Interest
( ) Guilt
( ) Energy
( ) Concentration
( ) Appetite
( ) Psychomotor
( ) Suicide

+ROS Notes

Name:

PE Vitals	HR	BP	RR	T	%Ox	Ht	Wt	BMI

FHT _____ FHR _____ Variability _____ Accelerations _____ Decelerations

Sensation UE	Sensation LE
( ) L C5 R ( )	( ) L L3 R ( )
( ) L C6 R ( )	( ) L L4 R ( )
( ) L C7 R ( )	( ) L L5 R ( )
( ) L C8 R ( )	( ) L S1 R ( )
( ) L T1 R ( )	( ) L S2 R ( )

General:
( ) Cooperative
( ) No Acute Distress
( ) nl Hygiene

Skin:
( ) nl appearance
( ) nl texture
( ) nl temperature
( ) No Bruising
( ) No Laceration
( ) No Rashes
( ) No Masses

Head:
( ) Normocephallic
( ) Atraumatic
( ) No bumps

Eyes:
( ) Pupils equally round
( ) Size _____
( ) Reactive to light
( ) nl accommodation
( ) No scleral icterus
( ) nl conjunctiva
( ) Fundoscopic: nl vessel w/o hemorrhage

ENT:
( ) nl hearing bl
( ) nl tympanic membranes
( ) nl external auditory canals
( ) nl nasal mucosa
( ) nl oral pharynx
( ) No erythema/exudate
( ) nl tongue/gums/ dentition

Neck:
( ) No cervical lymphadenopathy
( ) No supraclavicular lymphadenopathy
( ) Midline trachea
( ) nl thyroid w/o masses

Cardio:
( ) No carotid bruit
( ) No JVD
( ) nl distal pulses
( ) Cap refill <2 sec
( ) RRR
( ) S1 S2
( ) No m/r/g
( ) No pedal edema
( ) No varicose veins

Chest:
( ) Bilateral rise & fall
( ) Breast Symmetrical
( ) No breast tenderness
( ) No breast mass
( ) nl tactile fremitus
( ) Clear to percuss
( ) Clear to auscult
( ) No wheezing/rales/ rhonchi

Abdomen:
( ) Symmetrical
( ) No scars/ striations
( ) No pulsatile masses
( ) No aortic/renal bruit
( ) nl bowel sounds
( ) nl percussion
( ) Soft/Non-tender
( ) Nondistended
( ) No hepatomegaly
( ) No splenomegaly

Rectal:
( ) nl sphincter tone
( ) No rectal masses
( ) Brown stool
( ) Guaiac neg

Pelvic:
( ) nl external genitalia
Speculum exam:
( ) nl vagina
( ) nl cervix
Bimanual exam:
( ) No lymphadenopathy
( ) No masses
( ) No cervical tenderness
( ) No palpable uterus
( ) No palpable ovaries

Extremities:
( ) No cyanosis
( ) No clubbing
( ) No edema
( ) nl brachial pulses
( ) nl radial pulses
( ) nl femoral pulses
( ) nl popliteal pulses
( ) nl a. tibial pulses
( ) nl dorsalis pedis pulses
( ) No axillary lymphad.
( ) No inguinal lymphad.

Cranial Nerves:
( ) CN II: intact vision/visual acuity 20/20/rxn to light
( ) CN III,IV, VI: EOMI/ no nystagmus
( ) CN V: nl face sensation/temporalis m. intact/masseter m. intact
( ) CN VII: puff out cheeks/smile/wrinkle forehead/eyes shut
( ) CN VIII: hearing equal bilaterally
( ) CN IX, X: palate rise equal/midline uvula
( ) CN XI: nl shoulder shrug/SCM muscle intact
( ) CN XII: tongue midline/nl tongue ROM

MSE:
( ) Awake
( ) Alert
( ) Oriented __/3
( ) nl repetition
( ) nl memory
( ) Follows command
( ) No aphasia
( ) No dysarthria

Motor:
( ) nl muscle tone
( ) nl muscle bulk
( ) nl ROM UE
( ) nl ROM LE
( ) No pronator drift
L ___/5 UE R ___/5
L ___/5 LE R ___/5

Reflexes:
L____Brachioradial.____R
L____Biceps____R
L____Triceps____R
L____Patellar____R
L____Achilles____R
L____Plantar____R

Cerebellar:
( ) nl finger to nose
( ) nl heel to shin
( ) Rapid alternating hands
( ) Rapid alternating feet
( ) nl gait
( ) Tandem gait
( ) Neg Romberg

+ PE Notes

Assessment & Plan

DDx 1
Plan

DDx 2
Plan

DDx 3
Plan

DDx 4
Plan

DDx 5
Plan

Labs/Radiology/EKG

Updates/Notes

Name: **DOB:**
MRN: **Ethnicity:**
Contact: **Date:**

CC: _____ Ob or Gyn

HPI: _____ yo G ___ P _____ at _____ weeks gestation by (LMP c/w ____ US OR ____ US) presents with:

VB:

LOF:

CX:

FM:

PC:

*vaginal bleeding (VB), leakage of fluid (LOF), contractions (CX), fetal movement (FM), preg complications (PC)

ObHx

B	Yr	V/CS	GA	M/F	Wt	PC
1						
2						
3						
4						
5						

GynHx
LMP
Menarche
Period Duration
Regularity
Tampon
Vaginal Dc
Contraception
Spotting
Last Pap
Abn Pap
STDs
Fibroids
Ectopics

PMHx
child/adult/hospital/immune

SurgHx

Allergies drugs/food/reaction

FMHx

Meds

SHx
Smoking
Alcohol
Drugs
Sexual
Occupation
Exercise
Diet
Stress

ROS (Check Any)

Const:
( ) Sick contacts
( ) Fever
( ) Chills
( ) Δ Weight
( ) Malaise
( ) Weakness
( ) Dizziness
( ) Δ appetite

HEENT:
( ) Blurry vision
( ) Photophobia
( ) Δ vision
( ) Δ hearing
( ) Tinnitus
( ) Sore throat
( ) Congestion

Resp:
( ) SOB
( ) Cough
( ) Sputum
( ) Pleuritic CP
( ) Hemoptysis

Card:
( ) Orthopnea
( ) PND
( ) DOE
( ) LE edema
( ) CP/left arm/shoulder/ neck/ jaw/ back
( ) Syncope
( ) Palpitations
( ) Claudication

GI:
( ) Nausea
( ) Vomiting
( ) Diarrhea
( ) Regurgitation
( ) Heartburn
( ) Odynophagia
( ) Dysphagia
( ) Abd pain
( ) Constipation
( ) Bloat
( ) Hematemesis
( ) Melena
( ) Hematochezia
( ) Mucus

GU:
( ) Urgency
( ) Frequency
( ) Incontinence
( ) Dysuria
( ) Hematuria
( ) Hesitancy
( ) Postvoid dribbling
( ) Impotence
( ) Testicular masses
( ) Vaginal dc
( ) Dyspareunia
( ) Bleeding

Endo:
( ) Thirst
( ) Polyuria
( ) Heat intolerance
( ) Cold intolerance
( ) Tremor
( ) Menstrual irreg.
( ) Δ hair/skin/nails
( ) Δ libido
( ) Δ body hair

Skin:
( ) Rashes
( ) Itch
( ) Laceration

Breast:
( ) Masses
( ) Pain
( ) Discharge
( ) Lactation

Msk:
( ) Arthralgia
( ) Deformity
( ) Swelling
( ) Myalgia
( ) Weakness

Hematologic:
( ) Bruising
( ) Hx of bleeding
( ) LAD

Neurologic:
( ) Headache
( ) Focal weakness
( ) Seizure
( ) Tremor
( ) Falls
( ) Memory loss
( ) Paresthesia
( ) Sensory loss
( ) Vertigo

Psychiatric:
( ) Sleep
( ) Interest
( ) Guilt
( ) Energy
( ) Concentration
( ) Appetite
( ) Psychomotor
( ) Suicide

+ROS Notes

Name:

Sensation UE	Sensation LE
( ) L C5 R ( )	( ) L L3 R ( )
( ) L C6 R ( )	( ) L L4 R ( )
( ) L C7 R ( )	( ) L L5 R ( )
( ) L C8 R ( )	( ) L S1 R ( )
( ) L T1 R ( )	( ) L S2 R ( )

PE Vitals   HR____ BP____ RR____ T____ %Ox____ Ht____ Wt____ BMI____

FHT _____ FHR_____ Variability_____ Accelerations_____ Decelerations_____

General:
( ) Cooperative
( ) No Acute Distress
( ) nl Hygiene

Skin:
( ) nl appearance
( ) nl texture
( ) nl temperature
( ) No Bruising
( ) No Laceration
( ) No Rashes
( ) No Masses

Head:
( ) Normocephallic
( ) Atraumatic
( ) No bumps

Eyes:
( ) Pupils equally round
( ) Size ____
( ) Reactive to light
( ) nl accommodation
( ) No scleral icterus
( ) nl conjunctiva
( ) Fundoscopic: nl vessel w/o hemorrhage

ENT:
( ) nl hearing bl
( ) nl tympanic membranes
( ) nl external auditory canals
( ) nl nasal mucosa
( ) nl oral pharynx
( ) No erythema/exudate
( ) nl tongue/gums/ dentition

Neck:
( ) No cervical lymphadenopathy
( ) No supraclavicular lymphadenopathy
( ) Midline trachea
( ) nl thyroid w/o masses

Cardio:
( ) No carotid bruit
( ) No JVD
( ) nl distal pulses
( ) Cap refill <2 sec
( ) RRR
( ) S1 S2
( ) No m/r/g
( ) No pedal edema
( ) No varicose veins

Chest:
( ) Bilateral rise & fall
( ) Breast Symmetrical
( ) No breast tenderness
( ) No breast mass
( ) nl tactile fremitus
( ) Clear to percus
( ) Clear to auscult
( ) No wheezing/rales/ rhonchi

Abdomen:
( ) Symmetrical
( ) No scars/ striations
( ) No pulsatile masses
( ) No aortic/renal bruit
( ) nl bowel sounds
( ) nl percussion
( ) Soft/Non-tender
( ) Nondistended
( ) No hepatomegaly
( ) No splenomegaly

Rectal:
( ) nl sphincter tone
( ) No rectal masses
( ) Brown stool
( ) Guaiac neg

Pelvic:
( ) nl external genitalia
Speculum exam:
( ) nl vagina
( ) nl cervix
Bimanual exam:
( ) No lymphadenopathy
( ) No masses
( ) No cervical tenderness
( ) No palpable uterus
( ) No palpable ovaries

Extremities:
( ) No cyanosis
( ) No clubbing
( ) No edema
( ) nl brachial pulses
( ) nl radial pulses
( ) nl femoral pulses
( ) nl popliteal pulses
( ) nl a. tibial pulses
( ) nl dorsalis pedis pulses
( ) No axillary lymphad.
( ) No inguinal lymphad.

Cranial Nerves:
( ) CN II: intact vision/visual acuity 20/20/rxn to light
( ) CN III,IV, VI: EOMI/ no nystagmus
( ) CN V: nl face sensation/temporalis m. intact/masseter m. intact
( ) CN VII: puff out cheeks/smile/wrinkle forehead/eyes shut
( ) CN VIII: hearing equal bilaterally
( ) CN IX, X: palate rise equal/midline uvula
( ) CN XI: nl shoulder shrug/SCM muscle intact
( ) CN XII: tongue midline/nl tongue ROM

MSE:
( ) Awake
( ) Alert
( ) Oriented __/3
( ) nl repetition
( ) nl memory
( ) Follows command
( ) No aphasia
( ) No dysarthria

Motor:
( ) nl muscle tone
( ) nl muscle bulk
( ) nl ROM UE
( ) nl ROM LE
( ) No pronator drift
L ___/5 UE R ___/5
L ___/5 LE R ___/5

Reflexes:
L____ Brachioradial.____ R
L____ Biceps____ R
L____ Triceps____ R
L____ Patellar____ R
L____ Achilles____ R
L____ Plantar____ R

Cerebellar:
( ) nl finger to nose
( ) nl heel to shin
( ) Rapid alternating hands
( ) Rapid alternating feet
( ) nl gait
( ) Tandem gait
( ) Neg Romberg

+ PE Notes

Assessment & Plan

DDx 1
Plan

DDx 2
Plan

DDx 3
Plan

DDx 4
Plan

DDx 5
Plan

Labs/Radiology/EKG

Updates/Notes

Name:	DOB:
MRN:	Ethnicity:
Contact:	Date:

CC: _____ Ob or Gyn

HPI:_____ yo G ___ P _____ at _____ weeks gestation by (LMP c/w ____ US OR ____ US) presents with:

VB:
LOF:
CX:
FM:

PC:

*vaginal bleeding (VB), leakage of fluid (LOF), contractions (CX), fetal movement (FM), preg complications (PC)

ObHx

B	Yr	V/CS	GA	M/F	Wt	PC
1						
2						
3						
4						
5						

GynHx

LMP
Menarche
Period Duration
Regularity
Tampon
Vaginal Dc
Contraception
Spotting
Last Pap
Abn Pap
STDs
Fibroids
Ectopics

PMHx
child/adult/hospital/immune

SurgHx

Allergies drugs/food/reaction

FMHx

Meds

SHx
Smoking
Alcohol
Drugs
Sexual
Occupation
Exercise
Diet
Stress

ROS (Check Any)

Const:
( ) Sick contacts
( ) **Fever**
( ) **Chills**
( ) **Δ Weight**
( ) Malaise
( ) Weakness
( ) Dizziness
( ) **Δ appetite**

HEENT:
( ) Blurry vision
( ) Photophobia
( ) **Δ vision**
( ) **Δ hearing**
( ) Tinnitus
( ) Sore throat
( ) Congestion

Resp:
( ) **SOB**
( ) **Cough**
( ) Sputum
( ) Pleuritic CP
( ) Hemoptysis

Card:
( ) Orthopnea
( ) PND
( ) DOE
( ) **LE edema**
( ) **CP**/left arm/shoulder/ neck/ jaw/ back
( ) Syncope
( ) **Palpitations**
( ) Claudication

GI:
( ) **Nausea**
( ) **Vomiting**
( ) **Diarrhea**
( ) Regurgitation
( ) **Heartburn**
( ) Odynophagia
( ) Dysphagia
( ) **Abd pain**
( ) **Constipation**
( ) Bloat
( ) Hematemesis
( ) Melena
( ) **Hematochezia**
( ) **Mucus**

GU:
( ) **Urgency**
( ) **Frequency**
( ) Incontinence
( ) **Dysuria**
( ) **Hematuria**
( ) Hesitancy
( ) Postvoid dribbling
( ) Impotence
( ) Testicular masses
( ) **Vaginal dc**
( ) Dyspareunia
( ) Bleeding

Endo:
( ) Thirst
( ) **Polyuria**
( ) **Heat intolerance**
( ) **Cold intolerance**
( ) Tremor
( ) Menstrual irreg.
( ) **Δ hair/skin/nails**
( ) Δ libido
( ) Δ body hair

Skin:
( ) **Rashes**
( ) Itch
( ) Laceration

Breast:
( ) Masses
( ) Pain
( ) Discharge
( ) Lactation

Msk:
( ) **Arthralgia**
( ) Deformity
( ) **Swelling**
( ) Myalgia
( ) **Weakness**

Hematologic:
( ) **Bruising**
( ) Hx of bleeding
( ) LAD

Neurologic:
( ) **Headache**
( ) Focal weakness
( ) **Seizure**
( ) Tremor
( ) Falls
( ) Memory loss
( ) Paresthesia
( ) Sensory loss
( ) Vertigo

Psychiatric:
( ) Sleep
( ) Interest
( ) Guilt
( ) Energy
( ) Concentration
( ) Appetite
( ) Psychomotor
( ) Suicide

+ROS Notes

Name:

PE Vitals   HR   BP   RR   T   %Ox   Ht   Wt   BMI

FHT _____ FHR _____ Variability _____ Accelerations _____ Decelerations

Sensation UE	Sensation LE
( ) L C5 R ( )	( ) L L3 R ( )
( ) L C6 R ( )	( ) L L4 R ( )
( ) L C7 R ( )	( ) L L5 R ( )
( ) L C8 R ( )	( ) L S1 R ( )
( ) L T1 R ( )	( ) L S2 R ( )

General:
( ) Cooperative
( ) No Acute Distress
( ) nl Hygiene

Skin:
( ) nl appearance
( ) nl texture
( ) nl temperature
( ) No Bruising
( ) No Laceration
( ) No Rashes
( ) No Masses

Head:
( ) Normocephallic
( ) Atraumatic
( ) No bumps

Eyes:
( ) Pupils equally round
( ) Size ____
( ) Reactive to light
( ) nl accommodation
( ) No scleral icterus
( ) nl conjunctiva
( ) Fundoscopic: nl vessel w/o hemorrhage

ENT:
( ) nl hearing bl
( ) nl tympanic membranes
( ) nl external auditory canals
( ) nl nasal mucosa
( ) nl oral pharynx
( ) No erythema/exudate
( ) nl tongue/gums/ dentition

Neck:
( ) No cervical lymphadenopathy
( ) No supraclavicular lymphadenopathy
( ) Midline trachea
( ) nl thyroid w/o masses

Cardio:
( ) No carotid bruit
( ) No JVD
( ) nl distal pulses
( ) Cap refill <2 sec
( ) RRR
( ) S1 S2
( ) No m/r/g
( ) No pedal edema
( ) No varicose veins

Chest:
( ) Bilateral rise & fall
( ) Breast Symmetrical
( ) No breast tenderness
( ) No breast mass
( ) nl tactile fremitus
( ) Clear to percuss
( ) Clear to auscult
( ) No wheezing/rales/ rhonchi

Abdomen:
( ) Symmetrical
( ) No scars/ striations
( ) No pulsatile masses
( ) No aortic/renal bruit
( ) nl bowel sounds
( ) nl percussion
( ) Soft/Non-tender
( ) Nondistended
( ) No hepatomegaly
( ) No splenomegaly

Rectal:
( ) nl sphincter tone
( ) No rectal masses
( ) Brown stool
( ) Guaiac neg

Pelvic:
( ) nl external genitalia
Speculum exam:
( ) nl vagina
( ) nl cervix
Bimanual exam:
( ) No lymphadenopathy
( ) No masses
( ) No cervical tenderness
( ) No palpable uterus
( ) No palpable ovaries

Extremities:
( ) No cyanosis
( ) No clubbing
( ) No edema
( ) nl brachial pulses
( ) nl radial pulses
( ) nl femoral pulses
( ) nl popliteal pulses
( ) nl a. tibial pulses
( ) nl dorsalis pedis pulses
( ) No axillary lymphad.
( ) No inguinal lymphad.

Cranial Nerves:
( ) CN II: intact vision/visual acuity 20/20/rxn to light
( ) CN III,IV, VI: EOMI/ no nystagmus
( ) CN V: nl face sensation/temporalis m. intact/masseter m. intact
( ) CN VII: puff out cheeks/smile/wrinkle forehead/eyes shut
( ) CN VIII: hearing equal bilaterally
( ) CN IX, X: palate rise equal/midline uvula
( ) CN XI: nl shoulder shrug/SCM muscle intact
( ) CN XII: tongue midline/nl tongue ROM

MSE:
( ) Awake
( ) Alert
( ) Oriented __/3
( ) nl repetition
( ) nl memory
( ) Follows command
( ) No aphasia
( ) No dysarthria

Motor:
( ) nl muscle tone
( ) nl muscle bulk
( ) nl ROM UE
( ) nl ROM LE
( ) No pronator drift
L ___/5 UE R ___/5
L ___/5 LE R ___/5

Reflexes:
L____ Brachioradial.____R
L____ Biceps____R
L____ Triceps____R
L____ Patellar____R
L____ Achilles____R
L____ Plantar____R

Cerebellar:
( ) nl finger to nose
( ) nl heel to shin
( ) Rapid alternating hands
( ) Rapid alternating feet
( ) nl gait
( ) Tandem gait
( ) Neg Romberg

+ PE Notes

Assessment & Plan

DDx 1
Plan

DDx 2
Plan

DDx 3
Plan

DDx 4
Plan

DDx 5
Plan

Labs/Radiology/EKG

Updates/Notes

Name:
MRN:
Contact:

DOB:
Ethnicity:
Date:

CC: _____ Ob or Gyn

HPI: _____ yo G ___ P _____ at _____ weeks gestation by (LMP c/w _____ US OR _____ US) presents with:

VB:

LOF:

CX:

FM:

PC:

*vaginal bleeding (VB), leakage of fluid (LOF), contractions (CX), fetal movement (FM), preg complications (PC)

ObHx

B	Yr	V/CS	GA	M/F	Wt	PC
1						
2						
3						
4						
5						

GynHx
LMP
Menarche
Period Duration
Regularity
Tampon
Vaginal Dc
Contraception
Spotting
Last Pap
Abn Pap
STDs
Fibroids
Ectopics

PMHx
child/adult/hospital/immune

SurgHx

Allergies drugs/food/reaction

FMHx

Meds

SHx
Smoking
Alcohol
Drugs
Sexual
Occupation
Exercise
Diet
Stress

ROS (Check Any)

Const:
( ) Sick contacts
( ) Fever
( ) Chills
( ) Δ Weight
( ) Malaise
( ) Weakness
( ) Dizziness
( ) Δ appetite

HEENT:
( ) Blurry vision
( ) Photophobia
( ) Δ vision
( ) Δ hearing
( ) Tinnitus
( ) Sore throat
( ) Congestion

Resp:
( ) SOB
( ) Cough
( ) Sputum
( ) Pleuritic CP
( ) Hemoptysis

Card:
( ) Orthopnea
( ) PND
( ) DOE
( ) LE edema
( ) CP/left arm/shoulder/ neck/ jaw/ back
( ) Syncope
( ) Palpitations
( ) Claudication

GI:
( ) Nausea
( ) Vomiting
( ) Diarrhea
( ) Regurgitation
( ) Heartburn
( ) Odynophagia
( ) Dysphagia
( ) Abd pain
( ) Constipation
( ) Bloat
( ) Hematemesis
( ) Melena
( ) Hematochezia
( ) Mucus

GU:
( ) Urgency
( ) Frequency
( ) Incontinence
( ) Dysuria
( ) Hematuria
( ) Hesitancy
( ) Postvoid dribbling
( ) Impotence
( ) Testicular masses
( ) Vaginal dc
( ) Dyspareunia
( ) Bleeding

Endo:
( ) Thirst
( ) Polyuria
( ) Heat intolerance
( ) Cold intolerance
( ) Tremor
( ) Menstrual irreg.
( ) Δ hair/skin/nails
( ) Δ libido
( ) Δ body hair

Skin:
( ) Rashes
( ) Itch
( ) Laceration

Breast:
( ) Masses
( ) Pain
( ) Discharge
( ) Lactation

Msk:
( ) Arthralgia
( ) Deformity
( ) Swelling
( ) Myalgia
( ) Weakness

Hematologic:
( ) Bruising
( ) Hx of bleeding
( ) LAD

Neurologic:
( ) Headache
( ) Focal weakness
( ) Seizure
( ) Tremor
( ) Falls
( ) Memory loss
( ) Paresthesia
( ) Sensory loss
( ) Vertigo

Psychiatric:
( ) Sleep
( ) Interest
( ) Guilt
( ) Energy
( ) Concentration
( ) Appetite
( ) Psychomotor
( ) Suicide

+ROS Notes

Name:

PE Vitals   HR   BP   RR   T   %Ox   Ht   Wt   BMI

FHT _____ FHR _____ Variability _____ Accelerations _____ Decelerations _____

Sensation UE	Sensation LE
( ) L C5 R ( )	( ) L L3 R ( )
( ) L C6 R ( )	( ) L L4 R ( )
( ) L C7 R ( )	( ) L L5 R ( )
( ) L C8 R ( )	( ) L S1 R ( )
( ) L T1 R ( )	( ) L S2 R ( )

General:
( ) Cooperative
( ) No Acute Distress
( ) nl Hygiene

Skin:
( ) nl appearance
( ) nl texture
( ) nl temperature
( ) No Laceration
( ) No Rashes
( ) No Masses

Head:
( ) Normocephallic
( ) Atraumatic
( ) No bumps

Eyes:
( ) Pupils equally round
( ) Size ____
( ) Reactive to light
( ) nl accommodation
( ) No scleral icterus
( ) nl conjunctiva
( ) Fundoscopic: nl vessel w/o hemorrhage

ENT:
( ) nl hearing bl
( ) nl tympanic membranes
( ) nl external auditory canals
( ) nl nasal mucosa
( ) nl oral pharynx
( ) No erythema/exudate
( ) nl tongue/gums/ dentition

Neck:
( ) No cervical lymphadenopathy
( ) No supraclavicular lymphadenopathy
( ) Midline trachea
( ) nl thyroid w/o masses

Cardio:
( ) No carotid bruit
( ) No JVD
( ) nl distal pulses
( ) Cap refill <2 sec
( ) RRR
( ) S1 S2
( ) No m/r/g
( ) No pedal edema
( ) No varicose veins

Chest:
( ) Bilateral rise & fall
( ) Breast Symmetrical
( ) No breast tenderness
( ) No breast mass
( ) nl tactile fremitus
( ) Clear to percuss
( ) Clear to auscult
( ) No wheezing/rales/ rhonchi

Abdomen:
( ) Symmetrical
( ) No scars/ striations
( ) No pulsatile masses
( ) No aortic/renal bruit
( ) nl bowel sounds
( ) nl percussion
( ) Soft/Non-tender
( ) Nondistended
( ) No hepatomegaly
( ) No splenomegaly

Rectal:
( ) nl sphincter tone
( ) No rectal masses
( ) Brown stool
( ) Guaiac neg

Pelvic:
( ) nl external genitalia
Speculum exam:
( ) nl vagina
( ) nl cervix
Bimanual exam:
( ) No lymphadenopathy
( ) No masses
( ) No cervical tenderness
( ) No palpable uterus
( ) No palpable ovaries

Extremities:
( ) No cyanosis
( ) No clubbing
( ) No edema
( ) nl brachial pulses
( ) nl radial pulses
( ) nl femoral pulses
( ) nl popliteal pulses
( ) nl a. tibial pulses
( ) nl dorsalis pedis pulses
( ) No axillary lymphad.
( ) No inguinal lymphad.

Cranial Nerves:
( ) CN II: intact vision/visual acuity 20/20/rxn to light
( ) CN III,IV, VI: EOMI/ no nystagmus
( ) CN V: nl face sensation/temporalis m. intact/masseter m. intact
( ) CN VII: puff out cheeks/smile/wrinkle forehead/eyes shut
( ) CN VIII: hearing equal bilaterally
( ) CN IX, X: palate rise equal/midline uvula
( ) CN XI: nl shoulder shrug/SCM muscle intact
( ) CN XII: tongue midline/nl tongue ROM

MSE:
( ) Awake
( ) Alert
( ) Oriented __/3
( ) nl repetition
( ) nl memory
( ) Follows command
( ) No aphasia
( ) No dysarthria

Motor:
( ) nl muscle tone
( ) nl muscle bulk
( ) nl ROM UE
( ) nl ROM LE
( ) No pronator drift
L ___/5 UE R ___/5
L ___/5 LE R ___/5

Reflexes:
L ___ Brachioradial. ___ R
L ___ Biceps ___ R
L ___ Triceps ___ R
L ___ Patellar ___ R
L ___ Achilles ___ R
L ___ Plantar ___ R

Cerebellar:
( ) nl finger to nose
( ) nl heel to shin
( ) Rapid alternating hands
( ) Rapid alternating feet
( ) nl gait
( ) Tandem gait
( ) Neg Romberg

+ PE Notes

Assessment & Plan
DDx 1
Plan

DDx 2
Plan

DDx 3
Plan

DDx 4
Plan

DDx 5
Plan

Labs/Radiology/EKG

Updates/Notes

Name: DOB:
MRN: Ethnicity:
Contact: Date:

CC: _____ Ob or Gyn

HPI:_____ yo G ___ P _____ at _____ weeks gestation by (LMP c/w ____ US OR ____ US) presents with:

VB:
LOF:
CX:
FM:

PC:

*vaginal bleeding (VB), leakage of fluid (LOF), contractions (CX), fetal movement (FM), preg complications (PC)

ObHx

B	Yr	V/CS	GA	M/F	Wt	PC
1						
2						
3						
4						
5						

GynHx
LMP
Menarche
Period Duration
Regularity
Tampon
Vaginal Dc
Contraception
Spotting
Last Pap
Abn Pap
STDs
Fibroids
Ectopics

PMHx
child/adult/hospital/immune

SurgHx

Allergies drugs/food/reaction

FMHx

Meds

SHx
Smoking
Alcohol
Drugs
Sexual
Occupation
Exercise
Diet
Stress

ROS (Check Any)

Const:
( ) Sick contacts
( ) Fever
( ) Chills
( ) Δ Weight
( ) Malaise
( ) Weakness
( ) Dizziness
( ) Δ appetite

HEENT:
( ) Blurry vision
( ) Photophobia
( ) Δ vision
( ) Δ hearing
( ) Tinnitus
( ) Sore throat
( ) Congestion

Resp:
( ) SOB
( ) Cough
( ) Sputum
( ) Pleuritic CP
( ) Hemoptysis

Card:
( ) Orthopnea
( ) PND
( ) DOE
( ) LE edema
( ) CP/left arm/shoulder/ neck/ jaw/ back
( ) Syncope
( ) Palpitations
( ) Claudication

GI:
( ) Nausea
( ) Vomiting
( ) Diarrhea
( ) Regurgitation
( ) Heartburn
( ) Odynophagia
( ) Dysphagia
( ) Abd pain
( ) Constipation
( ) Bloat
( ) Hematemesis
( ) Melena
( ) Hematochezia
( ) Mucus

GU:
( ) Urgency
( ) Frequency
( ) Incontinence
( ) Dysuria
( ) Hematuria
( ) Hesitancy
( ) Postvoid dribbling
( ) Impotence
( ) Testicular masses
( ) Vaginal dc
( ) Dyspareunia
( ) Bleeding

Endo:
( ) Thirst
( ) Polyuria
( ) Heat intolerance
( ) Cold intolerance
( ) Tremor
( ) Menstrual irreg.
( ) Δ hair/skin/nails
( ) Δ libido
( ) Δ body hair

Skin:
( ) Rashes
( ) Itch
( ) Laceration

Breast:
( ) Masses
( ) Pain
( ) Discharge
( ) Lactation

Msk:
( ) Arthralgia
( ) Deformity
( ) Swelling
( ) Myalgia
( ) Weakness

Hematologic:
( ) Bruising
( ) Hx of bleeding
( ) LAD

Neurologic:
( ) Headache
( ) Focal weakness
( ) Seizure
( ) Tremor
( ) Falls
( ) Memory loss
( ) Paresthesia
( ) Sensory loss
( ) Vertigo

Psychiatric:
( ) Sleep
( ) Interest
( ) Guilt
( ) Energy
( ) Concentration
( ) Appetite
( ) Psychomotor
( ) Suicide

+ROS Notes

Name:

PE Vitals

HR	BP	RR	T	%Ox	Ht	Wt	BMI

Sensation UE	Sensation LE
( ) L C5 R ( )	( ) L L3 R ( )
( ) L C6 R ( )	( ) L L4 R ( )
( ) L C7 R ( )	( ) L L5 R ( )
( ) L C8 R ( )	( ) L S1 R ( )
( ) L T1 R ( )	( ) L S2 R ( )

FHT _____ FHR _____ Variability _____ Accelerations _____ Decelerations _____

General:
( ) Cooperative
( ) No Acute Distress
( ) nl Hygiene

Skin:
( ) nl appearance
( ) nl texture
( ) nl temperature
( ) No Bruising
( ) No Laceration
( ) No Rashes
( ) No Masses

Head:
( ) Normocephallic
( ) Atraumatic
( ) No bumps

Eyes:
( ) Pupils equally round
( ) Size _____
( ) Reactive to light
( ) nl accommodation
( ) No scleral icterus
( ) nl conjunctiva
( ) Fundoscopic: nl vessel w/o hemorrhage

ENT:
( ) nl hearing bl
( ) nl tympanic membranes
( ) nl external auditory canals
( ) nl nasal mucosa
( ) nl oral pharynx
( ) No erythema/exudate
( ) nl tongue/gums/ dentition

Neck:
( ) No cervical lymphadenopathy
( ) No supraclavicular lymphadenopathy
( ) Midline trachea
( ) nl thyroid w/o masses

Cardio:
( ) No carotid bruit
( ) No JVD
( ) nl distal pulses
( ) Cap refill <2 sec
( ) RRR
( ) S1 S2
( ) No m/r/g
( ) No pedal edema
( ) No varicose veins

Chest:
( ) Bilateral rise & fall
( ) Breast Symmetrical
( ) No breast tenderness
( ) No breast mass
( ) nl tactile fremitus
( ) Clear to percuss
( ) Clear to auscult
( ) No wheezing/rales/ rhonchi

Abdomen:
( ) Symmetrical
( ) No scars/ striations
( ) No pulsatile masses
( ) No aortic/renal bruit
( ) nl bowel sounds
( ) nl percussion
( ) Soft/Non-tender
( ) Nondistended
( ) No hepatomegaly
( ) No splenomegaly

Rectal:
( ) nl sphincter tone
( ) No rectal masses
( ) Brown stool
( ) Guaiac neg

Pelvic:
( ) nl external genitalia
Speculum exam:
( ) nl vagina
( ) nl cervix
Bimanual exam:
( ) No lymphadenopathy
( ) No masses
( ) No cervical tenderness
( ) No palpable uterus
( ) No palpable ovaries

Extremities:
( ) No cyanosis
( ) No clubbing
( ) No edema
( ) nl brachial pulses
( ) nl radial pulses
( ) nl femoral pulses
( ) nl popliteal pulses
( ) nl a. tibial pulses
( ) nl dorsalis pedis pulses
( ) No axillary lymphad.
( ) No inguinal lymphad.

Cranial Nerves:
( ) CN II: intact vision/visual acuity 20/20/rxn to light
( ) CN III,IV, VI: EOMI/ no nystagmus
( ) CN V: nl face sensation/temporalis m. intact/masseter m. intact
( ) CN VII: puff out cheeks/smile/wrinkle forehead/eyes shut
( ) CN VIII: hearing equal bilaterally
( ) CN IX, X: palate rise equal/midline uvula
( ) CN XI: nl shoulder shrug/SCM muscle intact
( ) CN XII: tongue midline/nl tongue ROM

MSE:
( ) Awake
( ) Alert
( ) Oriented ___/3
( ) nl repetition
( ) nl memory
( ) Follows command
( ) No aphasia
( ) No dysarthria

Motor:
( ) nl muscle tone
( ) nl muscle bulk
( ) nl ROM UE
( ) nl ROM LE
( ) No pronator drift
L ___/5 UE R ___/5
L ___/5 LE R ___/5

Reflexes:
L___ Brachioradial. ___R
L___ Biceps ___R
L___ Triceps ___R
L___ Patellar ___R
L___ Achilles ___R
L___ Plantar ___R

Cerebellar:
( ) nl finger to nose
( ) nl heel to shin
( ) Rapid alternating hands
( ) Rapid alternating feet
( ) nl gait
( ) Tandem gait
( ) Neg Romberg

+ PE Notes

Assessment & Plan

DDx 1
Plan

DDx 2
Plan

DDx 3
Plan

DDx 4
Plan

DDx 5
Plan

Labs/Radiology/EKG

Updates/Notes

Name:
MRN:
Contact:

DOB:
Ethnicity:
Date:

CC: _____ Ob or Gyn

HPI: _____ yo G ___ P _____ at _____ weeks gestation by (LMP c/w ____ US OR ____ US) presents with:

VB:
LOF:
CX:
FM:

PC:

*vaginal bleeding (VB), leakage of fluid (LOF), contractions (CX), fetal movement (FM), preg complications (PC)

ObHx

B	Yr	V/CS	GA	M/F	Wt	PC
1						
2						
3						
4						
5						

GynHx

LMP
Menarche
Period Duration
Regularity
Tampon
Vaginal Dc
Contraception
Spotting
Last Pap
Abn Pap
STDs
Fibroids
Ectopics

PMHx
child/adult/hospital/immune

SurgHx

Allergies drugs/food/reaction

FMHx

Meds

SHx
Smoking
Alcohol
Drugs
Sexual
Occupation
Exercise
Diet
Stress

ROS (Check Any)

Const:
( ) Sick contacts
( ) **Fever**
( ) **Chills**
( ) **Δ Weight**
( ) Malaise
( ) Weakness
( ) Dizziness
( ) **Δ appetite**

HEENT:
( ) Blurry vision
( ) Photophobia
( ) **Δ vision**
( ) **Δ hearing**
( ) Tinnitus
( ) Sore throat
( ) Congestion

Resp:
( ) **SOB**
( ) **Cough**
( ) Sputum
( ) Pleuritic CP
( ) Hemoptysis

Card:
( ) Orthopnea
( ) PND
( ) DOE
( ) **LE edema**
( ) **CP/left arm/shoulder/** neck/ jaw/ back
( ) Syncope
( ) **Palpitations**
( ) Claudication

GI:
( ) **Nausea**
( ) **Vomiting**
( ) **Diarrhea**
( ) Regurgitation
( ) **Heartburn**
( ) Odynophagia
( ) Dysphagia
( ) **Abd pain**
( ) **Constipation**
( ) Bloat
( ) Hematemesis
( ) Melena
( ) **Hematochezia**
( ) Mucus

GU:
( ) **Urgency**
( ) **Frequency**
( ) Incontinence
( ) **Dysuria**
( ) **Hematuria**
( ) Hesitancy
( ) Postvoid dribbling
( ) Impotence
( ) Testicular masses
( ) **Vaginal dc**
( ) Dyspareunia
( ) Bleeding

Endo:
( ) Thirst
( ) Polyuria
( ) **Heat intolerance**
( ) **Cold intolerance**
( ) Tremor
( ) Menstrual irreg.
( ) **Δ hair/skin/nails**
( ) Δ libido
( ) Δ body hair

Skin:
( ) **Rashes**
( ) Itch
( ) Laceration

Breast:
( ) Masses
( ) Pain
( ) Discharge
( ) Lactation

Msk:
( ) **Arthralgia**
( ) Deformity
( ) **Swelling**
( ) Myalgia
( ) **Weakness**

Hematologic:
( ) **Bruising**
( ) Hx of bleeding
( ) LAD

Neurologic:
( ) **Headache**
( ) Focal weakness
( ) **Seizure**
( ) Tremor
( ) Falls
( ) Memory loss
( ) Paresthesia
( ) Sensory loss
( ) Vertigo

Psychiatric:
( ) Sleep
( ) Interest
( ) Guilt
( ) Energy
( ) Concentration
( ) Appetite
( ) Psychomotor
( ) Suicide

+ROS Notes

Name:

PE Vitals   HR _____ BP _____ RR _____ T _____ %Ox _____ Ht _____ Wt _____ BMI _____

FHT _____ FHR _____ Variability _____ Accelerations _____ Decelerations _____

Sensation UE	Sensation LE
( ) L C5 R ( )	( ) L L3 R ( )
( ) L C6 R ( )	( ) L L4 R ( )
( ) L C7 R ( )	( ) L L5 R ( )
( ) L C8 R ( )	( ) L S1 R ( )
( ) L T1 R ( )	( ) L S2 R ( )

General:
( ) Cooperative
( ) No Acute Distress
( ) nl Hygiene

Skin:
( ) nl appearance
( ) nl texture
( ) nl temperature
( ) No Bruising
( ) No Laceration
( ) No Rashes
( ) No Masses

Head:
( ) Normocephallic
( ) Atraumatic
( ) No bumps

Eyes:
( ) Pupils equally round
( ) Size _____
( ) Reactive to light
( ) nl accommodation
( ) No scleral icterus
( ) nl conjunctiva
( ) Fundoscopic: nl vessel w/o hemorrhage

ENT:
( ) nl hearing bl
( ) nl tympanic membranes
( ) nl external auditory canals
( ) nl nasal mucosa
( ) nl oral pharynx
( ) No erythema/exudate
( ) nl tongue/gums/ dentition

Neck:
( ) No cervical lymphadenopathy
( ) No supraclavicular lymphadenopathy
( ) Midline trachea
( ) nl thyroid w/o masses

Cardio:
( ) No carotid bruit
( ) No JVD
( ) nl distal pulses
( ) Cap refill <2 sec
( ) RRR
( ) S1 S2
( ) No m/r/g
( ) No pedal edema
( ) No varicose veins

Chest:
( ) Bilateral rise & fall
( ) Breast Symmetrical
( ) No breast tenderness
( ) No breast mass
( ) nl tactile fremitus
( ) Clear to percuss
( ) Clear to auscult
( ) No wheezing/rales/ rhonchi

Abdomen:
( ) Symmetrical
( ) No scars/ striations
( ) No pulsatile masses
( ) No aortic/renal bruit
( ) nl bowel sounds
( ) nl percussion
( ) Soft/Non-tender
( ) Nondistended
( ) No hepatomegaly
( ) No splenomegaly

Rectal:
( ) nl sphincter tone
( ) No rectal masses
( ) Brown stool
( ) Guaiac neg

Pelvic:
( ) nl external genitalia
Speculum exam:
( ) nl vagina
( ) nl cervix
Bimanual exam:
( ) No lymphadenopathy
( ) No masses
( ) No cervical tenderness
( ) No palpable uterus
( ) No palpable ovaries

Extremities:
( ) No cyanosis
( ) No clubbing
( ) No edema
( ) nl brachial pulses
( ) nl radial pulses
( ) nl femoral pulses
( ) nl popliteal pulses
( ) nl a. tibial pulses
( ) nl dorsalis pedis pulses
( ) No axillary lymphad.
( ) No inguinal lymphad.

Cranial Nerves:
( ) CN II: intact vision/visual acuity 20/20/rxn to light
( ) CN III,IV, VI: EOMI/ no nystagmus
( ) CN V: nl face sensation/temporalis m. intact/masseter m. intact
( ) CN VII: puff out cheeks/smile/wrinkle forehead/eyes shut
( ) CN VIII: hearing equal bilaterally
( ) CN IX, X: palate rise equal/midline uvula
( ) CN XI: nl shoulder shrug/SCM muscle intact
( ) CN XII: tongue midline/nl tongue ROM

MSE:
( ) Awake
( ) Alert
( ) Oriented __/3
( ) nl repetition
( ) nl memory
( ) Follows command
( ) No aphasia
( ) No dysarthria

Motor:
( ) nl muscle tone
( ) nl muscle bulk
( ) nl ROM UE
( ) nl ROM LE
( ) No pronator drift
L ___ /5 UE R ___ /5
L ___ /5 LE R ___ /5

Reflexes:
L ___ Brachioradial. ___ R
L ___ Biceps ___ R
L ___ Triceps ___ R
L ___ Patellar ___ R
L ___ Achilles ___ R
L ___ Plantar ___ R

Cerebellar:
( ) nl finger to nose
( ) nl heel to shin
( ) Rapid alternating hands
( ) Rapid alternating feet
( ) nl gait
( ) Tandem gait
( ) Neg Romberg

+ PE Notes

Assessment & Plan

DDx 1
Plan

DDx 2
Plan

DDx 3
Plan

DDx 4
Plan

DDx 5
Plan

Labs/Radiology/EKG

Updates/Notes

Name:
MRN:
Contact:

DOB:
Ethnicity:
Date:

CC: _____ Ob or Gyn

HPI: _____ yo G ___ P _____ at _____ weeks gestation by (LMP c/w ____ US OR ____ US) presents with:

VB:
LOF:
CX:
FM:

PC:

*vaginal bleeding (VB), leakage of fluid (LOF), contractions (CX), fetal movement (FM), preg complications (PC)

ObHx

B	Yr	V/CS	GA	M/F	Wt	PC
1						
2						
3						
4						
5						

GynHx

LMP
Menarche
Period Duration
Regularity
Tampon
Vaginal Dc
Contraception
Spotting
Last Pap
Abn Pap
STDs
Fibroids
Ectopics

PMHx
child/adult/hospital/immune

SurgHx

Allergies drugs/food/reaction

FMHx

Meds

SHx
Smoking
Alcohol
Drugs
Sexual
Occupation
Exercise
Diet
Stress

ROS (Check Any)

Const:
( ) Sick contacts
( ) Fever
( ) Chills
( ) Δ Weight
( ) Malaise
( ) Weakness
( ) Dizziness
( ) Δ appetite

HEENT:
( ) Blurry vision
( ) Photophobia
( ) Δ vision
( ) Δ hearing
( ) Tinnitus
( ) Sore throat
( ) Congestion

Resp:
( ) SOB
( ) Cough
( ) Sputum
( ) Pleuritic CP
( ) Hemoptysis

Card:
( ) Orthopnea
( ) PND
( ) DOE
( ) LE edema
( ) CP/left arm/shoulder/ neck/ jaw/ back
( ) Syncope
( ) Palpitations
( ) Claudication

GI:
( ) Nausea
( ) Vomiting
( ) Diarrhea
( ) Regurgitation
( ) Heartburn
( ) Odynophagia
( ) Dysphagia
( ) Abd pain
( ) Constipation
( ) Bloat
( ) Hematemesis
( ) Melena
( ) Hematochezia
( ) Mucus

GU:
( ) Urgency
( ) Frequency
( ) Incontinence
( ) Dysuria
( ) Hematuria
( ) Hesitancy
( ) Postvoid dribbling
( ) Impotence
( ) Testicular masses
( ) Vaginal dc
( ) Dyspareunia
( ) Bleeding

Endo:
( ) Thirst
( ) Polyuria
( ) Heat intolerance
( ) Cold intolerance
( ) Tremor
( ) Menstrual irreg.
( ) Δ hair/skin/nails
( ) Δ libido
( ) Δ body hair

Skin:
( ) Rashes
( ) Itch
( ) Laceration

Breast:
( ) Masses
( ) Pain
( ) Discharge
( ) Lactation

Msk:
( ) Arthralgia
( ) Deformity
( ) Swelling
( ) Myalgia
( ) Weakness

Hematologic:
( ) Bruising
( ) Hx of bleeding
( ) LAD

Neurologic:
( ) Headache
( ) Focal weakness
( ) Seizure
( ) Tremor
( ) Falls
( ) Memory loss
( ) Paresthesia
( ) Sensory loss
( ) Vertigo

Psychiatric:
( ) Sleep
( ) Interest
( ) Guilt
( ) Energy
( ) Concentration
( ) Appetite
( ) Psychomotor
( ) Suicide

+ROS Notes

Name:

PE Vitals   HR   BP   RR   T   %Ox   Ht   Wt   BMI

FHT _____ FHR _____ Variability _____ Accelerations _____ Decelerations

Sensation UE	Sensation LE
( ) L C5 R ( )	( ) L L3 R ( )
( ) L C6 R ( )	( ) L L4 R ( )
( ) L C7 R ( )	( ) L L5 R ( )
( ) L C8 R ( )	( ) L S1 R ( )
( ) L T1 R ( )	( ) L S2 R ( )

General:
( ) Cooperative
( ) No Acute Distress
( ) nl Hygiene

Skin:
( ) nl appearance
( ) nl texture
( ) nl temperature
( ) No Bruising
( ) No Laceration
( ) No Rashes
( ) No Masses

Head:
( ) Normocephallic
( ) Atraumatic
( ) No bumps

Eyes:
( ) Pupils equally round
( ) Size ____
( ) Reactive to light
( ) nl accommodation
( ) No scleral icterus
( ) nl conjunctiva
( ) Fundoscopic: nl vessel w/o hemorrhage

ENT:
( ) nl hearing bl
( ) nl tympanic membranes
( ) nl external auditory canals
( ) nl nasal mucosa
( ) nl oral pharynx
( ) No erythema/exudate
( ) nl tongue/gums/ dentition

Neck:
( ) No cervical lymphadenopathy
( ) No supraclavicular lymphadenopathy
( ) Midline trachea
( ) nl thyroid w/o masses

Cardio:
( ) No carotid bruit
( ) No JVD
( ) nl distal pulses
( ) Cap refill <2 sec
( ) RRR
( ) S1 S2
( ) No m/r/g
( ) No pedal edema
( ) No varicose veins

Chest:
( ) Bilateral rise & fall
( ) Breast Symmetrical
( ) No breast tenderness
( ) No breast mass
( ) nl tactile fremitus
( ) Clear to percuss
( ) Clear to auscult
( ) No wheezing/rales/ rhonchi

Abdomen:
( ) Symmetrical
( ) No scars/ striations
( ) No pulsatile masses
( ) No aortic/renal bruit
( ) nl bowel sounds
( ) nl percussion
( ) Soft/Non-tender
( ) Nondistended
( ) No hepatomegaly
( ) No splenomegaly

Rectal:
( ) nl sphincter tone
( ) No rectal masses
( ) Brown stool
( ) Guaiac neg

Pelvic:
( ) nl external genitalia
Speculum exam:
( ) nl vagina
( ) nl cervix
Bimanual exam:
( ) No lymphadenopathy
( ) No masses
( ) No cervical tenderness
( ) No palpable uterus
( ) No palpable ovaries

Extremities:
( ) No cyanosis
( ) No clubbing
( ) No edema
( ) nl brachial pulses
( ) nl radial pulses
( ) nl femoral pulses
( ) nl popliteal pulses
( ) nl a. tibial pulses
( ) nl dorsalis pedis pulses
( ) No axillary lymphad.
( ) No inguinal lymphad.

Cranial Nerves:
( ) CN II: intact vision/visual acuity 20/20/rxn to light
( ) CN III,IV, VI: EOMI/ no nystagmus
( ) CN V: nl face sensation/temporalis m. intact/masseter m. intact
( ) CN VII: puff out cheeks/smile/wrinkle forehead/eyes shut
( ) CN VIII: hearing equal bilaterally
( ) CN IX, X: palate rise equal/midline uvula
( ) CN XI: nl shoulder shrug/SCM muscle intact
( ) CN XII: tongue midline/nl tongue ROM

MSE:
( ) Awake
( ) Alert
( ) Oriented ___/3
( ) nl repetition
( ) nl memory
( ) Follows command
( ) No aphasia
( ) No dysarthria

Motor:
( ) nl muscle tone
( ) nl muscle bulk
( ) nl ROM UE
( ) nl ROM LE
( ) No pronator drift
L ___/5 UE R ___/5
L ___/5 LE R ___/5

Reflexes:
L____Brachioradial.____R
L____Biceps____R
L____Triceps____R
L____Patellar____R
L____Achilles____R
L____Plantar____R

Cerebellar:
( ) nl finger to nose
( ) nl heel to shin
( ) Rapid alternating hands
( ) Rapid alternating feet
( ) nl gait
( ) Tandem gait
( ) Neg Romberg

+ PE Notes

Assessment & Plan

DDx 1
Plan

DDx 2
Plan

DDx 3
Plan

DDx 4
Plan

DDx 5
Plan

Labs/Radiology/EKG

Updates/Notes

Name:
MRN:
Contact:

DOB:
Ethnicity:
Date:

CC: _____ Ob or Gyn

HPI: _____ yo G ___ P _____ at _____ weeks gestation by (LMP c/w ____ US OR ____ US) presents with:

VB:
LOF:
CX:
FM:

PC:

*vaginal bleeding (VB), leakage of fluid (LOF), contractions (CX), fetal movement (FM), preg complications (PC)

ObHx

B	Yr	V/CS	GA	M/F	Wt	PC
1						
2						
3						
4						
5						

GynHx

LMP
Menarche
Period Duration
Regularity
Tampon
Vaginal Dc
Contraception
Spotting
Last Pap
Abn Pap
STDs
Fibroids
Ectopics

PMHx
child/adult/hospital/immune

SurgHx

Allergies drugs/food/reaction

FMHx

Meds

SHx
Smoking
Alcohol
Drugs
Sexual
Occupation
Exercise
Diet
Stress

ROS (Check Any)

Const:
( ) Sick contacts
( ) Fever
( ) Chills
( ) Δ Weight
( ) Malaise
( ) Weakness
( ) Dizziness
( ) Δ appetite

HEENT:
( ) Blurry vision
( ) Photophobia
( ) Δ vision
( ) Δ hearing
( ) Tinnitus
( ) Sore throat
( ) Congestion

Resp:
( ) SOB
( ) Cough
( ) Sputum
( ) Pleuritic CP
( ) Hemoptysis

Card:
( ) Orthopnea
( ) PND
( ) DOE
( ) LE edema
( ) CP/left arm/shoulder/ neck/ jaw/ back
( ) Syncope
( ) Palpitations
( ) Claudication

GI:
( ) Nausea
( ) Vomiting
( ) Diarrhea
( ) Regurgitation
( ) Heartburn
( ) Odynophagia
( ) Dysphagia
( ) Abd pain
( ) Constipation
( ) Bloat
( ) Hematemesis
( ) Melena
( ) Hematochezia
( ) Mucus

GU:
( ) Urgency
( ) Frequency
( ) Incontinence
( ) Dysuria
( ) Hematuria
( ) Hesitancy
( ) Postvoid dribbling
( ) Impotence
( ) Testicular masses
( ) Vaginal dc
( ) Dyspareunia
( ) Bleeding

Endo:
( ) Thirst
( ) Polyuria
( ) Heat intolerance
( ) Cold intolerance
( ) Tremor
( ) Menstrual irreg.
( ) Δ hair/skin/nails
( ) Δ libido
( ) Δ body hair

Skin:
( ) Rashes
( ) Itch
( ) Laceration

Breast:
( ) Masses
( ) Pain
( ) Discharge
( ) Lactation

Msk:
( ) Arthralgia
( ) Deformity
( ) Swelling
( ) Myalgia
( ) Weakness

Hematologic:
( ) Bruising
( ) Hx of bleeding
( ) LAD

Neurologic:
( ) Headache
( ) Focal weakness
( ) Seizure
( ) Tremor
( ) Falls
( ) Memory loss
( ) Paresthesia
( ) Sensory loss
( ) Vertigo

Psychiatric:
( ) Sleep
( ) Interest
( ) Guilt
( ) Energy
( ) Concentration
( ) Appetite
( ) Psychomotor
( ) Suicide

+ROS Notes

Name:

PE Vitals   HR _____ BP _____ RR _____ T _____ %Ox _____ Ht _____ Wt _____ BMI _____

FHT _____ FHR _____ Variability _____ Accelerations _____ Decelerations _____

Sensation UE	Sensation LE
( ) L C5 R ( )	( ) L L3 R ( )
( ) L C6 R ( )	( ) L L4 R ( )
( ) L C7 R ( )	( ) L L5 R ( )
( ) L C8 R ( )	( ) L S1 R ( )
( ) L T1 R ( )	( ) L S2 R ( )

General:
( ) Cooperative
( ) No Acute Distress
( ) nl Hygiene

Skin:
( ) nl appearance
( ) nl texture
( ) nl temperature
( ) No Bruising
( ) No Laceration
( ) No Rashes
( ) No Masses

Head:
( ) Normocephallic
( ) Atraumatic
( ) No bumps

Eyes:
( ) Pupils equally round
( ) Size ____
( ) Reactive to light
( ) nl accommodation
( ) No scleral icterus
( ) nl conjunctiva
( ) Fundoscopic: nl vessel w/o hemorrhage

ENT:
( ) nl hearing bl
( ) nl tympanic membranes
( ) nl external auditory canals
( ) nl nasal mucosa
( ) nl oral pharynx
( ) No erythema/exudate
( ) nl tongue/gums/ dentition

Neck:
( ) No cervical lymphadenopathy
( ) No supraclavicular lymphadenopathy
( ) Midline trachea
( ) nl thyroid w/o masses

Cardio:
( ) No carotid bruit
( ) No JVD
( ) nl distal pulses
( ) Cap refill <2 sec
( ) RRR
( ) S1 S2
( ) No m/r/g
( ) No pedal edema
( ) No varicose veins

Chest:
( ) Bilateral rise & fall
( ) Breast Symmetrical
( ) No breast tenderness
( ) No breast mass
( ) nl tactile fremitus
( ) Clear to percuss
( ) Clear to auscult
( ) No wheezing/rales/ rhonchi

Abdomen:
( ) Symmetrical
( ) No scars/ striations
( ) No pulsatile masses
( ) No aortic/renal bruit
( ) nl bowel sounds
( ) nl percussion
( ) Soft/Non-tender
( ) Nondistended
( ) No hepatomegaly
( ) No splenomegaly

Rectal:
( ) nl sphincter tone
( ) No rectal masses
( ) Brown stool
( ) Guaiac neg

Pelvic:
( ) nl external genitalia
Speculum exam:
( ) nl vagina
( ) nl cervix
Bimanual exam:
( ) No lymphadenopathy
( ) No masses
( ) No cervical tenderness
( ) No palpable uterus
( ) No palpable ovaries

Extremities:
( ) No cyanosis
( ) No clubbing
( ) No edema
( ) nl brachial pulses
( ) nl radial pulses
( ) nl femoral pulses
( ) nl popliteal pulses
( ) nl a. tibial pulses
( ) nl dorsalis pedis pulses
( ) No axillary lymphad.
( ) No inguinal lymphad.

Cranial Nerves:
( ) CN II: intact vision/visual acuity 20/20/rxn to light
( ) CN III,IV, VI: EOMI/ no nystagmus
( ) CN V: nl face sensation/temporalis m. intact/masseter m. intact
( ) CN VII: puff out cheeks/smile/wrinkle forehead/eyes shut
( ) CN VIII: hearing equal bilaterally
( ) CN IX, X: palate rise equal/midline uvula
( ) CN XI: nl shoulder shrug/SCM muscle intact
( ) CN XII: tongue midline/nl tongue ROM

MSE:
( ) Awake
( ) Alert
( ) Oriented __/3
( ) nl repetition
( ) nl memory
( ) Follows command
( ) No aphasia
( ) No dysarthria

Motor:
( ) nl muscle tone
( ) nl muscle bulk
( ) nl ROM UE
( ) nl ROM LE
( ) No pronator drift
L ___/5 UE R ___/5
L ___/5 LE R ___/5

Reflexes:
L ___ Brachioradial. ___ R
L ___ Biceps ___ R
L ___ Triceps ___ R
L ___ Patellar ___ R
L ___ Achilles ___ R
L ___ Plantar ___ R

Cerebellar:
( ) nl finger to nose
( ) nl heel to shin
( ) Rapid alternating hands
( ) Rapid alternating feet
( ) nl gait
( ) Tandem gait
( ) Neg Romberg

+ PE Notes

Assessment & Plan

DDx 1
Plan

DDx 2
Plan

DDx 3
Plan

DDx 4
Plan

DDx 5
Plan

Labs/Radiology/EKG

Updates/Notes

Name: DOB:
MRN: Ethnicity:
Contact: Date:

CC: _____ Ob or Gyn

HPI: _____ yo G ___ P _____ at _____ weeks gestation by (LMP c/w ____ US OR ____ US) presents with:

VB:
LOF:
CX:
FM:

PC:

*vaginal bleeding (VB), leakage of fluid (LOF), contractions (CX), fetal movement (FM), preg complications (PC)

ObHx

B	Yr	V/CS	GA	M/F	Wt	PC
1						
2						
3						
4						
5						

GynHx
LMP
Menarche
Period Duration
Regularity
Tampon
Vaginal Dc
Contraception
Spotting
Last Pap
Abn Pap
STDs
Fibroids
Ectopics

PMHx
child/adult/hospital/immune

SurgHx

Allergies drugs/food/reaction

FMHx

Meds

SHx
Smoking
Alcohol
Drugs
Sexual
Occupation
Exercise
Diet
Stress

ROS (Check Any)

Const:
( ) Sick contacts
( ) Fever
( ) Chills
( ) Δ Weight
( ) Malaise
( ) Weakness
( ) Dizziness
( ) Δ appetite

HEENT:
( ) Blurry vision
( ) Photophobia
( ) Δ vision
( ) Δ hearing
( ) Tinnitus
( ) Sore throat
( ) Congestion

Resp:
( ) SOB
( ) Cough
( ) Sputum
( ) Pleuritic CP
( ) Hemoptysis

Card:
( ) Orthopnea
( ) PND
( ) DOE
( ) LE edema
( ) CP/left arm/shoulder/
neck/ jaw/ back
( ) Syncope
( ) Palpitations
( ) Claudication

GI:
( ) Nausea
( ) Vomiting
( ) Diarrhea
( ) Regurgitation
( ) Heartburn
( ) Odynophagia
( ) Dysphagia
( ) Abd pain
( ) Constipation
( ) Bloat
( ) Hematemesis
( ) Melena
( ) Hematochezia
( ) Mucus

GU:
( ) Urgency
( ) Frequency
( ) Incontinence
( ) Dysuria
( ) Hematuria
( ) Hesitancy
( ) Postvoid dribbling
( ) Impotence
( ) Testicular masses
( ) Vaginal dc
( ) Dyspareunia
( ) Bleeding

Endo:
( ) Thirst
( ) Polyuria
( ) Heat intolerance
( ) Cold intolerance
( ) Tremor
( ) Menstrual irreg.
( ) Δ hair/skin/nails
( ) Δ libido
( ) Δ body hair

Skin:
( ) Rashes
( ) Itch
( ) Laceration

Breast:
( ) Masses
( ) Pain
( ) Discharge
( ) Lactation

Msk:
( ) Arthralgia
( ) Deformity
( ) Swelling
( ) Myalgia
( ) Weakness

Hematologic:
( ) Bruising
( ) Hx of bleeding
( ) LAD

Neurologic:
( ) Headache
( ) Focal weakness
( ) Seizure
( ) Tremor
( ) Falls
( ) Memory loss
( ) Paresthesia
( ) Sensory loss
( ) Vertigo

Psychiatric:
( ) Sleep
( ) Interest
( ) Guilt
( ) Energy
( ) Concentration
( ) Appetite
( ) Psychomotor
( ) Suicide

+ROS Notes

Name:

PE Vitals   HR   BP   RR   T   %Ox   Ht   Wt   BMI

FHT _____ FHR _____ Variability _____ Accelerations _____ Decelerations

Sensation UE	Sensation LE
( ) L C5 R ( )	( ) L L3 R ( )
( ) L C6 R ( )	( ) L L4 R ( )
( ) L C7 R ( )	( ) L L5 R ( )
( ) L C8 R ( )	( ) L S1 R ( )
( ) L T1 R ( )	( ) L S2 R ( )

General:
( ) Cooperative
( ) No Acute Distress
( ) nl Hygiene

Skin:
( ) nl appearance
( ) nl texture
( ) nl temperature
( ) No Bruising
( ) No Laceration
( ) No Rashes
( ) No Masses

Head:
( ) Normocephallic
( ) Atraumatic
( ) No bumps

Eyes:
( ) Pupils equally round
( ) Size ____
( ) Reactive to light
( ) nl accommodation
( ) No scleral icterus
( ) nl conjunctiva
( ) Fundoscopic: nl vessel w/o hemorrhage

ENT:
( ) nl hearing bl
( ) nl tympanic membranes
( ) nl external auditory canals
( ) nl nasal mucosa
( ) nl oral pharynx
( ) No erythema/exudate
( ) nl tongue/gums/ dentition

Neck:
( ) No cervical lymphadenopathy
( ) No supraclavicular lymphadenopathy
( ) Midline trachea
( ) nl thyroid w/o masses

Cardio:
( ) No carotid bruit
( ) No JVD
( ) nl distal pulses
( ) Cap refill <2 sec
( ) RRR
( ) S1 S2
( ) No m/r/g
( ) No pedal edema
( ) No varicose veins

Chest:
( ) Bilateral rise & fall
( ) Breast Symmetrical
( ) No breast tenderness
( ) No breast mass
( ) nl tactile fremitus
( ) Clear to percuss
( ) Clear to auscult
( ) No wheezing/rales/ rhonchi

Abdomen:
( ) Symmetrical
( ) No scars/ striations
( ) No pulsatile masses
( ) No aortic/renal bruit
( ) nl bowel sounds
( ) nl percussion
( ) Soft/Non-tender
( ) Nondistended
( ) No hepatomegaly
( ) No splenomegaly

Rectal:
( ) nl sphincter tone
( ) No rectal masses
( ) Brown stool
( ) Guaiac neg

Pelvic:
( ) nl external genitalia
Speculum exam:
( ) nl vagina
( ) nl cervix
Bimanual exam:
( ) No lymphadenopathy
( ) No masses
( ) No cervical tenderness
( ) No palpable uterus
( ) No palpable ovaries

Extremities:
( ) No cyanosis
( ) No clubbing
( ) No edema
( ) nl brachial pulses
( ) nl radial pulses
( ) nl femoral pulses
( ) nl popliteal pulses
( ) nl a. tibial pulses
( ) nl dorsalis pedis pulses
( ) No axillary lymphad.
( ) No inguinal lymphad.

Cranial Nerves:
( ) CN II: intact vision/visual acuity 20/20/rxn to light
( ) CN III,IV, VI: EOMI/ no nystagmus
( ) CN V: nl face sensation/temporalis m. intact/masseter m. intact
( ) CN VII: puff out cheeks/smile/wrinkle forehead/eyes shut
( ) CN VIII: hearing equal bilaterally
( ) CN IX, X: palate rise equal/midline uvula
( ) CN XI: nl shoulder shrug/SCM muscle intact
( ) CN XII: tongue midline/nl tongue ROM

MSE:
( ) Awake
( ) Alert
( ) Oriented __/3
( ) nl repetition
( ) nl memory
( ) Follows command
( ) No aphasia
( ) No dysarthria

Motor:
( ) nl muscle tone
( ) nl muscle bulk
( ) nl ROM UE
( ) nl ROM LE
( ) No pronator drift
L ___/5 UE R ___/5
L ___/5 LE R ___/5

Reflexes:
L___ Brachioradial. ___R
L___ Biceps ___R
L___ Triceps ___R
L___ Patellar ___R
L___ Achilles ___R
L___ Plantar ___R

Cerebellar:
( ) nl finger to nose
( ) nl heel to shin
( ) Rapid alternating hands
( ) Rapid alternating feet
( ) nl gait
( ) Tandem gait
( ) Neg Romberg

+ PE Notes

Assessment & Plan

DDx 1
Plan

DDx 2
Plan

DDx 3
Plan

DDx 4
Plan

DDx 5
Plan

Labs/Radiology/EKG

Updates/Notes

Name:

MRN:

Contact:

DOB:

Ethnicity:

Date:

CC: _____ Ob or Gyn

HPI: _____ yo G ___ P _____ at _____ weeks gestation by (LMP c/w ____ US OR ____ US) presents with:

VB:

LOF:

CX:

FM:

PC:

*vaginal bleeding (VB), leakage of fluid (LOF), contractions (CX), fetal movement (FM), preg complications (PC)

ObHx

B	Yr	V/CS	GA	M/F	Wt	PC
1						
2						
3						
4						
5						

GynHx

LMP
Menarche
Period Duration
Regularity
Tampon
Vaginal Dc
Contraception
Spotting
Last Pap
Abn Pap
STDs
Fibroids
Ectopics

PMHx

child/adult/hospital/immune

SurgHx

Allergies drugs/food/reaction

FMHx

Meds

SHx

Smoking
Alcohol
Drugs
Sexual
Occupation
Exercise
Diet
Stress

ROS (Check Any)

Const:
( ) Sick contacts
( ) Fever
( ) Chills
( ) Δ Weight
( ) Malaise
( ) Weakness
( ) Dizziness
( ) Δ appetite

HEENT:
( ) Blurry vision
( ) Photophobia
( ) Δ vision
( ) Δ hearing
( ) Tinnitus
( ) Sore throat
( ) Congestion

Resp:
( ) SOB
( ) Cough
( ) Sputum
( ) Pleuritic CP
( ) Hemoptysis

Card:
( ) Orthopnea
( ) PND
( ) DOE
( ) LE edema
( ) CP/left arm/shoulder/ neck/ jaw/ back
( ) Syncope
( ) Palpitations
( ) Claudication

GI:
( ) Nausea
( ) Vomiting
( ) Diarrhea
( ) Regurgitation
( ) Heartburn
( ) Odynophagia
( ) Dysphagia
( ) Abd pain
( ) Constipation
( ) Bloat
( ) Hematemesis
( ) Melena
( ) Hematochezia
( ) Mucus

GU:
( ) Urgency
( ) Frequency
( ) Incontinence
( ) Dysuria
( ) Hematuria
( ) Hesitancy
( ) Postvoid dribbling
( ) Impotence
( ) Testicular masses
( ) Vaginal dc
( ) Dyspareunia
( ) Bleeding

Endo:
( ) Thirst
( ) Polyuria
( ) Heat intolerance
( ) Cold intolerance
( ) Tremor
( ) Menstrual irreg.
( ) Δ hair/skin/nails
( ) Δ libido
( ) Δ body hair

Skin:
( ) Rashes
( ) Itch
( ) Laceration

Breast:
( ) Masses
( ) Pain
( ) Discharge
( ) Lactation

Msk:
( ) Arthralgia
( ) Deformity
( ) Swelling
( ) Myalgia
( ) Weakness

Hematologic:
( ) Bruising
( ) Hx of bleeding
( ) LAD

Neurologic:
( ) Headache
( ) Focal weakness
( ) Seizure
( ) Tremor
( ) Falls
( ) Memory loss
( ) Paresthesia
( ) Sensory loss
( ) Vertigo

Psychiatric:
( ) Sleep
( ) Interest
( ) Guilt
( ) Energy
( ) Concentration
( ) Appetite
( ) Psychomotor
( ) Suicide

+ROS Notes

Name:

	Sensation UE	Sensation LE
	( ) L C5 R ( )	( ) L L3 R ( )
	( ) L C6 R ( )	( ) L L4 R ( )
	( ) L C7 R ( )	( ) L L5 R ( )
	( ) L C8 R ( )	( ) L S1 R ( )
	( ) L T1 R ( )	( ) L S2 R ( )

PE Vitals   HR   BP   RR   T   %Ox   Ht   Wt   BMI

FHT _____ FHR _____ Variability _____ Accelerations _____ Decelerations _____

General:
( ) Cooperative
( ) No Acute Distress
( ) nl Hygiene

Skin:
( ) nl appearance
( ) nl texture
( ) nl temperature
( ) No Bruising
( ) No Laceration
( ) No Rashes
( ) No Masses

Head:
( ) Normocephallic
( ) Atraumatic
( ) No bumps

Eyes:
( ) Pupils equally round
( ) Size _____
( ) Reactive to light
( ) nl accommodation
( ) No scleral icterus
( ) nl conjunctiva
( ) Fundoscopic: nl vessel w/o hemorrhage

ENT:
( ) nl hearing bl
( ) nl tympanic membranes
( ) nl external auditory canals
( ) nl nasal mucosa
( ) nl oral pharynx
( ) No erythema/exudate
( ) nl tongue/gums/dentition

Neck:
( ) No cervical lymphadenopathy
( ) No supraclavicular lymphadenopathy
( ) Midline trachea
( ) nl thyroid w/o masses

Cardio:
( ) No carotid bruit
( ) No JVD
( ) nl distal pulses
( ) Cap refill <2 sec
( ) RRR
( ) S1 S2
( ) No m/r/g
( ) No pedal edema
( ) No varicose veins

Chest:
( ) Bilateral rise & fall
( ) Breast Symmetrical
( ) No breast tenderness
( ) No breast mass
( ) nl tactile fremitus
( ) Clear to percuss
( ) Clear to auscult
( ) No wheezing/rales/rhonchi

Abdomen:
( ) Symmetrical
( ) No scars/ striations
( ) No pulsatile masses
( ) No aortic/renal bruit
( ) nl bowel sounds
( ) nl percussion
( ) Soft/Non-tender
( ) Nondistended
( ) No hepatomegaly
( ) No splenomegaly

Rectal:
( ) nl sphincter tone
( ) No rectal masses
( ) Brown stool
( ) Guaiac neg

Pelvic:
( ) nl external genitalia
Speculum exam:
( ) nl vagina
( ) nl cervix
Bimanual exam:
( ) No lymphadenopathy
( ) No masses
( ) No cervical tenderness
( ) No palpable uterus
( ) No palpable ovaries

Extremities:
( ) No cyanosis
( ) No clubbing
( ) No edema
( ) nl brachial pulses
( ) nl radial pulses
( ) nl femoral pulses
( ) nl popliteal pulses
( ) nl a. tibial pulses
( ) nl dorsalis pedis pulses
( ) No axillary lymphad.
( ) No inguinal lymphad.

Cranial Nerves:
( ) CN II: intact vision/visual acuity 20/20/rxn to light
( ) CN III,IV, VI: EOMI/ no nystagmus
( ) CN V: nl face sensation/temporalis m. intact/masseter m. intact
( ) CN VII: puff out cheeks/smile/wrinkle forehead/eyes shut
( ) CN VIII: hearing equal bilaterally
( ) CN IX, X: palate rise equal/midline uvula
( ) CN XI: nl shoulder shrug/SCM muscle intact
( ) CN XII: tongue midline/nl tongue ROM

MSE:
( ) Awake
( ) Alert
( ) Oriented ___/3
( ) nl repetition
( ) nl memory
( ) Follows command
( ) No aphasia
( ) No dysarthria

Motor:
( ) nl muscle tone
( ) nl muscle bulk
( ) nl ROM UE
( ) nl ROM LE
( ) No pronator drift
L ___/5 UE R ___/5
L ___/5 LE R ___/5

Reflexes:
L____ Brachioradial.____ R
L____ Biceps____ R
L____ Triceps____ R
L____ Patellar____ R
L____ Achilles____ R
L____ Plantar____ R

Cerebellar:
( ) nl finger to nose
( ) nl heel to shin
( ) Rapid alternating hands
( ) Rapid alternating feet
( ) nl gait
( ) Tandem gait
( ) Neg Romberg

+ PE Notes

Assessment & Plan

DDx 1
Plan

DDx 2
Plan

DDx 3
Plan

DDx 4
Plan

DDx 5
Plan

Labs/Radiology/EKG

Updates/Notes

Name:

MRN:

Contact:

DOB:

Ethnicity:

Date:

CC: _____ Ob or Gyn

HPI: _____ yo G ___ P _____ at _____ weeks gestation by (LMP c/w ____ US OR ____ US) presents with:

VB:

LOF:

CX:

FM:

PC:

*vaginal bleeding (VB), leakage of fluid (LOF), contractions (CX), fetal movement (FM), preg complications (PC)

ObHx

B	Yr	V/CS	GA	M/F	Wt	PC
1						
2						
3						
4						
5						

GynHx

LMP
Menarche
Period Duration
Regularity
Tampon
Vaginal Dc
Contraception
Spotting
Last Pap
Abn Pap
STDs
Fibroids
Ectopics

PMHx
child/adult/hospital/immune

SurgHx

Allergies drugs/food/reaction

FMHx

Meds

SHx
Smoking
Alcohol
Drugs
Sexual
Occupation
Exercise
Diet
Stress

ROS (Check Any)

Const:
( ) Sick contacts
( ) Fever
( ) Chills
( ) Δ Weight
( ) Malaise
( ) Weakness
( ) Dizziness
( ) Δ appetite

HEENT:
( ) Blurry vision
( ) Photophobia
( ) Δ vision
( ) Δ hearing
( ) Tinnitus
( ) Sore throat
( ) Congestion

Resp:
( ) SOB
( ) Cough
( ) Sputum
( ) Pleuritic CP
( ) Hemoptysis

Card:
( ) Orthopnea
( ) PND
( ) DOE
( ) LE edema
( ) CP/left arm/shoulder/ neck/ jaw/ back
( ) Syncope
( ) Palpitations
( ) Claudication

GI:
( ) Nausea
( ) Vomiting
( ) Diarrhea
( ) Regurgitation
( ) Heartburn
( ) Odynophagia
( ) Dysphagia
( ) Abd pain
( ) Constipation
( ) Bloat
( ) Hematemesis
( ) Melena
( ) Hematochezia
( ) Mucus

GU:
( ) Urgency
( ) Frequency
( ) Incontinence
( ) Dysuria
( ) Hematuria
( ) Hesitancy
( ) Postvoid dribbling
( ) Impotence
( ) Testicular masses
( ) Vaginal dc
( ) Dyspareunia
( ) Bleeding

Endo:
( ) Thirst
( ) Polyuria
( ) Heat intolerance
( ) Cold intolerance
( ) Tremor
( ) Menstrual irreg.
( ) Δ hair/skin/nails
( ) Δ libido
( ) Δ body hair

Skin:
( ) Rashes
( ) Itch
( ) Laceration

Breast:
( ) Masses
( ) Pain
( ) Discharge
( ) Lactation

Msk:
( ) Arthralgia
( ) Deformity
( ) Swelling
( ) Myalgia
( ) Weakness

Hematologic:
( ) Bruising
( ) Hx of bleeding
( ) LAD

Neurologic:
( ) Headache
( ) Focal weakness
( ) Seizure
( ) Tremor
( ) Falls
( ) Memory loss
( ) Paresthesia
( ) Sensory loss
( ) Vertigo

Psychiatric:
( ) Sleep
( ) Interest
( ) Guilt
( ) Energy
( ) Concentration
( ) Appetite
( ) Psychomotor
( ) Suicide

+ROS Notes

Name:

PE Vitals   HR   BP   RR   T   %Ox   Ht   Wt   BMI

FHT _____ FHR _____ Variability _____ Accelerations _____ Decelerations

Sensation UE	Sensation LE
( ) L C5 R ( )	( ) L L3 R ( )
( ) L C6 R ( )	( ) L L4 R ( )
( ) L C7 R ( )	( ) L L5 R ( )
( ) L C8 R ( )	( ) L S1 R ( )
( ) L T1 R ( )	( ) L S2 R ( )

General:
( ) Cooperative
( ) No Acute Distress
( ) nl Hygiene

Skin:
( ) nl appearance
( ) nl texture
( ) nl temperature
( ) No Bruising
( ) No Laceration
( ) No Rashes
( ) No Masses

Head:
( ) Normocephallic
( ) Atraumatic
( ) No bumps

Eyes:
( ) Pupils equally round
( ) Size ____
( ) Reactive to light
( ) nl accommodation
( ) No scleral icterus
( ) nl conjunctiva
( ) Fundoscopic: nl vessel w/o hemorrhage

ENT:
( ) nl hearing bl
( ) nl tympanic membranes
( ) nl external auditory canals
( ) nl nasal mucosa
( ) nl oral pharynx
( ) No erythema/exudate
( ) nl tongue/gums/dentition

Neck:
( ) No cervical lymphadenopathy
( ) No supraclavicular lymphadenopathy
( ) Midline trachea
( ) nl thyroid w/o masses

Cardio:
( ) No carotid bruit
( ) No JVD
( ) nl distal pulses
( ) Cap refill <2 sec
( ) RRR
( ) S1 S2
( ) No m/r/g
( ) No pedal edema
( ) No varicose veins

Chest:
( ) Bilateral rise & fall
( ) Breast Symmetrical
( ) No breast tenderness
( ) No breast mass
( ) nl tactile fremitus
( ) Clear to percuss
( ) Clear to auscult
( ) No wheezing/rales/rhonchi

Abdomen:
( ) Symmetrical
( ) No scars/ striations
( ) No pulsatile masses
( ) No aortic/renal bruit
( ) nl bowel sounds
( ) nl percussion
( ) Soft/Non-tender
( ) Nondistended
( ) No hepatomegaly
( ) No splenomegaly

Rectal:
( ) nl sphincter tone
( ) No rectal masses
( ) Brown stool
( ) Guaiac neg

Pelvic:
( ) nl external genitalia
Speculum exam:
( ) nl vagina
( ) nl cervix
Bimanual exam:
( ) No lymphadenopathy
( ) No masses
( ) No cervical tenderness
( ) No palpable uterus
( ) No palpable ovaries

Extremities:
( ) No cyanosis
( ) No clubbing
( ) No edema
( ) nl brachial pulses
( ) nl radial pulses
( ) nl femoral pulses
( ) nl popliteal pulses
( ) nl a. tibial pulses
( ) nl dorsalis pedis pulses
( ) No axillary lymphad.
( ) No inguinal lymphad.

Cranial Nerves:
( ) CN II: intact vision/visual acuity 20/20/rxn to light
( ) CN III,IV, VI: EOMI/ no nystagmus
( ) CN V: nl face sensation/temporalis m. intact/masseter m. intact
( ) CN VII: puff out cheeks/smile/wrinkle forehead/eyes shut
( ) CN VIII: hearing equal bilaterally
( ) CN IX, X: palate rise equal/midline uvula
( ) CN XI: nl shoulder shrug/SCM muscle intact
( ) CN XII: tongue midline/nl tongue ROM

MSE:
( ) Awake
( ) Alert
( ) Oriented __/3
( ) nl repetition
( ) nl memory
( ) Follows command
( ) No aphasia
( ) No dysarthria

Motor:
( ) nl muscle tone
( ) nl muscle bulk
( ) nl ROM UE
( ) nl ROM LE
( ) No pronator drift
L ___/5 UE R ___/5
L ___/5 LE R ___/5

Reflexes:
L ___ Brachioradial.___ R
L ___ Biceps ___ R
L ___ Triceps ___ R
L ___ Patellar ___ R
L ___ Achilles ___ R
L ___ Plantar ___ R

Cerebellar:
( ) nl finger to nose
( ) nl heel to shin
( ) Rapid alternating hands
( ) Rapid alternating feet
( ) nl gait
( ) Tandem gait
( ) Neg Romberg

+ PE Notes

Assessment & Plan

DDx 1
Plan

DDx 2
Plan

DDx 3
Plan

DDx 4
Plan

DDx 5
Plan

Labs/Radiology/EKG

Updates/Notes

Name:
MRN:
Contact:

DOB:
Ethnicity:
Date:

CC: _____ Ob or Gyn

HPI: _____ yo G ___ P _____ at _____ weeks gestation by (LMP c/w ____ US OR ____ US) presents with:

VB:
LOF:
CX:
FM:

PC:

*vaginal bleeding (VB), leakage of fluid (LOF), contractions (CX), fetal movement (FM), preg complications (PC)

ObHx

B	Yr	V/CS	GA	M/F	Wt	PC
1						
2						
3						
4						
5						

GynHx

LMP
Menarche
Period Duration
Regularity
Tampon
Vaginal Dc
Contraception
Spotting
Last Pap
Abn Pap
STDs
Fibroids
Ectopics

PMHx

child/adult/hospital/immune

SurgHx

Allergies drugs/food/reaction

FMHx

Meds

SHx

Smoking
Alcohol
Drugs
Sexual
Occupation
Exercise
Diet
Stress

ROS (Check Any)

Const:
( ) Sick contacts
( ) Fever
( ) Chills
( ) Δ Weight
( ) Malaise
( ) Weakness
( ) Dizziness
( ) Δ appetite

HEENT:
( ) Blurry vision
( ) Photophobia
( ) Δ vision
( ) Δ hearing
( ) Tinnitus
( ) Sore throat
( ) Congestion

Resp:
( ) SOB
( ) Cough
( ) Sputum
( ) Pleuritic CP
( ) Hemoptysis

Card:
( ) Orthopnea
( ) PND
( ) DOE
( ) LE edema
( ) CP/left arm/shoulder/ neck/ jaw/ back
( ) Syncope
( ) Palpitations
( ) Claudication

GI:
( ) Nausea
( ) Vomiting
( ) Diarrhea
( ) Regurgitation
( ) Heartburn
( ) Odynophagia
( ) Dysphagia
( ) Abd pain
( ) Constipation
( ) Bloat
( ) Hematemesis
( ) Melena
( ) Hematochezia
( ) Mucus

GU:
( ) Urgency
( ) Frequency
( ) Incontinence
( ) Dysuria
( ) Hematuria
( ) Hesitancy
( ) Postvoid dribbling
( ) Impotence
( ) Testicular masses
( ) Vaginal dc
( ) Dyspareunia
( ) Bleeding

Endo:
( ) Thirst
( ) Polyuria
( ) Heat intolerance
( ) Cold intolerance
( ) Tremor
( ) Menstrual irreg.
( ) Δ hair/skin/nails
( ) Δ libido
( ) Δ body hair

Skin:
( ) Rashes
( ) Itch
( ) Laceration

Breast:
( ) Masses
( ) Pain
( ) Discharge
( ) Lactation

Msk:
( ) Arthralgia
( ) Deformity
( ) Swelling
( ) Myalgia
( ) Weakness

Hematologic:
( ) Bruising
( ) Hx of bleeding
( ) LAD

Neurologic:
( ) Headache
( ) Focal weakness
( ) Seizure
( ) Tremor
( ) Falls
( ) Memory loss
( ) Paresthesia
( ) Sensory loss
( ) Vertigo

Psychiatric:
( ) Sleep
( ) Interest
( ) Guilt
( ) Energy
( ) Concentration
( ) Appetite
( ) Psychomotor
( ) Suicide

+ROS Notes

Name:

PE Vitals | HR | BP | RR | T | %Ox | Ht | Wt | BMI

FHT _____ FHR _____ Variability _____ Accelerations _____ Decelerations _____

Sensation UE	Sensation LE
( ) L C5 R ( )	( ) L L3 R ( )
( ) L C6 R ( )	( ) L L4 R ( )
( ) L C7 R ( )	( ) L L5 R ( )
( ) L C8 R ( )	( ) L S1 R ( )
( ) L T1 R ( )	( ) L S2 R ( )

General:
( ) Cooperative
( ) No Acute Distress
( ) nl Hygiene

Skin:
( ) nl appearance
( ) nl texture
( ) nl temperature
( ) No Bruising
( ) No Laceration
( ) No Rashes
( ) No Masses

Head:
( ) Normocephallic
( ) Atraumatic
( ) No bumps

Eyes:
( ) Pupils equally round
( ) Size ____
( ) Reactive to light
( ) nl accommodation
( ) No scleral icterus
( ) nl conjunctiva
( ) Fundoscopic: nl vessel w/o hemorrhage

ENT:
( ) nl hearing bl
( ) nl tympanic membranes
( ) nl external auditory canals
( ) nl nasal mucosa
( ) nl oral pharynx
( ) No erythema/exudate
( ) nl tongue/gums/ dentition

Neck:
( ) No cervical lymphadenopathy
( ) No supraclavicular lymphadenopathy
( ) Midline trachea
( ) nl thyroid w/o masses

Cardio:
( ) No carotid bruit
( ) No JVD
( ) nl distal pulses
( ) Cap refill <2 sec
( ) RRR
( ) S1 S2
( ) No m/r/g
( ) No pedal edema
( ) No varicose veins

Chest:
( ) Bilateral rise & fall
( ) Breast Symmetrical
( ) No breast tenderness
( ) No breast mass
( ) nl tactile fremitus
( ) Clear to percuss
( ) Clear to auscult
( ) No wheezing/rales/ rhonchi

Abdomen:
( ) Symmetrical
( ) No scars/ striations
( ) No pulsatile masses
( ) No aortic/renal bruit
( ) nl bowel sounds
( ) nl percussion
( ) Soft/Non-tender
( ) Nondistended
( ) No hepatomegaly
( ) No splenomegaly

Rectal:
( ) nl sphincter tone
( ) No rectal masses
( ) Brown stool
( ) Guaiac neg

Pelvic:
( ) nl external genitalia
Speculum exam:
( ) nl vagina
( ) nl cervix
Bimanual exam:
( ) No lymphadenopathy
( ) No masses
( ) No cervical tenderness
( ) No palpable uterus
( ) No palpable ovaries

Extremities:
( ) No cyanosis
( ) No clubbing
( ) No edema
( ) nl brachial pulses
( ) nl radial pulses
( ) nl femoral pulses
( ) nl popliteal pulses
( ) nl a. tibial pulses
( ) nl dorsalis pedis pulses
( ) No axillary lymphad.
( ) No inguinal lymphad.

Cranial Nerves:
( ) CN II: intact vision/visual acuity 20/20/rxn to light
( ) CN III,IV, VI: EOMI/ no nystagmus
( ) CN V: nl face sensation/temporalis m. intact/masseter m. intact
( ) CN VII: puff out cheeks/smile/wrinkle forehead/eyes shut
( ) CN VIII: hearing equal bilaterally
( ) CN IX, X: palate rise equal/midline uvula
( ) CN XI: nl shoulder shrug/SCM muscle intact
( ) CN XII: tongue midline/nl tongue ROM

MSE:
( ) Awake
( ) Alert
( ) Oriented __/3
( ) nl repetition
( ) nl memory
( ) Follows command
( ) No aphasia
( ) No dysarthria

Motor:
( ) nl muscle tone
( ) nl muscle bulk
( ) nl ROM UE
( ) nl ROM LE
( ) No pronator drift
L ___/5 UE R ___/5
L ___/5 LE R ___/5

Reflexes:
L ___ Brachioradial. ___ R
L ___ Biceps ___ R
L ___ Triceps ___ R
L ___ Patellar ___ R
L ___ Achilles ___ R
L ___ Plantar ___ R

Cerebellar:
( ) nl finger to nose
( ) nl heel to shin
( ) Rapid alternating hands
( ) Rapid alternating feet
( ) nl gait
( ) Tandem gait
( ) Neg Romberg

+ PE Notes

Assessment & Plan
DDx 1
Plan

DDx 2
Plan

DDx 3
Plan

DDx 4
Plan

DDx 5
Plan

Labs/Radiology/EKG

Updates/Notes

Name:	DOB:
MRN:	Ethnicity:
Contact:	Date:

CC: _____ Ob or Gyn

HPI:_____ yo G ___ P _____ at _____ weeks gestation by (LMP c/w ____ US OR ____ US) presents with:

VB:

LOF:

CX:

FM:

PC:

*vaginal bleeding (VB), leakage of fluid (LOF), contractions (CX), fetal movement (FM), preg complications (PC)

ObHx

B	Yr	V/CS	GA	M/F	Wt	PC
1						
2						
3						
4						
5						

GynHx

LMP
Menarche
Period Duration
Regularity
Tampon
Vaginal Dc
Contraception
Spotting
Last Pap
Abn Pap
STDs
Fibroids
Ectopics

PMHx

child/adult/hospital/immune

SurgHx

Allergies drugs/food/reaction

FMHx

Meds

SHx

Smoking
Alcohol
Drugs
Sexual
Occupation
Exercise
Diet
Stress

ROS (Check Any)

Const:
( ) Sick contacts
( ) Fever
( ) Chills
( ) Δ Weight
( ) Malaise
( ) Weakness
( ) Dizziness
( ) Δ appetite

HEENT:
( ) Blurry vision
( ) Photophobia
( ) Δ vision
( ) Δ hearing
( ) Tinnitus
( ) Sore throat
( ) Congestion

Resp:
( ) SOB
( ) Cough
( ) Sputum
( ) Pleuritic CP
( ) Hemoptysis

Card:
( ) Orthopnea
( ) PND
( ) DOE
( ) LE edema
( ) CP/left arm/shoulder/ neck/ jaw/ back
( ) Syncope
( ) Palpitations
( ) Claudication

GI:
( ) Nausea
( ) Vomiting
( ) Diarrhea
( ) Regurgitation
( ) Heartburn
( ) Odynophagia
( ) Dysphagia
( ) Abd pain
( ) Constipation
( ) Bloat
( ) Hematemesis
( ) Melena
( ) Hematochezia
( ) Mucus

GU:
( ) Urgency
( ) Frequency
( ) Incontinence
( ) Dysuria
( ) Hematuria
( ) Hesitancy
( ) Postvoid dribbling
( ) Impotence
( ) Testicular masses
( ) Vaginal dc
( ) Dyspareunia
( ) Bleeding

Endo:
( ) Thirst
( ) Polyuria
( ) Heat intolerance
( ) Cold intolerance
( ) Tremor
( ) Menstrual irreg.
( ) Δ hair/skin/nails
( ) Δ libido
( ) Δ body hair

Skin:
( ) Rashes
( ) Itch
( ) Laceration

Breast:
( ) Masses
( ) Pain
( ) Discharge
( ) Lactation

Msk:
( ) Arthralgia
( ) Deformity
( ) Swelling
( ) Myalgia
( ) Weakness

Hematologic:
( ) Bruising
( ) Hx of bleeding
( ) LAD

Neurologic:
( ) Headache
( ) Focal weakness
( ) Seizure
( ) Tremor
( ) Falls
( ) Memory loss
( ) Paresthesia
( ) Sensory loss
( ) Vertigo

Psychiatric:
( ) Sleep
( ) Interest
( ) Guilt
( ) Energy
( ) Concentration
( ) Appetite
( ) Psychomotor
( ) Suicide

+ROS Notes

Name:

Sensation UE	Sensation LE
( ) L C5 R ( )	( ) L L3 R ( )
( ) L C6 R ( )	( ) L L4 R ( )
( ) L C7 R ( )	( ) L L5 R ( )
( ) L C8 R ( )	( ) L S1 R ( )
( ) L T1 R ( )	( ) L S2 R ( )

PE Vitals   HR   BP   RR   T   %Ox   Ht   Wt   BMI

FHT _____ FHR _____ Variability _____ Accelerations _____ Decelerations

General:
( ) Cooperative
( ) No Acute Distress
( ) nl Hygiene

Skin:
( ) nl appearance
( ) nl texture
( ) nl temperature
( ) No Laceration
( ) No Rashes
( ) No Masses

Head:
( ) Normocephallic
( ) Atraumatic
( ) No bumps

Eyes:
( ) Pupils equally round
( ) Size ____
( ) Reactive to light
( ) nl accommodation
( ) No scleral icterus
( ) nl conjunctiva
( ) Fundoscopic: nl vessel w/o hemorrhage

ENT:
( ) nl hearing bl
( ) nl tympanic membranes
( ) nl external auditory canals
( ) nl nasal mucosa
( ) nl oral pharynx
( ) No erythema/exudate
( ) nl tongue/gums/ dentition

Neck:
( ) No cervical lymphadenopathy
( ) No supraclavicular lymphadenopathy
( ) Midline trachea
( ) nl thyroid w/o masses

Cardio:
( ) No carotid bruit
( ) No JVD
( ) nl distal pulses
( ) Cap refill <2 sec
( ) RRR
( ) S1 S2
( ) No m/r/g
( ) No pedal edema
( ) No varicose veins

Chest:
( ) Bilateral rise & fall
( ) Breast Symmetrical
( ) No breast tenderness
( ) No breast mass
( ) nl tactile fremitus
( ) Clear to percuss
( ) Clear to auscult
( ) No wheezing/rales/ rhonchi

Abdomen:
( ) Symmetrical
( ) No scars/ striations
( ) No pulsatile masses
( ) No aortic/renal bruit
( ) nl bowel sounds
( ) nl percussion
( ) Soft/Non-tender
( ) Nondistended
( ) No hepatomegaly
( ) No splenomegaly

Rectal:
( ) nl sphincter tone
( ) No rectal masses
( ) Brown stool
( ) Guaiac neg

Pelvic:
( ) nl external genitalia
Speculum exam:
( ) nl vagina
( ) nl cervix
Bimanual exam:
( ) No lymphadenopathy
( ) No masses
( ) No cervical tenderness
( ) No palpable uterus
( ) No palpable ovaries

Extremities:
( ) No cyanosis
( ) No clubbing
( ) No edema
( ) nl brachial pulses
( ) nl radial pulses
( ) nl femoral pulses
( ) nl popliteal pulses
( ) nl a. tibial pulses
( ) nl dorsalis pedis pulses
( ) No axillary lymphad.
( ) No inguinal lymphad.

Cranial Nerves:
( ) CN II: intact vision/visual acuity 20/20/rxn to light
( ) CN III,IV, VI: EOMI/ no nystagmus
( ) CN V: nl face sensation/temporalis m. intact/masseter m. intact
( ) CN VII: puff out cheeks/smile/wrinkle forehead/eyes shut
( ) CN VIII: hearing equal bilaterally
( ) CN IX, X: palate rise equal/midline uvula
( ) CN XI: nl shoulder shrug/SCM muscle intact
( ) CN XII: tongue midline/nl tongue ROM

MSE:
( ) Awake
( ) Alert
( ) Oriented __/3
( ) nl repetition
( ) nl memory
( ) Follows command
( ) No aphasia
( ) No dysarthria

Motor:
( ) nl muscle tone
( ) nl muscle bulk
( ) nl ROM UE
( ) nl ROM LE
( ) No pronator drift
L ___/5 UE R ___/5
L ___/5 LE R ___/5

Reflexes:
L____ Brachioradial.____R
L____ Biceps____R
L____ Triceps____R
L____ Patellar____R
L____ Achilles____R
L____ Plantar____R

Cerebellar:
( ) nl finger to nose
( ) nl heel to shin
( ) Rapid alternating hands
( ) Rapid alternating feet
( ) nl gait
( ) Tandem gait
( ) Neg Romberg

+ PE Notes

Assessment & Plan

DDx 1
Plan

DDx 2
Plan

DDx 3
Plan

DDx 4
Plan

DDx 5
Plan

Labs/Radiology/EKG

Updates/Notes

Name:
MRN:
Contact:

DOB:
Ethnicity:
Date:

CC: _____ Ob or Gyn

HPI: _____ yo G ___ P _____ at _____ weeks gestation by (LMP c/w ____ US OR ____ US) presents with:

VB:
LOF:
CX:
FM:

PC:

*vaginal bleeding (VB), leakage of fluid (LOF), contractions (CX), fetal movement (FM), preg complications (PC)

ObHx

B	Yr	V/CS	GA	M/F	Wt	PC
1						
2						
3						
4						
5						

GynHx

LMP
Menarche
Period Duration
Regularity
Tampon
Vaginal Dc
Contraception
Spotting
Last Pap
Abn Pap
STDs
Fibroids
Ectopics

PMHx
child/adult/hospital/immune

SurgHx

Allergies drugs/food/reaction

FMHx

Meds

SHx
Smoking
Alcohol
Drugs
Sexual
Occupation
Exercise
Diet
Stress

ROS (Check Any)

Const:
( ) Sick contacts
( ) Fever
( ) Chills
( ) Δ Weight
( ) Malaise
( ) Weakness
( ) Dizziness
( ) Δ appetite

HEENT:
( ) Blurry vision
( ) Photophobia
( ) Δ vision
( ) Δ hearing
( ) Tinnitus
( ) Sore throat
( ) Congestion

Resp:
( ) SOB
( ) Cough
( ) Sputum
( ) Pleuritic CP
( ) Hemoptysis

Card:
( ) Orthopnea
( ) PND
( ) DOE
( ) LE edema
( ) CP/left arm/shoulder/ neck/ jaw/ back
( ) Syncope
( ) Palpitations
( ) Claudication

GI:
( ) Nausea
( ) Vomiting
( ) Diarrhea
( ) Regurgitation
( ) Heartburn
( ) Odynophagia
( ) Dysphagia
( ) Abd pain
( ) Constipation
( ) Bloat
( ) Hematemesis
( ) Melena
( ) Hematochezia
( ) Mucus

GU:
( ) Urgency
( ) Frequency
( ) Incontinence
( ) Dysuria
( ) Hematuria
( ) Hesitancy
( ) Postvoid dribbling
( ) Impotence
( ) Testicular masses
( ) Vaginal dc
( ) Dyspareunia
( ) Bleeding

Endo:
( ) Thirst
( ) Polyuria
( ) Heat intolerance
( ) Cold intolerance
( ) Tremor
( ) Menstrual irreg.
( ) Δ hair/skin/nails
( ) Δ libido
( ) Δ body hair

Skin:
( ) Rashes
( ) Itch
( ) Laceration

Breast:
( ) Masses
( ) Pain
( ) Discharge
( ) Lactation

Msk:
( ) Arthralgia
( ) Deformity
( ) Swelling
( ) Myalgia
( ) Weakness

Hematologic:
( ) Bruising
( ) Hx of bleeding
( ) LAD

Neurologic:
( ) Headache
( ) Focal weakness
( ) Seizure
( ) Tremor
( ) Falls
( ) Memory loss
( ) Paresthesia
( ) Sensory loss
( ) Vertigo

Psychiatric:
( ) Sleep
( ) Interest
( ) Guilt
( ) Energy
( ) Concentration
( ) Appetite
( ) Psychomotor
( ) Suicide

+ROS Notes

Name:

PE Vitals   HR   BP   RR   T   %Ox   Ht   Wt   BMI

FHT _____ FHR _____ Variability _____ Accelerations _____ Decelerations _____

Sensation UE	Sensation LE
( ) L C5 R ( )	( ) L L3 R ( )
( ) L C6 R ( )	( ) L L4 R ( )
( ) L C7 R ( )	( ) L L5 R ( )
( ) L C8 R ( )	( ) L S1 R ( )
( ) L T1 R ( )	( ) L S2 R ( )

General:
( ) Cooperative
( ) No Acute Distress
( ) nl Hygiene

Skin:
( ) nl appearance
( ) nl texture
( ) nl temperature
( ) No Bruising
( ) No Laceration
( ) No Rashes
( ) No Masses

Head:
( ) Normocephallic
( ) Atraumatic
( ) No bumps

Eyes:
( ) Pupils equally round
( ) Size ____
( ) Reactive to light
( ) nl accommodation
( ) No scleral icterus
( ) nl conjunctiva
( ) Fundoscopic: nl vessel w/o hemorrhage

ENT:
( ) nl hearing bl
( ) nl tympanic membranes
( ) nl external auditory canals
( ) nl nasal mucosa
( ) nl oral pharynx
( ) No erythema/exudate
( ) nl tongue/gums/ dentition

Neck:
( ) No cervical lymphadenopathy
( ) No supraclavicular lymphadenopathy
( ) Midline trachea
( ) nl thyroid w/o masses

Cardio:
( ) No carotid bruit
( ) No JVD
( ) nl distal pulses
( ) Cap refill <2 sec
( ) RRR
( ) S1 S2
( ) No m/r/g
( ) No pedal edema
( ) No varicose veins

Chest:
( ) Bilateral rise & fall
( ) Breast Symmetrical
( ) No breast tenderness
( ) No breast mass
( ) nl tactile fremitus
( ) Clear to percuss
( ) Clear to auscult
( ) No wheezing/rales/ rhonchi

Abdomen:
( ) Symmetrical
( ) No scars/ striations
( ) No pulsatile masses
( ) No aortic/renal bruit
( ) nl bowel sounds
( ) nl percussion
( ) Soft/Non-tender
( ) Nondistended
( ) No hepatomegaly
( ) No splenomegaly

Rectal:
( ) nl sphincter tone
( ) No rectal masses
( ) Brown stool
( ) Guaiac neg

Pelvic:
( ) nl external genitalia
Speculum exam:
( ) nl vagina
( ) nl cervix
Bimanual exam:
( ) No lymphadenopathy
( ) No masses
( ) No cervical tenderness
( ) No palpable uterus
( ) No palpable ovaries

Extremities:
( ) No cyanosis
( ) No clubbing
( ) No edema
( ) nl brachial pulses
( ) nl radial pulses
( ) nl femoral pulses
( ) nl popliteal pulses
( ) nl a. tibial pulses
( ) nl dorsalis pedis pulses
( ) No axillary lymphad.
( ) No inguinal lymphad.

Cranial Nerves:
( ) CN II: intact vision/visual acuity 20/20/rxn to light
( ) CN III,IV, VI: EOMI/ no nystagmus
( ) CN V: nl face sensation/temporalis m. intact/masseter m. intact
( ) CN VII: puff out cheeks/smile/wrinkle forehead/eyes shut
( ) CN VIII: hearing equal bilaterally
( ) CN IX, X: palate rise equal/midline uvula
( ) CN XI: nl shoulder shrug/SCM muscle intact
( ) CN XII: tongue midline/nl tongue ROM

MSE:
( ) Awake
( ) Alert
( ) Oriented ___/3
( ) nl repetition
( ) nl memory
( ) Follows command
( ) No aphasia
( ) No dysarthria

Motor:
( ) nl muscle tone
( ) nl muscle bulk
( ) nl ROM UE
( ) nl ROM LE
( ) No pronator drift
L ___/5 UE R ___/5
L ___/5 LE R ___/5

Reflexes:
L ___ Brachioradial. ___ R
L ___ Biceps ___ R
L ___ Triceps ___ R
L ___ Patellar ___ R
L ___ Achilles ___ R
L ___ Plantar ___ R

Cerebellar:
( ) nl finger to nose
( ) nl heel to shin
( ) Rapid alternating hands
( ) Rapid alternating feet
( ) nl gait
( ) Tandem gait
( ) Neg Romberg

+ PE Notes

Assessment & Plan

DDx 1
Plan

DDx 2
Plan

DDx 3
Plan

DDx 4
Plan

DDx 5
Plan

Labs/Radiology/EKG

Updates/Notes

Name:
MRN:
Contact:

DOB:
Ethnicity:
Date:

CC: _____ Ob or Gyn

HPI:_____ yo G ___ P _____ at _____ weeks gestation by (LMP c/w ____ US OR ____ US) presents with:

VB:
LOF:
CX:
FM:

PC:

*vaginal bleeding (VB), leakage of fluid (LOF), contractions (CX), fetal movement (FM), preg complications (PC)

ObHx

B	Yr	V/CS	GA	M/F	Wt	PC
1						
2						
3						
4						
5						

GynHx

LMP
Menarche
Period Duration
Regularity
Tampon
Vaginal Dc
Contraception
Spotting
Last Pap
Abn Pap
STDs
Fibroids
Ectopics

PMHx
child/adult/hospital/immune

SurgHx

Allergies drugs/food/reaction

FMHx

Meds

SHx
Smoking
Alcohol
Drugs
Sexual
Occupation
Exercise
Diet
Stress

ROS (Check Any)

Const:
( ) Sick contacts
( ) Fever
( ) Chills
( ) Δ Weight
( ) Malaise
( ) Weakness
( ) Dizziness
( ) Δ appetite

HEENT:
( ) Blurry vision
( ) Photophobia
( ) Δ vision
( ) Δ hearing
( ) Tinnitus
( ) Sore throat
( ) Congestion

Resp:
( ) SOB
( ) Cough
( ) Sputum
( ) Pleuritic CP
( ) Hemoptysis

Card:
( ) Orthopnea
( ) PND
( ) DOE
( ) LE edema
( ) CP/left arm/shoulder/ neck/ jaw/ back
( ) Syncope
( ) Palpitations
( ) Claudication

GI:
( ) Nausea
( ) Vomiting
( ) Diarrhea
( ) Regurgitation
( ) Heartburn
( ) Odynophagia
( ) Dysphagia
( ) Abd pain
( ) Constipation
( ) Bloat
( ) Hematemesis
( ) Melena
( ) Hematochezia
( ) Mucus

GU:
( ) Urgency
( ) Frequency
( ) Incontinence
( ) Dysuria
( ) Hematuria
( ) Hesitancy
( ) Postvoid dribbling
( ) Impotence
( ) Testicular masses
( ) Vaginal dc
( ) Dyspareunia
( ) Bleeding

Endo:
( ) Thirst
( ) Polyuria
( ) Heat intolerance
( ) Cold intolerance
( ) Tremor
( ) Menstrual irreg.
( ) Δ hair/skin/nails
( ) Δ libido
( ) Δ body hair

Skin:
( ) Rashes
( ) Itch
( ) Laceration

Breast:
( ) Masses
( ) Pain
( ) Discharge
( ) Lactation

Msk:
( ) Arthralgia
( ) Deformity
( ) Swelling
( ) Myalgia
( ) Weakness

Hematologic:
( ) Bruising
( ) Hx of bleeding
( ) LAD

Neurologic:
( ) Headache
( ) Focal weakness
( ) Seizure
( ) Tremor
( ) Falls
( ) Memory loss
( ) Paresthesia
( ) Sensory loss
( ) Vertigo

Psychiatric:
( ) Sleep
( ) Interest
( ) Guilt
( ) Energy
( ) Concentration
( ) Appetite
( ) Psychomotor
( ) Suicide

+ROS Notes

Name:

PE Vitals   HR   BP   RR   T   %Ox   Ht   Wt   BMI

FHT _____ FHR _____ Variability _____ Accelerations _____ Decelerations

Sensation UE	Sensation LE
( ) L C5 R ( )	( ) L L3 R ( )
( ) L C6 R ( )	( ) L L4 R ( )
( ) L C7 R ( )	( ) L L5 R ( )
( ) L C8 R ( )	( ) L S1 R ( )
( ) L T1 R ( )	( ) L S2 R ( )

General:
( ) Cooperative
( ) No Acute Distress
( ) nl Hygiene

Skin:
( ) nl appearance
( ) nl texture
( ) nl temperature
( ) No Bruising
( ) No Laceration
( ) No Rashes
( ) No Masses

Head:
( ) Normocephallic
( ) Atraumatic
( ) No bumps

Eyes:
( ) Pupils equally round
( ) Size ____
( ) Reactive to light
( ) nl accommodation
( ) No scleral icterus
( ) nl conjunctiva
( ) Fundoscopic: nl vessel w/o hemorrhage

ENT:
( ) nl hearing bl
( ) nl tympanic membranes
( ) nl external auditory canals
( ) nl nasal mucosa
( ) nl oral pharynx
( ) No erythema/exudate
( ) nl tongue/gums/ dentition

Neck:
( ) No cervical lymphadenopathy
( ) No supraclavicular lymphadenopathy
( ) Midline trachea
( ) nl thyroid w/o masses

Cardio:
( ) No carotid bruit
( ) No JVD
( ) nl distal pulses
( ) Cap refill <2 sec
( ) RRR
( ) S1 S2
( ) No m/r/g
( ) No pedal edema
( ) No varicose veins

Chest:
( ) Bilateral rise & fall
( ) Breast Symmetrical
( ) No breast tenderness
( ) No breast mass
( ) nl tactile fremitus
( ) Clear to percuss
( ) Clear to auscult
( ) No wheezing/rales/ rhonchi

Abdomen:
( ) Symmetrical
( ) No scars/ striations
( ) No pulsatile masses
( ) No aortic/renal bruit
( ) nl bowel sounds
( ) nl percussion
( ) Soft/Non-tender
( ) Nondistended
( ) No hepatomegaly
( ) No splenomegaly

Rectal:
( ) nl sphincter tone
( ) No rectal masses
( ) Brown stool
( ) Guaiac neg

Pelvic:
( ) nl external genitalia
Speculum exam:
( ) nl vagina
( ) nl cervix
Bimanual exam:
( ) No lymphadenopathy
( ) No masses
( ) No cervical tenderness
( ) No palpable uterus
( ) No palpable ovaries

Extremities:
( ) No cyanosis
( ) No clubbing
( ) No edema
( ) nl brachial pulses
( ) nl radial pulses
( ) nl femoral pulses
( ) nl popliteal pulses
( ) nl a. tibial pulses
( ) nl dorsalis pedis pulses
( ) No axillary lymphad.
( ) No inguinal lymphad.

Cranial Nerves:
( ) CN II: intact vision/visual acuity 20/20/rxn to light
( ) CN III,IV, VI: EOMI/ no nystagmus
( ) CN V: nl face sensation/temporalis m. intact/masseter m. intact
( ) CN VII: puff out cheeks/smile/wrinkle forehead/eyes shut
( ) CN VIII: hearing equal bilaterally
( ) CN IX, X: palate rise equal/midline uvula
( ) CN XI: nl shoulder shrug/SCM muscle intact
( ) CN XII: tongue midline/nl tongue ROM

MSE:
( ) Awake
( ) Alert
( ) Oriented __/3
( ) nl repetition
( ) nl memory
( ) Follows command
( ) No aphasia
( ) No dysarthria

Motor:
( ) nl muscle tone
( ) nl muscle bulk
( ) nl ROM UE
( ) nl ROM LE
( ) No pronator drift
L ___/5 UE R ___/5
L ___/5 LE R ___/5

Reflexes:
L___Brachioradial.___R
L___Biceps___R
L___Triceps___R
L___Patellar___R
L___Achilles___R
L___Plantar___R

Cerebellar:
( ) nl finger to nose
( ) nl heel to shin
( ) Rapid alternating hands
( ) Rapid alternating feet
( ) nl gait
( ) Tandem gait
( ) Neg Romberg

+ PE Notes

Assessment & Plan
DDx 1
Plan

DDx 2
Plan

DDx 3
Plan

DDx 4
Plan

DDx 5
Plan

Labs/Radiology/EKG

Updates/Notes

Name: DOB:

MRN: Ethnicity:

Contact: Date:

CC: ____ Ob or Gyn

HPI:_____ yo G ___ P _____ at _____ weeks gestation by (LMP c/w ____ US OR ____ US) presents with:

VB:

LOF:

CX:

FM:

PC:

*vaginal bleeding (VB), leakage of fluid (LOF), contractions (CX), fetal movement (FM), preg complications (PC)

ObHx

B	Yr	V/CS	GA	M/F	Wt	PC
1						
2						
3						
4						
5						

GynHx

LMP
Menarche
Period Duration
Regularity
Tampon
Vaginal Dc
Contraception
Spotting
Last Pap
Abn Pap
STDs
Fibroids
Ectopics

PMHx
child/adult/hospital/immune

SurgHx

Allergies drugs/food/reaction

FMHx

Meds

SHx
Smoking
Alcohol
Drugs
Sexual
Occupation
Exercise
Diet
Stress

ROS (Check Any)

Const:
( ) Sick contacts
( ) Fever
( ) Chills
( ) Δ Weight
( ) Malaise
( ) Weakness
( ) Dizziness
( ) Δ appetite

HEENT:
( ) Blurry vision
( ) Photophobia
( ) Δ vision
( ) Δ hearing
( ) Tinnitus
( ) Sore throat
( ) Congestion

Resp:
( ) SOB
( ) Cough
( ) Sputum
( ) Pleuritic CP
( ) Hemoptysis

Card:
( ) Orthopnea
( ) PND
( ) DOE
( ) LE edema
( ) CP/left arm/shoulder/ neck/ jaw/ back
( ) Syncope
( ) Palpitations
( ) Claudication

GI:
( ) Nausea
( ) Vomiting
( ) Diarrhea
( ) Regurgitation
( ) Heartburn
( ) Odynophagia
( ) Dysphagia
( ) Abd pain
( ) Constipation
( ) Bloat
( ) Hematemesis
( ) Melena
( ) Hematochezia
( ) Mucus

GU:
( ) Urgency
( ) Frequency
( ) Incontinence
( ) Dysuria
( ) Hematuria
( ) Hesitancy
( ) Postvoid dribbling
( ) Impotence
( ) Testicular masses
( ) Vaginal dc
( ) Dyspareunia
( ) Bleeding

Endo:
( ) Thirst
( ) Polyuria
( ) Heat intolerance
( ) Cold intolerance
( ) Tremor
( ) Menstrual irreg.
( ) Δ hair/skin/nails
( ) Δ libido
( ) Δ body hair

Skin:
( ) Rashes
( ) Itch
( ) Laceration

Breast:
( ) Masses
( ) Pain
( ) Discharge
( ) Lactation

Msk:
( ) Arthralgia
( ) Deformity
( ) Swelling
( ) Myalgia
( ) Weakness

Hematologic:
( ) Bruising
( ) Hx of bleeding
( ) LAD

Neurologic:
( ) Headache
( ) Focal weakness
( ) Seizure
( ) Tremor
( ) Falls
( ) Memory loss
( ) Paresthesia
( ) Sensory loss
( ) Vertigo

Psychiatric:
( ) Sleep
( ) Interest
( ) Guilt
( ) Energy
( ) Concentration
( ) Appetite
( ) Psychomotor
( ) Suicide

+ROS Notes

Name:									Sensation UE	Sensation LE
PE Vitals	HR	BP	RR	T	%Ox	Ht	Wt	BMI	( ) L C5 R ( ) ( ) L C6 R ( ) ( ) L C7 R ( ) ( ) L C8 R ( ) ( ) L T1 R ( )	( ) L L3 R ( ) ( ) L L4 R ( ) ( ) L L5 R ( ) ( ) L S1 R ( ) ( ) L S2 R ( )
FHT		FHR	Variability		Accelerations		Decelerations			

General:
( ) Cooperative
( ) No Acute Distress
( ) nl Hygiene

Skin:
( ) nl appearance
( ) nl texture
( ) nl temperature
( ) No Laceration
( ) No Rashes
( ) No Masses

Head:
( ) Normocephallic
( ) Atraumatic
( ) No bumps

Eyes:
( ) Pupils equally round
( ) Size _____
( ) Reactive to light
( ) nl accommodation
( ) No scleral icterus
( ) nl conjunctiva
( ) Fundoscopic: nl vessel w/o hemorrhage

ENT:
( ) nl hearing bl
( ) nl tympanic membranes
( ) nl external auditory canals
( ) nl nasal mucosa
( ) nl oral pharynx
( ) No erythema/exudate
( ) nl tongue/gums/ dentition

Neck:
( ) No cervical lymphadenopathy
( ) No supraclavicular lymphadenopathy
( ) Midline trachea
( ) nl thyroid w/o masses

Cardio:
( ) No carotid bruit
( ) No JVD
( ) nl distal pulses
( ) Cap refill <2 sec
( ) RRR
( ) S1 S2
( ) No m/r/g
( ) No pedal edema
( ) No varicose veins

Chest:
( ) Bilateral rise & fall
( ) Breast Symmetrical
( ) No breast tenderness
( ) No breast mass
( ) nl tactile fremitus
( ) Clear to percuss
( ) Clear to auscult
( ) No wheezing/rales/ rhonchi

Abdomen:
( ) Symmetrical
( ) No scars/ striations
( ) No pulsatile masses
( ) No aortic/renal bruit
( ) nl bowel sounds
( ) nl percussion
( ) Soft/Non-tender
( ) Nondistended
( ) No hepatomegaly
( ) No splenomegaly

Rectal:
( ) nl sphincter tone
( ) No rectal masses
( ) Brown stool
( ) Guaiac neg

Pelvic:
( ) nl external genitalia
Speculum exam:
( ) nl vagina
( ) nl cervix
Bimanual exam:
( ) No lymphadenopathy
( ) No masses
( ) No cervical tenderness
( ) No palpable uterus
( ) No palpable ovaries

Extremities:
( ) No cyanosis
( ) No clubbing
( ) No edema
( ) nl brachial pulses
( ) nl radial pulses
( ) nl femoral pulses
( ) nl popliteal pulses
( ) nl a. tibial pulses
( ) nl dorsalis pedis pulses
( ) No axillary lymphad.
( ) No inguinal lymphad.

Cranial Nerves:
( ) CN II: intact vision/visual acuity 20/20/rxn to light
( ) CN III,IV, VI: EOMI/ no nystagmus
( ) CN V: nl face sensation/temporalis m. intact/masseter m. intact
( ) CN VII: puff out cheeks/smile/wrinkle forehead/eyes shut
( ) CN VIII: hearing equal bilaterally
( ) CN IX, X: palate rise equal/midline uvula
( ) CN XI: nl shoulder shrug/SCM muscle intact
( ) CN XII: tongue midline/nl tongue ROM

MSE:
( ) Awake
( ) Alert
( ) Oriented __/3
( ) nl repetition
( ) nl memory
( ) Follows command
( ) No aphasia
( ) No dysarthria

Motor:
( ) nl muscle tone
( ) nl muscle bulk
( ) nl ROM UE
( ) nl ROM LE
( ) No pronator drift
L ___/5 UE R ___/5
L ___/5 LE R ___/5

Reflexes:
L_____ Brachioradial._____ R
L_____ Biceps_____ R
L_____ Triceps_____ R
L_____ Patellar_____ R
L_____ Achilles_____ R
L_____ Plantar_____ R

Cerebellar:
( ) nl finger to nose
( ) nl heel to shin
( ) Rapid alternating hands
( ) Rapid alternating feet
( ) nl gait
( ) Tandem gait
( ) Neg Romberg

+ PE Notes

Assessment & Plan

DDx 1
Plan

DDx 2
Plan

DDx 3
Plan

DDx 4
Plan

DDx 5
Plan

Labs/Radiology/EKG

Updates/Notes

Name:	DOB:
MRN:	Ethnicity:
Contact:	Date:

CC: _____ Ob or Gyn

HPI: _____ yo G ___ P _____ at _____ weeks gestation by (LMP c/w ____ US OR ____ US) presents with:

VB:
LOF:
CX:
FM:

PC:

*vaginal bleeding (VB), leakage of fluid (LOF), contractions (CX), fetal movement (FM), preg complications (PC)

ObHx

B	Yr	V/CS	GA	M/F	Wt	PC
1						
2						
3						
4						
5						

GynHx

LMP
Menarche
Period Duration
Regularity
Tampon
Vaginal Dc
Contraception
Spotting
Last Pap
Abn Pap
STDs
Fibroids
Ectopics

PMHx
child/adult/hospital/immune

SurgHx

Allergies drugs/food/reaction

FMHx

Meds

SHx
Smoking
Alcohol
Drugs
Sexual
Occupation
Exercise
Diet
Stress

ROS (Check Any)

Const:
( ) Sick contacts
( ) Fever
( ) Chills
( ) Δ Weight
( ) Malaise
( ) Weakness
( ) Dizziness
( ) Δ appetite

HEENT:
( ) Blurry vision
( ) Photophobia
( ) Δ vision
( ) Δ hearing
( ) Tinnitus
( ) Sore throat
( ) Congestion

Resp:
( ) SOB
( ) Cough
( ) Sputum
( ) Pleuritic CP
( ) Hemoptysis

Card:
( ) Orthopnea
( ) PND
( ) DOE
( ) LE edema
( ) CP/left arm/shoulder/
       neck/ jaw/ back
( ) Syncope
( ) Palpitations
( ) Claudication

GI:
( ) Nausea
( ) Vomiting
( ) Diarrhea
( ) Regurgitation
( ) Heartburn
( ) Odynophagia
( ) Dysphagia
( ) Abd pain
( ) Constipation
( ) Bloat
( ) Hematemesis
( ) Melena
( ) Hematochezia
( ) Mucus

GU:
( ) Urgency
( ) Frequency
( ) Incontinence
( ) Dysuria
( ) Hematuria
( ) Hesitancy
( ) Postvoid dribbling
( ) Impotence
( ) Testicular masses
( ) Vaginal dc
( ) Dyspareunia
( ) Bleeding

Endo:
( ) Thirst
( ) Polyuria
( ) Heat intolerance
( ) Cold intolerance
( ) Tremor
( ) Menstrual irreg.
( ) Δ hair/skin/nails
( ) Δ libido
( ) Δ body hair

Skin:
( ) Rashes
( ) Itch
( ) Laceration

Breast:
( ) Masses
( ) Pain
( ) Discharge
( ) Lactation

Msk:
( ) Arthralgia
( ) Deformity
( ) Swelling
( ) Myalgia
( ) Weakness

Hematologic:
( ) Bruising
( ) Hx of bleeding
( ) LAD

Neurologic:
( ) Headache
( ) Focal weakness
( ) Seizure
( ) Tremor
( ) Falls
( ) Memory loss
( ) Paresthesia
( ) Sensory loss
( ) Vertigo

Psychiatric:
( ) Sleep
( ) Interest
( ) Guilt
( ) Energy
( ) Concentration
( ) Appetite
( ) Psychomotor
( ) Suicide

+ROS Notes

Name:

Sensation UE	Sensation LE
( ) L C5 R ( )	( ) L L3 R ( )
( ) L C6 R ( )	( ) L L4 R ( )
( ) L C7 R ( )	( ) L L5 R ( )
( ) L C8 R ( )	( ) L S1 R ( )
( ) L T1 R ( )	( ) L S2 R ( )

PE Vitals   HR ____ BP ____ RR ____ T ____ %Ox ____ Ht ____ Wt ____ BMI ____

FHT _____ FHR _____ Variability _____ Accelerations _____ Decelerations _____

General:
( ) Cooperative
( ) No Acute Distress
( ) nl Hygiene

Skin:
( ) nl appearance
( ) nl texture
( ) nl temperature
( ) No Bruising
( ) No Laceration
( ) No Rashes
( ) No Masses

Head:
( ) Normocephallic
( ) Atraumatic
( ) No bumps

Eyes:
( ) Pupils equally round
( ) Size ____
( ) Reactive to light
( ) nl accommodation
( ) No scleral icterus
( ) nl conjunctiva
( ) Fundoscopic: nl vessel w/o hemorrhage

ENT:
( ) nl hearing bl
( ) nl tympanic membranes
( ) nl external auditory canals
( ) nl nasal mucosa
( ) nl oral pharynx
( ) No erythema/exudate
( ) nl tongue/gums/ dentition

Neck:
( ) No cervical lymphadenopathy
( ) No supraclavicular lymphadenopathy
( ) Midline trachea
( ) nl thyroid w/o masses

Cardio:
( ) No carotid bruit
( ) No JVD
( ) nl distal pulses
( ) Cap refill <2 sec
( ) RRR
( ) S1 S2
( ) No m/r/g
( ) No pedal edema
( ) No varicose veins

Chest:
( ) Bilateral rise & fall
( ) Breast Symmetrical
( ) No breast tenderness
( ) No breast mass
( ) nl tactile fremitus
( ) Clear to percuss
( ) Clear to auscult
( ) No wheezing/rales/ rhonchi

Abdomen:
( ) Symmetrical
( ) No scars/ striations
( ) No pulsatile masses
( ) No aortic/renal bruit
( ) nl bowel sounds
( ) nl percussion
( ) Soft/Non-tender
( ) Nondistended
( ) No hepatomegaly
( ) No splenomegaly

Rectal:
( ) nl sphincter tone
( ) No rectal masses
( ) Brown stool
( ) Guaiac neg

Pelvic:
( ) nl external genitalia
Speculum exam:
( ) nl vagina
( ) nl cervix
Bimanual exam:
( ) No lymphadenopathy
( ) No masses
( ) No cervical tenderness
( ) No palpable uterus
( ) No palpable ovaries

Extremities:
( ) No cyanosis
( ) No clubbing
( ) No edema
( ) nl brachial pulses
( ) nl radial pulses
( ) nl femoral pulses
( ) nl popliteal pulses
( ) nl a. tibial pulses
( ) nl dorsalis pedis pulses
( ) No axillary lymphad.
( ) No inguinal lymphad.

Cranial Nerves:
( ) CN II: intact vision/visual acuity 20/20/rxn to light
( ) CN III,IV, VI: EOMI/ no nystagmus
( ) CN V: nl face sensation/temporalis m. intact/masseter m. intact
( ) CN VII: puff out cheeks/smile/wrinkle forehead/eyes shut
( ) CN VIII: hearing equal bilaterally
( ) CN IX, X: palate rise equal/midline uvula
( ) CN XI: nl shoulder shrug/SCM muscle intact
( ) CN XII: tongue midline/nl tongue ROM

MSE:
( ) Awake
( ) Alert
( ) Oriented __/3
( ) nl repetition
( ) nl memory
( ) Follows command
( ) No aphasia
( ) No dysarthria

Motor:
( ) nl muscle tone
( ) nl muscle bulk
( ) nl ROM UE
( ) nl ROM LE
( ) No pronator drift
L ___/5 UE R ___/5
L ___/5 LE R ___/5

Reflexes:
L____ Brachioradial.____R
L____ Biceps ____R
L____ Triceps ____R
L____ Patellar ____R
L____ Achilles ____R
L____ Plantar ____R

Cerebellar:
( ) nl finger to nose
( ) nl heel to shin
( ) Rapid alternating hands
( ) Rapid alternating feet
( ) nl gait
( ) Tandem gait
( ) Neg Romberg

+ PE Notes

Assessment & Plan

DDx 1
Plan

DDx 2
Plan

DDx 3
Plan

DDx 4
Plan

DDx 5
Plan

Labs/Radiology/EKG

Updates/Notes

Name: DOB:
MRN: Ethnicity:
Contact: Date:

CC: _____ Ob or Gyn

HPI:_____ yo G ___ P _____ at _____ weeks gestation by (LMP c/w ____ US OR ____ US) presents with:

VB:
LOF:
CX:
FM:

PC:

*vaginal bleeding (VB), leakage of fluid (LOF), contractions (CX), fetal movement (FM), preg complications (PC)

ObHx

B	Yr	V/CS	GA	M/F	Wt	PC
1						
2						
3						
4						
5						

GynHx

LMP
Menarche
Period Duration
Regularity
Tampon
Vaginal Dc
Contraception
Spotting
Last Pap
Abn Pap
STDs
Fibroids
Ectopics

PMHx
child/adult/hospital/immune

SurgHx

Allergies drugs/food/reaction

FMHx

Meds

SHx
Smoking
Alcohol
Drugs
Sexual
Occupation
Exercise
Diet
Stress

ROS (Check Any)

Const:
( ) Sick contacts
( ) **Fever**
( ) **Chills**
( ) **Δ Weight**
( ) Malaise
( ) Weakness
( ) Dizziness
( ) **Δ appetite**

HEENT:
( ) Blurry vision
( ) Photophobia
( ) **Δ vision**
( ) **Δ hearing**
( ) Tinnitus
( ) Sore throat
( ) Congestion

Resp:
( ) **SOB**
( ) **Cough**
( ) Sputum
( ) Pleuritic CP
( ) Hemoptysis

Card:
( ) Orthopnea
( ) PND
( ) DOE
( ) **LE edema**
( ) **CP/left arm/shoulder/ neck/ jaw/ back**
( ) Syncope
( ) **Palpitations**
( ) Claudication

GI:
( ) **Nausea**
( ) **Vomiting**
( ) **Diarrhea**
( ) Regurgitation
( ) **Heartburn**
( ) Odynophagia
( ) Dysphagia
( ) **Abd pain**
( ) **Constipation**
( ) Bloat
( ) Hematemesis
( ) Melena
( ) **Hematochezia**
( ) Mucus

GU:
( ) **Urgency**
( ) **Frequency**
( ) Incontinence
( ) **Dysuria**
( ) **Hematuria**
( ) Hesitancy
( ) Postvoid dribbling
( ) Impotence
( ) Testicular masses
( ) **Vaginal dc**
( ) Dyspareunia
( ) Bleeding

Endo:
( ) Thirst
( ) Polyuria
( ) **Heat intolerance**
( ) Cold intolerance
( ) Tremor
( ) Menstrual irreg.
( ) **Δ hair/skin/nails**
( ) Δ libido
( ) Δ body hair

Skin:
( ) **Rashes**
( ) Itch
( ) Laceration

Breast:
( ) Masses
( ) Pain
( ) Discharge
( ) Lactation

Msk:
( ) **Arthralgia**
( ) Deformity
( ) **Swelling**
( ) Myalgia
( ) **Weakness**

Hematologic:
( ) **Bruising**
( ) Hx of bleeding
( ) **LAD**

Neurologic:
( ) **Headache**
( ) Focal weakness
( ) **Seizure**
( ) Tremor
( ) Falls
( ) Memory loss
( ) Paresthesia
( ) Sensory loss
( ) Vertigo

Psychiatric:
( ) Sleep
( ) Interest
( ) Guilt
( ) Energy
( ) Concentration
( ) Appetite
( ) **Psychomotor**
( ) Suicide

+ROS Notes

Name:

PE Vitals   HR _____ BP _____ RR _____ T _____ %Ox _____ Ht _____ Wt _____ BMI _____

FHT _____ FHR _____ Variability _____ Accelerations _____ Decelerations _____

Sensation UE	Sensation LE
( ) L C5 R ( )	( ) L L3 R ( )
( ) L C6 R ( )	( ) L L4 R ( )
( ) L C7 R ( )	( ) L L5 R ( )
( ) L C8 R ( )	( ) L S1 R ( )
( ) L T1 R ( )	( ) L S2 R ( )

General:
( ) Cooperative
( ) No Acute Distress
( ) nl Hygiene

Skin:
( ) nl appearance
( ) nl texture
( ) nl temperature
( ) No Bruising
( ) No Laceration
( ) No Rashes
( ) No Masses

Head:
( ) Normocephallic
( ) Atraumatic
( ) No bumps

Eyes:
( ) Pupils equally round
( ) Size ____
( ) Reactive to light
( ) nl accommodation
( ) No scleral icterus
( ) nl conjunctiva
( ) Fundoscopic: nl vessel w/o hemorrhage

ENT:
( ) nl hearing bl
( ) nl tympanic membranes
( ) nl external auditory canals
( ) nl nasal mucosa
( ) nl oral pharynx
( ) No erythema/exudate
( ) nl tongue/gums/ dentition

Neck:
( ) No cervical lymphadenopathy
( ) No supraclavicular lymphadenopathy
( ) Midline trachea
( ) nl thyroid w/o masses

Cardio:
( ) No carotid bruit
( ) No JVD
( ) nl distal pulses
( ) Cap refill <2 sec
( ) RRR
( ) S1 S2
( ) No m/r/g
( ) No pedal edema
( ) No varicose veins

Chest:
( ) Bilateral rise & fall
( ) Breast Symmetrical
( ) No breast tenderness
( ) No breast mass
( ) nl tactile fremitus
( ) Clear to percuss
( ) Clear to auscult
( ) No wheezing/rales/ rhonchi

Abdomen:
( ) Symmetrical
( ) No scars/ striations
( ) No pulsatile masses
( ) No aortic/renal bruit
( ) nl bowel sounds
( ) nl percussion
( ) Soft/Non-tender
( ) Nondistended
( ) No hepatomegaly
( ) No splenomegaly

Rectal:
( ) nl sphincter tone
( ) No rectal masses
( ) Brown stool
( ) Guaiac neg

Pelvic:
( ) nl external genitalia
Speculum exam:
( ) nl vagina
( ) nl cervix
Bimanual exam:
( ) No lymphadenopathy
( ) No masses
( ) No cervical tenderness
( ) No palpable uterus
( ) No palpable ovaries

Extremities:
( ) No cyanosis
( ) No clubbing
( ) No edema
( ) nl brachial pulses
( ) nl radial pulses
( ) nl femoral pulses
( ) nl popliteal pulses
( ) nl a. tibial pulses
( ) nl dorsalis pedis pulses
( ) No axillary lymphad.
( ) No inguinal lymphad.

Cranial Nerves:
( ) CN II: intact vision/visual acuity 20/20/rxn to light
( ) CN III,IV, VI: EOMI/ no nystagmus
( ) CN V: nl face sensation/temporalis m. intact/masseter m. intact
( ) CN VII: puff out cheeks/smile/wrinkle forehead/eyes shut
( ) CN VIII: hearing equal bilaterally
( ) CN IX, X: palate rise equal/midline uvula
( ) CN XI: nl shoulder shrug/SCM muscle intact
( ) CN XII: tongue midline/nl tongue ROM

MSE:
( ) Awake
( ) Alert
( ) Oriented __/3
( ) nl repetition
( ) nl memory
( ) Follows command
( ) No aphasia
( ) No dysarthria

Motor:
( ) nl muscle tone
( ) nl muscle bulk
( ) nl ROM UE
( ) nl ROM LE
( ) No pronator drift
L ___/5 UE R ___/5
L ___/5 LE R ___/5

Reflexes:
L___ Brachioradial.___R
L___ Biceps ___R
L___ Triceps ___R
L___ Patellar ___R
L___ Achilles ___R
L___ Plantar ___R

Cerebellar:
( ) nl finger to nose
( ) nl heel to shin
( ) Rapid alternating hands
( ) Rapid alternating feet
( ) nl gait
( ) Tandem gait
( ) Neg Romberg

+ PE Notes

Assessment & Plan
DDx 1
Plan

DDx 2
Plan

DDx 3
Plan

DDx 4
Plan

DDx 5
Plan

Labs/Radiology/EKG

Updates/Notes

Name: **DOB:**
MRN: **Ethnicity:**
Contact: **Date:**

CC: _____ Ob or Gyn

HPI: _____ yo G ___ P _____ at _____ weeks gestation by (LMP c/w ____ US OR ____ US) presents with:

VB:

LOF:

CX:

FM:

PC:

*vaginal bleeding (VB), leakage of fluid (LOF), contractions (CX), fetal movement (FM), preg complications (PC)

ObHx

B	Yr	V/CS	GA	M/F	Wt	PC
1						
2						
3						
4						
5						

GynHx

LMP
Menarche
Period Duration
Regularity
Tampon
Vaginal Dc
Contraception
Spotting
Last Pap
Abn Pap
STDs
Fibroids
Ectopics

PMHx
child/adult/hospital/immune

SurgHx

Allergies drugs/food/reaction

FMHx

Meds

SHx
Smoking
Alcohol
Drugs
Sexual
Occupation
Exercise
Diet
Stress

ROS (Check Any)

Const:
( ) Sick contacts
( ) Fever
( ) Chills
( ) Δ Weight
( ) Malaise
( ) Weakness
( ) Dizziness
( ) Δ appetite

HEENT:
( ) Blurry vision
( ) Photophobia
( ) Δ vision
( ) Δ hearing
( ) Tinnitus
( ) Sore throat
( ) Congestion

Resp:
( ) SOB
( ) Cough
( ) Sputum
( ) Pleuritic CP
( ) Hemoptysis

Card:
( ) Orthopnea
( ) PND
( ) DOE
( ) LE edema
( ) CP/left arm/shoulder/ neck/ jaw/ back
( ) Syncope
( ) Palpitations
( ) Claudication

GI:
( ) Nausea
( ) Vomiting
( ) Diarrhea
( ) Regurgitation
( ) Heartburn
( ) Odynophagia
( ) Dysphagia
( ) Abd pain
( ) Constipation
( ) Bloat
( ) Hematemesis
( ) Melena
( ) Hematochezia
( ) Mucus

GU:
( ) Urgency
( ) Frequency
( ) Incontinence
( ) Dysuria
( ) Hematuria
( ) Hesitancy
( ) Postvoid dribbling
( ) Impotence
( ) Testicular masses
( ) Vaginal dc
( ) Dyspareunia
( ) Bleeding

Endo:
( ) Thirst
( ) Polyuria
( ) Heat intolerance
( ) Cold intolerance
( ) Tremor
( ) Menstrual irreg.
( ) Δ hair/skin/nails
( ) Δ libido
( ) Δ body hair

Skin:
( ) Rashes
( ) Itch
( ) Laceration

Breast:
( ) Masses
( ) Pain
( ) Discharge
( ) Lactation

Msk:
( ) Arthralgia
( ) Deformity
( ) Swelling
( ) Myalgia
( ) Weakness

Hematologic:
( ) Bruising
( ) Hx of bleeding
( ) LAD

Neurologic:
( ) Headache
( ) Focal weakness
( ) Seizure
( ) Tremor
( ) Falls
( ) Memory loss
( ) Paresthesia
( ) Sensory loss
( ) Vertigo

Psychiatric:
( ) Sleep
( ) Interest
( ) Guilt
( ) Energy
( ) Concentration
( ) Appetite
( ) Psychomotor
( ) Suicide

+ROS Notes

Name:									Sensation UE	Sensation LE
									( ) L C5 R ( )	( ) L L3 R ( )
PE Vitals	HR	BP	RR	T	%Ox	Ht	Wt	BMI	( ) L C6 R ( )	( ) L L4 R ( )
									( ) L C7 R ( )	( ) L L5 R ( )
									( ) L C8 R ( )	( ) L S1 R ( )
FHT _____ FHR _____ Variability _____ Accelerations _____ Decelerations _____									( ) L T1 R ( )	( ) L S2 R ( )

General:
( ) Cooperative
( ) No Acute Distress
( ) nl Hygiene

Skin:
( ) nl appearance
( ) nl texture
( ) nl temperature
( ) No Bruising
( ) No Laceration
( ) No Rashes
( ) No Masses

Head:
( ) Normocephallic
( ) Atraumatic
( ) No bumps

Eyes:
( ) Pupils equally round
( ) Size _____
( ) Reactive to light
( ) nl accommodation
( ) No scleral icterus
( ) nl conjunctiva
( ) Fundoscopic: nl vessel w/o hemorrhage

ENT:
( ) nl hearing bl
( ) nl tympanic membranes
( ) nl external auditory canals
( ) nl nasal mucosa
( ) nl oral pharynx
( ) No erythema/exudate
( ) nl tongue/gums/ dentition

Neck:
( ) No cervical lymphadenopathy
( ) No supraclavicular lymphadenopathy
( ) Midline trachea
( ) nl thyroid w/o masses

Cardio:
( ) No carotid bruit
( ) No JVD
( ) nl distal pulses
( ) Cap refill <2 sec
( ) RRR
( ) S1 S2
( ) No m/r/g
( ) No pedal edema
( ) No varicose veins

Chest:
( ) Bilateral rise & fall
( ) Breast Symmetrical
( ) No breast tenderness
( ) No breast mass
( ) nl tactile fremitus
( ) Clear to percuss
( ) Clear to auscult
( ) No wheezing/rales/ rhonchi

Abdomen:
( ) Symmetrical
( ) No scars/ striations
( ) No pulsatile masses
( ) No aortic/renal bruit
( ) nl bowel sounds
( ) nl percussion
( ) Soft/Non-tender
( ) Nondistended
( ) No hepatomegaly
( ) No splenomegaly

Rectal:
( ) nl sphincter tone
( ) No rectal masses
( ) Brown stool
( ) Guaiac neg

Pelvic:
( ) nl external genitalia
Speculum exam:
( ) nl vagina
( ) nl cervix
Bimanual exam:
( ) No lymphadenopathy
( ) No masses
( ) No cervical tenderness
( ) No palpable uterus
( ) No palpable ovaries

Extremities:
( ) No cyanosis
( ) No clubbing
( ) No edema
( ) nl brachial pulses
( ) nl radial pulses
( ) nl femoral pulses
( ) nl popliteal pulses
( ) nl a. tibial pulses
( ) nl dorsalis pedis pulses
( ) No axillary lymphad.
( ) No inguinal lymphad.

Cranial Nerves:
( ) CN II: intact vision/visual acuity 20/20/rxn to light
( ) CN III,IV, VI: EOMI/ no nystagmus
( ) CN V: nl face sensation/temporalis m. intact/masseter m. intact
( ) CN VII: puff out cheeks/smile/wrinkle forehead/eyes shut
( ) CN VIII: hearing equal bilaterally
( ) CN IX, X: palate rise equal/midline uvula
( ) CN XI: nl shoulder shrug/SCM muscle intact
( ) CN XII: tongue midline/nl tongue ROM

MSE:
( ) Awake
( ) Alert
( ) Oriented ___/3
( ) nl repetition
( ) nl memory
( ) Follows command
( ) No aphasia
( ) No dysarthria

Motor:
( ) nl muscle tone
( ) nl muscle bulk
( ) nl ROM UE
( ) nl ROM LE
( ) No pronator drift
L ___/5 UE R ___/5
L ___/5 LE R ___/5

Reflexes:
L____ Brachioradial.____R
L____ Biceps ____R
L____ Triceps ____R
L____ Patellar ____R
L____ Achilles ____R
L____ Plantar ____R

Cerebellar:
( ) nl finger to nose
( ) nl heel to shin
( ) Rapid alternating hands
( ) Rapid alternating feet
( ) nl gait
( ) Tandem gait
( ) Neg Romberg

+ PE Notes

Assessment & Plan
DDx 1
Plan

DDx 2
Plan

DDx 3
Plan

DDx 4
Plan

DDx 5
Plan

Labs/Radiology/EKG

Updates/Notes

Name:	DOB:
MRN:	Ethnicity:
Contact:	Date:

CC: _____ Ob or Gyn

HPI: _____ yo G ___ P _____ at _____ weeks gestation by (LMP c/w ____ US OR ____ US) presents with:

VB:

LOF:

CX:

FM:

PC:

*vaginal bleeding (VB), leakage of fluid (LOF), contractions (CX), fetal movement (FM), preg complications (PC)

ObHx

B	Yr	V/CS	GA	M/F	Wt	PC
1						
2						
3						
4						
5						

GynHx

LMP
Menarche
Period Duration
Regularity
Tampon
Vaginal Dc
Contraception
Spotting
Last Pap
Abn Pap
STDs
Fibroids
Ectopics

PMHx
child/adult/hospital/immune

SurgHx

Allergies drugs/food/reaction

FMHx

Meds

SHx
Smoking
Alcohol
Drugs
Sexual
Occupation
Exercise
Diet
Stress

ROS (Check Any)

Const:
( ) Sick contacts
( ) Fever
( ) Chills
( ) Δ Weight
( ) Malaise
( ) Weakness
( ) Dizziness
( ) Δ appetite

HEENT:
( ) Blurry vision
( ) Photophobia
( ) Δ vision
( ) Δ hearing
( ) Tinnitus
( ) Sore throat
( ) Congestion

Resp:
( ) SOB
( ) Cough
( ) Sputum
( ) Pleuritic CP
( ) Hemoptysis

Card:
( ) Orthopnea
( ) PND
( ) DOE
( ) LE edema
( ) CP/left arm/shoulder/ neck/ jaw/ back
( ) Syncope
( ) Palpitations
( ) Claudication

GI:
( ) Nausea
( ) Vomiting
( ) Diarrhea
( ) Regurgitation
( ) Heartburn
( ) Odynophagia
( ) Dysphagia
( ) Abd pain
( ) Constipation
( ) Bloat
( ) Hematemesis
( ) Melena
( ) Hematochezia
( ) Mucus

GU:
( ) Urgency
( ) Frequency
( ) Incontinence
( ) Dysuria
( ) Hematuria
( ) Hesitancy
( ) Postvoid dribbling
( ) Impotence
( ) Testicular masses
( ) Vaginal dc
( ) Dyspareunia
( ) Bleeding

Endo:
( ) Thirst
( ) Polyuria
( ) Heat intolerance
( ) Cold intolerance
( ) Tremor
( ) Menstrual irreg.
( ) Δ hair/skin/nails
( ) Δ libido
( ) Δ body hair

Skin:
( ) Rashes
( ) Itch
( ) Laceration

Breast:
( ) Masses
( ) Pain
( ) Discharge
( ) Lactation

Msk:
( ) Arthralgia
( ) Deformity
( ) Swelling
( ) Myalgia
( ) Weakness

Hematologic:
( ) Bruising
( ) Hx of bleeding
( ) LAD

Neurologic:
( ) Headache
( ) Focal weakness
( ) Seizure
( ) Tremor
( ) Falls
( ) Memory loss
( ) Paresthesia
( ) Sensory loss
( ) Vertigo

Psychiatric:
( ) Sleep
( ) Interest
( ) Guilt
( ) Energy
( ) Concentration
( ) Appetite
( ) Psychomotor
( ) Suicide

+ROS Notes

Name:

PE Vitals HR _____ BP _____ RR _____ T _____ %Ox _____ Ht _____ Wt _____ BMI _____

FHT _____ FHR _____ Variability _____ Accelerations _____ Decelerations _____

Sensation UE	Sensation LE
( ) L C5 R ( )	( ) L L3 R ( )
( ) L C6 R ( )	( ) L L4 R ( )
( ) L C7 R ( )	( ) L L5 R ( )
( ) L C8 R ( )	( ) L S1 R ( )
( ) L T1 R ( )	( ) L S2 R ( )

General:
( ) Cooperative
( ) No Acute Distress
( ) nl Hygiene

Skin:
( ) nl appearance
( ) nl texture
( ) nl temperature
( ) No Bruising
( ) No Laceration
( ) No Rashes
( ) No Masses

Head:
( ) Normocephallic
( ) Atraumatic
( ) No bumps

Eyes:
( ) Pupils equally round
( ) Size _____
( ) Reactive to light
( ) nl accommodation
( ) No scleral icterus
( ) nl conjunctiva
( ) Fundoscopic: nl vessel w/o hemorrhage

ENT:
( ) nl hearing bl
( ) nl tympanic membranes
( ) nl external auditory canals
( ) nl nasal mucosa
( ) nl oral pharynx
( ) No erythema/exudate
( ) nl tongue/gums/ dentition

Neck:
( ) No cervical lymphadenopathy
( ) No supraclavicular lymphadenopathy
( ) Midline trachea
( ) nl thyroid w/o masses

Cardio:
( ) No carotid bruit
( ) No JVD
( ) nl distal pulses
( ) Cap refill <2 sec
( ) RRR
( ) S1 S2
( ) No m/r/g
( ) No pedal edema
( ) No varicose veins

Chest:
( ) Bilateral rise & fall
( ) Breast Symmetrical
( ) No breast tenderness
( ) No breast mass
( ) nl tactile fremitus
( ) Clear to percuss
( ) Clear to auscult
( ) No wheezing/rales/ rhonchi

Abdomen:
( ) Symmetrical
( ) No scars/ striations
( ) No pulsatile masses
( ) No aortic/renal bruit
( ) nl bowel sounds
( ) nl percussion
( ) Soft/Non-tender
( ) Nondistended
( ) No hepatomegaly
( ) No splenomegaly

Rectal:
( ) nl sphincter tone
( ) No rectal masses
( ) Brown stool
( ) Guaiac neg

Pelvic:
( ) nl external genitalia
Speculum exam:
( ) nl vagina
( ) nl cervix
Bimanual exam:
( ) No lymphadenopathy
( ) No masses
( ) No cervical tenderness
( ) No palpable uterus
( ) No palpable ovaries

Extremities:
( ) No cyanosis
( ) No clubbing
( ) No edema
( ) nl brachial pulses
( ) nl radial pulses
( ) nl femoral pulses
( ) nl popliteal pulses
( ) nl a. tibial pulses
( ) nl dorsalis pedis pulses
( ) No axillary lymphad.
( ) No inguinal lymphad.

Cranial Nerves:
( ) CN II: intact vision/visual acuity 20/20/rxn to light
( ) CN III,IV, VI: EOMI/ no nystagmus
( ) CN V: nl face sensation/temporalis m. intact/masseter m. intact
( ) CN VII: puff out cheeks/smile/wrinkle forehead/eyes shut
( ) CN VIII: hearing equal bilaterally
( ) CN IX, X: palate rise equal/midline uvula
( ) CN XI: nl shoulder shrug/SCM muscle intact
( ) CN XII: tongue midline/nl tongue ROM

MSE:
( ) Awake
( ) Alert
( ) Oriented __/3
( ) nl repetition
( ) nl memory
( ) Follows command
( ) No aphasia
( ) No dysarthria

Motor:
( ) nl muscle tone
( ) nl muscle bulk
( ) nl ROM UE
( ) nl ROM LE
( ) No pronator drift
L ___/5 UE R ___/5
L ___/5 LE R ___/5

Reflexes:
L____Brachioradial.____R
L____Biceps____R
L____Triceps____R
L____Patellar____R
L____Achilles____R
L____Plantar____R

Cerebellar:
( ) nl finger to nose
( ) nl heel to shin
( ) Rapid alternating hands
( ) Rapid alternating feet
( ) nl gait
( ) Tandem gait
( ) Neg Romberg

+ PE Notes

Assessment & Plan
DDx 1
Plan

DDx 2
Plan

DDx 3
Plan

DDx 4
Plan

DDx 5
Plan

Labs/Radiology/EKG

Updates/Notes

Name:
MRN:
Contact:

DOB:
Ethnicity:
Date:

CC: _____ Ob or Gyn
HPI: _____ yo G ___ P _____ at _____ weeks gestation by (LMP c/w ____ US OR ____ US) presents with:

VB:
LOF:
CX:
FM:

PC:

*vaginal bleeding (VB), leakage of fluid (LOF), contractions (CX), fetal movement (FM), preg complications (PC)

ObHx

B	Yr	V/CS	GA	M/F	Wt	PC
1						
2						
3						
4						
5						

GynHx
LMP
Menarche
Period Duration
Regularity
Tampon
Vaginal Dc
Contraception
Spotting
Last Pap
Abn Pap
STDs
Fibroids
Ectopics

PMHx
child/adult/hospital/immune

SurgHx

Allergies drugs/food/reaction

FMHx

Meds

SHx
Smoking
Alcohol
Drugs
Sexual
Occupation
Exercise
Diet
Stress

ROS (Check Any)

Const:
( ) Sick contacts
( ) **Fever**
( ) **Chills**
( ) **Δ Weight**
( ) Malaise
( ) Weakness
( ) Dizziness
( ) **Δ appetite**

HEENT:
( ) Blurry vision
( ) Photophobia
( ) **Δ vision**
( ) **Δ hearing**
( ) Tinnitus
( ) Sore throat
( ) Congestion

Resp:
( ) **SOB**
( ) **Cough**
( ) Sputum
( ) Pleuritic CP
( ) Hemoptysis

Card:
( ) Orthopnea
( ) PND
( ) DOE
( ) **LE edema**
( ) **CP**/left arm/shoulder/ neck/ jaw/ back
( ) Syncope
( ) **Palpitations**
( ) Claudication

GI:
( ) **Nausea**
( ) **Vomiting**
( ) **Diarrhea**
( ) Regurgitation
( ) **Heartburn**
( ) Odynophagia
( ) Dysphagia
( ) **Abd pain**
( ) **Constipation**
( ) Bloat
( ) Hematemesis
( ) Melena
( ) **Hematochezia**
( ) Mucus

GU:
( ) **Urgency**
( ) **Frequency**
( ) Incontinence
( ) **Dysuria**
( ) **Hematuria**
( ) Hesitancy
( ) Postvoid dribbling
( ) Impotence
( ) Testicular masses
( ) **Vaginal dc**
( ) Dyspareunia
( ) Bleeding

Endo:
( ) Thirst
( ) **Polyuria**
( ) **Heat intolerance**
( ) **Cold intolerance**
( ) Tremor
( ) Menstrual irreg.
( ) **Δ hair/skin/nails**
( ) Δ libido
( ) Δ body hair

Skin:
( ) **Rashes**
( ) Itch
( ) Laceration

Breast:
( ) Masses
( ) Pain
( ) Discharge
( ) Lactation

Msk:
( ) **Arthralgia**
( ) **Deformity**
( ) **Swelling**
( ) **Myalgia**
( ) **Weakness**

Hematologic:
( ) **Bruising**
( ) Hx of bleeding
( ) LAD

Neurologic:
( ) **Headache**
( ) Focal weakness
( ) **Seizure**
( ) Tremor
( ) Falls
( ) Memory loss
( ) Paresthesia
( ) Sensory loss
( ) Vertigo

Psychiatric:
( ) Sleep
( ) Interest
( ) Guilt
( ) Energy
( ) Concentration
( ) Appetite
( ) Psychomotor
( ) Suicide

+ROS Notes

Name:

PE Vitals   HR   BP   RR   T   %Ox   Ht   Wt   BMI

FHT _____ FHR _____ Variability _____ Accelerations _____ Decelerations

Sensation UE	Sensation LE
( ) L C5 R ( )	( ) L L3 R ( )
( ) L C6 R ( )	( ) L L4 R ( )
( ) L C7 R ( )	( ) L L5 R ( )
( ) L C8 R ( )	( ) L S1 R ( )
( ) L T1 R ( )	( ) L S2 R ( )

General:
( ) Cooperative
( ) No Acute Distress
( ) nl Hygiene

Skin:
( ) nl appearance
( ) nl texture
( ) nl temperature
( ) No Bruising
( ) No Laceration
( ) No Rashes
( ) No Masses

Head:
( ) Normocephallic
( ) Atraumatic
( ) No bumps

Eyes:
( ) Pupils equally round
( ) Size ____
( ) Reactive to light
( ) nl accommodation
( ) No scleral icterus
( ) nl conjunctiva
( ) Fundoscopic: nl vessel w/o hemorrhage

ENT:
( ) nl hearing bl
( ) nl tympanic membranes
( ) nl external auditory canals
( ) nl nasal mucosa
( ) nl oral pharynx
( ) No erythema/exudate
( ) nl tongue/gums/ dentition

Neck:
( ) No cervical lymphadenopathy
( ) No supraclavicular lymphadenopathy
( ) Midline trachea
( ) nl thyroid w/o masses

Cardio:
( ) No carotid bruit
( ) No JVD
( ) nl distal pulses
( ) Cap refill <2 sec
( ) RRR
( ) S1 S2
( ) No m/r/g
( ) No pedal edema
( ) No varicose veins

Chest:
( ) Bilateral rise & fall
( ) Breast Symmetrical
( ) No breast tenderness
( ) No breast mass
( ) nl tactile fremitus
( ) Clear to percuss
( ) Clear to auscult
( ) No wheezing/rales/ rhonchi

Abdomen:
( ) Symmetrical
( ) No scars/ striations
( ) No pulsatile masses
( ) No aortic/renal bruit
( ) nl bowel sounds
( ) nl percussion
( ) Soft/Non-tender
( ) Nondistended
( ) No hepatomegaly
( ) No splenomegaly

Rectal:
( ) nl sphincter tone
( ) No rectal masses
( ) Brown stool
( ) Guaiac neg

Pelvic:
( ) nl external genitalia
Speculum exam:
( ) nl vagina
( ) nl cervix
Bimanual exam:
( ) No lymphadenopathy
( ) No masses
( ) No cervical tenderness
( ) No palpable uterus
( ) No palpable ovaries

Extremities:
( ) No cyanosis
( ) No clubbing
( ) No edema
( ) nl brachial pulses
( ) nl radial pulses
( ) nl femoral pulses
( ) nl popliteal pulses
( ) nl a. tibial pulses
( ) nl dorsalis pedis pulses
( ) No axillary lymphad.
( ) No inguinal lymphad.

Cranial Nerves:
( ) CN II: intact vision/visual acuity 20/20/rxn to light
( ) CN III,IV, VI: EOMI/ no nystagmus
( ) CN V: nl face sensation/temporalis m. intact/masseter m. intact
( ) CN VII: puff out cheeks/smile/wrinkle forehead/eyes shut
( ) CN VIII: hearing equal bilaterally
( ) CN IX, X: palate rise equal/midline uvula
( ) CN XI: nl shoulder shrug/SCM muscle intact
( ) CN XII: tongue midline/nl tongue ROM

MSE:
( ) Awake
( ) Alert
( ) Oriented __/3
( ) nl repetition
( ) nl memory
( ) Follows command
( ) No aphasia
( ) No dysarthria

Motor:
( ) nl muscle tone
( ) nl muscle bulk
( ) nl ROM UE
( ) nl ROM LE
( ) No pronator drift
L ___/5 UE R ___/5
L ___/5 LE R ___/5

Reflexes:
L ____ Brachioradial. ____ R
L ____ Biceps ____ R
L ____ Triceps ____ R
L ____ Patellar ____ R
L ____ Achilles ____ R
L ____ Plantar ____ R

Cerebellar:
( ) nl finger to nose
( ) nl heel to shin
( ) Rapid alternating hands
( ) Rapid alternating feet
( ) nl gait
( ) Tandem gait
( ) Neg Romberg

+ PE Notes

Assessment & Plan

DDx 1
Plan

DDx 2
Plan

DDx 3
Plan

DDx 4
Plan

DDx 5
Plan

Labs/Radiology/EKG

Updates/Notes

Name:		DOB:
MRN:		Ethnicity:
Contact:		Date:

CC: _____ Ob or Gyn

HPI: _____ yo G ___ P _____ at _____ weeks gestation by (LMP c/w ____ US OR ____ US) presents with:

VB:

LOF:

CX:

FM:

PC:

*vaginal bleeding (VB), leakage of fluid (LOF), contractions (CX), fetal movement (FM), preg complications (PC)

ObHx

B	Yr	V/CS	GA	M/F	Wt	PC
1						
2						
3						
4						
5						

GynHx

LMP
Menarche
Period Duration
Regularity
Tampon
Vaginal Dc
Contraception
Spotting
Last Pap
Abn Pap
STDs
Fibroids
Ectopics

PMHx
child/adult/hospital/immune

SurgHx

Allergies drugs/food/reaction

FMHx

Meds

SHx
Smoking
Alcohol
Drugs
Sexual
Occupation
Exercise
Diet
Stress

ROS (Check Any)

Const:
( ) Sick contacts
( ) Fever
( ) Chills
( ) Δ Weight
( ) Malaise
( ) Weakness
( ) Dizziness
( ) Δ appetite

HEENT:
( ) Blurry vision
( ) Photophobia
( ) Δ vision
( ) Δ hearing
( ) Tinnitus
( ) Sore throat
( ) Congestion

Resp:
( ) SOB
( ) Cough
( ) Sputum
( ) Pleuritic CP
( ) Hemoptysis

Card:
( ) Orthopnea
( ) PND
( ) DOE
( ) LE edema
( ) CP/left arm/shoulder/ neck/ jaw/ back
( ) Syncope
( ) Palpitations
( ) Claudication

GI:
( ) Nausea
( ) Vomiting
( ) Diarrhea
( ) Regurgitation
( ) Heartburn
( ) Odynophagia
( ) Dysphagia
( ) Abd pain
( ) Constipation
( ) Bloat
( ) Hematemesis
( ) Melena
( ) Hematochezia
( ) Mucus

GU:
( ) Urgency
( ) Frequency
( ) Incontinence
( ) Dysuria
( ) Hematuria
( ) Hesitancy
( ) Postvoid dribbling
( ) Impotence
( ) Testicular masses
( ) Vaginal dc
( ) Dyspareunia
( ) Bleeding

Endo:
( ) Thirst
( ) Polyuria
( ) Heat intolerance
( ) Cold intolerance
( ) Tremor
( ) Menstrual irreg.
( ) Δ hair/skin/nails
( ) Δ libido
( ) Δ body hair

Skin:
( ) Rashes
( ) Itch
( ) Laceration

Breast:
( ) Masses
( ) Pain
( ) Discharge
( ) Lactation

Msk:
( ) Arthralgia
( ) Deformity
( ) Swelling
( ) Myalgia
( ) Weakness

Hematologic:
( ) Bruising
( ) Hx of bleeding
( ) LAD

Neurologic:
( ) Headache
( ) Focal weakness
( ) Seizure
( ) Tremor
( ) Falls
( ) Memory loss
( ) Paresthesia
( ) Sensory loss
( ) Vertigo

Psychiatric:
( ) Sleep
( ) Interest
( ) Guilt
( ) Energy
( ) Concentration
( ) Appetite
( ) Psychomotor
( ) Suicide

+ROS Notes

Name:

Sensation UE	Sensation LE
( ) L C5 R ( )	( ) L L3 R ( )
( ) L C6 R ( )	( ) L L4 R ( )
( ) L C7 R ( )	( ) L L5 R ( )
( ) L C8 R ( )	( ) L S1 R ( )
( ) L T1 R ( )	( ) L S2 R ( )

PE Vitals   HR   BP   RR   T   %Ox   Ht   Wt   BMI

FHT _____ FHR _____ Variability _____ Accelerations _____ Decelerations

General:
( ) Cooperative
( ) No Acute Distress
( ) nl Hygiene

Skin:
( ) nl appearance
( ) nl texture
( ) nl temperature
( ) No Bruising
( ) No Laceration
( ) No Rashes
( ) No Masses

Head:
( ) Normocephallic
( ) Atraumatic
( ) No bumps

Eyes:
( ) Pupils equally round
( ) Size ____
( ) Reactive to light
( ) nl accommodation
( ) No scleral icterus
( ) nl conjunctiva
( ) Fundoscopic: nl vessel w/o hemorrhage

ENT:
( ) nl hearing bl
( ) nl tympanic membranes
( ) nl external auditory canals
( ) nl nasal mucosa
( ) nl oral pharynx
( ) No erythema/exudate
( ) nl tongue/gums/ dentition

Neck:
( ) No cervical lymphadenopathy
( ) No supraclavicular lymphadenopathy
( ) Midline trachea
( ) nl thyroid w/o masses

Cardio:
( ) No carotid bruit
( ) No JVD
( ) nl distal pulses
( ) Cap refill <2 sec
( ) RRR
( ) S1 S2
( ) No m/r/g
( ) No pedal edema
( ) No varicose veins

Chest:
( ) Bilateral rise & fall
( ) Breast Symmetrical
( ) No breast tenderness
( ) No breast mass
( ) nl tactile fremitus
( ) Clear to percuss
( ) Clear to auscult
( ) No wheezing/rales/ rhonchi

Abdomen:
( ) Symmetrical
( ) No scars/ striations
( ) No pulsatile masses
( ) No aortic/renal bruit
( ) nl bowel sounds
( ) nl percussion
( ) Soft/Non-tender
( ) Nondistended
( ) No hepatomegaly
( ) No splenomegaly

Rectal:
( ) nl sphincter tone
( ) No rectal masses
( ) Brown stool
( ) Guaiac neg

Pelvic:
( ) nl external genitalia
Speculum exam:
( ) nl vagina
( ) nl cervix
Bimanual exam:
( ) No lymphadenopathy
( ) No masses
( ) No cervical tenderness
( ) No palpable uterus
( ) No palpable ovaries

Extremities:
( ) No cyanosis
( ) No clubbing
( ) No edema
( ) nl brachial pulses
( ) nl radial pulses
( ) nl femoral pulses
( ) nl popliteal pulses
( ) nl a. tibial pulses
( ) nl dorsalis pedis pulses
( ) No axillary lymphad.
( ) No inguinal lymphad.

Cranial Nerves:
( ) CN II: intact vision/visual acuity 20/20/rxn to light
( ) CN III,IV, VI: EOMI/ no nystagmus
( ) CN V: nl face sensation/temporalis m. intact/masseter m. intact
( ) CN VII: puff out cheeks/smile/wrinkle forehead/eyes shut
( ) CN VIII: hearing equal bilaterally
( ) CN IX, X: palate rise equal/midline uvula
( ) CN XI: nl shoulder shrug/SCM muscle intact
( ) CN XII: tongue midline/nl tongue ROM

MSE:
( ) Awake
( ) Alert
( ) Oriented __/3
( ) nl repetition
( ) nl memory
( ) Follows command
( ) No aphasia
( ) No dysarthria

Motor:
( ) nl muscle tone
( ) nl muscle bulk
( ) nl ROM UE
( ) nl ROM LE
( ) No pronator drift
L ___/5 UE R ___/5
L ___/5 LE R ___/5

Reflexes:
L ___ Brachioradial. ___ R
L ___ Biceps ___ R
L ___ Triceps ___ R
L ___ Patellar ___ R
L ___ Achilles ___ R
L ___ Plantar ___ R

Cerebellar:
( ) nl finger to nose
( ) nl heel to shin
( ) Rapid alternating hands
( ) Rapid alternating feet
( ) nl gait
( ) Tandem gait
( ) Neg Romberg

+ PE Notes

Assessment & Plan

DDx 1
Plan

DDx 2
Plan

DDx 3
Plan

DDx 4
Plan

DDx 5
Plan

Labs/Radiology/EKG

Updates/Notes

Name:	DOB:
MRN:	Ethnicity:
Contact:	Date:

CC: _____ Ob or Gyn

HPI: _____ yo G ___ P _____ at _____ weeks gestation by (LMP c/w ____ US OR ____ US) presents with:

VB:

LOF:

CX:

FM:

PC:

*vaginal bleeding (VB), leakage of fluid (LOF), contractions (CX), fetal movement (FM), preg complications (PC)

ObHx

B	Yr	V/CS	GA	M/F	Wt	PC
1						
2						
3						
4						
5						

GynHx

LMP
Menarche
Period Duration
Regularity
Tampon
Vaginal Dc
Contraception
Spotting
Last Pap
Abn Pap
STDs
Fibroids
Ectopics

PMHx
child/adult/hospital/immune

SurgHx

Allergies drugs/food/reaction

FMHx

Meds

SHx
Smoking
Alcohol
Drugs
Sexual
Occupation
Exercise
Diet
Stress

ROS (Check Any)

Const:
( ) Sick contacts
( ) Fever
( ) Chills
( ) Δ Weight
( ) Malaise
( ) Weakness
( ) Dizziness
( ) Δ appetite

HEENT:
( ) Blurry vision
( ) Photophobia
( ) Δ vision
( ) Δ hearing
( ) Tinnitus
( ) Sore throat
( ) Congestion

Resp:
( ) SOB
( ) Cough
( ) Sputum
( ) Pleuritic CP
( ) Hemoptysis

Card:
( ) Orthopnea
( ) PND
( ) DOE
( ) LE edema
( ) CP/left arm/shoulder/ neck/ jaw/ back
( ) Syncope
( ) Palpitations
( ) Claudication

GI:
( ) Nausea
( ) Vomiting
( ) Diarrhea
( ) Regurgitation
( ) Heartburn
( ) Odynophagia
( ) Dysphagia
( ) Abd pain
( ) Constipation
( ) Bloat
( ) Hematemesis
( ) Melena
( ) Hematochezia
( ) Mucus

GU:
( ) Urgency
( ) Frequency
( ) Incontinence
( ) Dysuria
( ) Hematuria
( ) Hesitancy
( ) Postvoid dribbling
( ) Impotence
( ) Testicular masses
( ) Vaginal dc
( ) Dyspareunia
( ) Bleeding

Endo:
( ) Thirst
( ) Polyuria
( ) Heat intolerance
( ) Cold intolerance
( ) Tremor
( ) Menstrual irreg.
( ) Δ hair/skin/nails
( ) Δ libido
( ) Δ body hair

Skin:
( ) Rashes
( ) Itch
( ) Laceration

Breast:
( ) Masses
( ) Pain
( ) Discharge
( ) Lactation

Msk:
( ) Arthralgia
( ) Deformity
( ) Swelling
( ) Myalgia
( ) Weakness

Hematologic:
( ) Bruising
( ) Hx of bleeding
( ) LAD

Neurologic:
( ) Headache
( ) Focal weakness
( ) Seizure
( ) Tremor
( ) Falls
( ) Memory loss
( ) Paresthesia
( ) Sensory loss
( ) Vertigo

Psychiatric:
( ) Sleep
( ) Interest
( ) Guilt
( ) Energy
( ) Concentration
( ) Appetite
( ) Psychomotor
( ) Suicide

+ROS Notes

Name:

	Sensation UE	Sensation LE
	( ) L C5 R ( )	( ) L L3 R ( )
PE Vitals HR BP RR T %Ox Ht Wt BMI	( ) L C6 R ( )	( ) L L4 R ( )
	( ) L C7 R ( )	( ) L L5 R ( )
FHT _____ FHR _____ Variability _____ Accelerations _____ Decelerations	( ) L C8 R ( )	( ) L S1 R ( )
	( ) L T1 R ( )	( ) L S2 R ( )

General:
( ) Cooperative
( ) No Acute Distress
( ) nl Hygiene

Skin:
( ) nl appearance
( ) nl texture
( ) nl temperature
( ) No Bruising
( ) No Laceration
( ) No Rashes
( ) No Masses

Head:
( ) Normocephallic
( ) Atraumatic
( ) No bumps

Eyes:
( ) Pupils equally round
( ) Size ____
( ) Reactive to light
( ) nl accommodation
( ) No scleral icterus
( ) nl conjunctiva
( ) Fundoscopic: nl vessel w/o hemorrhage

ENT:
( ) nl hearing bl
( ) nl tympanic membranes
( ) nl external auditory canals
( ) nl nasal mucosa
( ) nl oral pharynx
( ) No erythema/exudate
( ) nl tongue/gums/ dentition

Neck:
( ) No cervical lymphadenopathy
( ) No supraclavicular lymphadenopathy
( ) Midline trachea
( ) nl thyroid w/o masses

Cardio:
( ) No carotid bruit
( ) No JVD
( ) nl distal pulses
( ) Cap refill <2 sec
( ) RRR
( ) S1 S2
( ) No m/r/g
( ) No pedal edema
( ) No varicose veins

Chest:
( ) Bilateral rise & fall
( ) Breast Symmetrical
( ) No breast tenderness
( ) No breast mass
( ) nl tactile fremitus
( ) Clear to percuss
( ) Clear to auscult
( ) No wheezing/rales/ rhonchi

Abdomen:
( ) Symmetrical
( ) No scars/ striations
( ) No pulsatile masses
( ) No aortic/renal bruit
( ) nl bowel sounds
( ) nl percussion
( ) Soft/Non-tender
( ) Nondistended
( ) No hepatomegaly
( ) No splenomegaly

Rectal:
( ) nl sphincter tone
( ) No rectal masses
( ) Brown stool
( ) Guaiac neg

Pelvic:
( ) nl external genitalia
Speculum exam:
( ) nl vagina
( ) nl cervix
Bimanual exam:
( ) No lymphadenopathy
( ) No masses
( ) No cervical tenderness
( ) No palpable uterus
( ) No palpable ovaries

Extremities:
( ) No cyanosis
( ) No clubbing
( ) No edema
( ) nl brachial pulses
( ) nl radial pulses
( ) nl femoral pulses
( ) nl popliteal pulses
( ) nl a. tibial pulses
( ) nl dorsalis pedis pulses
( ) No axillary lymphad.
( ) No inguinal lymphad.

Cranial Nerves:
( ) CN II: intact vision/visual acuity 20/20/rxn to light
( ) CN III,IV, VI: EOMI/ no nystagmus
( ) CN V: nl face sensation/temporalis m. intact/masseter m. intact
( ) CN VII: puff out cheeks/smile/wrinkle forehead/eyes shut
( ) CN VIII: hearing equal bilaterally
( ) CN IX, X: palate rise equal/midline uvula
( ) CN XI: nl shoulder shrug/SCM muscle intact
( ) CN XII: tongue midline/nl tongue ROM

MSE:
( ) Awake
( ) Alert
( ) Oriented __/3
( ) nl repetition
( ) nl memory
( ) Follows command
( ) No aphasia
( ) No dysarthria

Motor:
( ) nl muscle tone
( ) nl muscle bulk
( ) nl ROM UE
( ) nl ROM LE
( ) No pronator drift
L ___/5 UE R ___/5
L ___/5 LE R ___/5

Reflexes:
L ____ Brachioradial. ____ R
L ____ Biceps ____ R
L ____ Triceps ____ R
L ____ Patellar ____ R
L ____ Achilles ____ R
L ____ Plantar ____ R

Cerebellar:
( ) nl finger to nose
( ) nl heel to shin
( ) Rapid alternating hands
( ) Rapid alternating feet
( ) nl gait
( ) Tandem gait
( ) Neg Romberg

+ PE Notes

Assessment & Plan

DDx 1
Plan

DDx 2
Plan

DDx 3
Plan

DDx 4
Plan

DDx 5
Plan

Labs/Radiology/EKG

Updates/Notes

Name: DOB:
MRN: Ethnicity:
Contact: Date:

CC: _____ Ob or Gyn

HPI:_____ yo G ___ P _____ at _____ weeks gestation by (LMP c/w ____ US OR ____ US) presents with:

VB:
LOF:
CX:
FM:

PC:

*vaginal bleeding (VB), leakage of fluid (LOF), contractions (CX), fetal movement (FM), preg complications (PC)

ObHx

B	Yr	V/CS	GA	M/F	Wt	PC
1						
2						
3						
4						
5						

GynHx

LMP
Menarche
Period Duration
Regularity
Tampon
Vaginal Dc
Contraception
Spotting
Last Pap
Abn Pap
STDs
Fibroids
Ectopics

PMHx

child/adult/hospital/immune

SurgHx

Allergies drugs/food/reaction

FMHx

Meds

SHx

Smoking
Alcohol
Drugs
Sexual
Occupation
Exercise
Diet
Stress

ROS(Check Any)

Const:
( ) Sick contacts
( ) **Fever**
( ) **Chills**
( ) **Δ Weight**
( ) Malaise
( ) Weakness
( ) Dizziness
( ) **Δ appetite**

HEENT:
( ) Blurry vision
( ) Photophobia
( ) **Δ vision**
( ) **Δ hearing**
( ) Tinnitus
( ) Sore throat
( ) Congestion

Resp:
( ) **SOB**
( ) **Cough**
( ) Sputum
( ) Pleuritic CP
( ) Hemoptysis

Card:
( ) Orthopnea
( ) PND
( ) DOE
( ) **LE edema**
( ) **CP**/left arm/shoulder/ neck/ jaw/ back
( ) Syncope
( ) **Palpitations**
( ) Claudication

GI:
( ) **Nausea**
( ) **Vomiting**
( ) **Diarrhea**
( ) Regurgitation
( ) **Heartburn**
( ) Odynophagia
( ) Dysphagia
( ) **Abd pain**
( ) **Constipation**
( ) Bloat
( ) Hematemesis
( ) Melena
( ) **Hematochezia**
( ) Mucus

GU:
( ) **Urgency**
( ) **Frequency**
( ) Incontinence
( ) **Dysuria**
( ) **Hematuria**
( ) Hesitancy
( ) Postvoid dribbling
( ) Impotence
( ) Testicular masses
( ) **Vaginal dc**
( ) Dyspareunia
( ) Bleeding

Endo:
( ) Thirst
( ) **Polyuria**
( ) **Heat intolerance**
( ) Cold intolerance
( ) Tremor
( ) Menstrual irreg.
( ) **Δ hair/skin/nails**
( ) **Δ libido**
( ) Δ body hair

Skin:
( ) **Rashes**
( ) Itch
( ) Laceration

Breast:
( ) Masses
( ) Pain
( ) Discharge
( ) Lactation

Msk:
( ) **Arthralgia**
( ) Deformity
( ) **Swelling**
( ) Myalgia
( ) **Weakness**

Hematologic:
( ) **Bruising**
( ) Hx of bleeding
( ) LAD

Neurologic:
( ) **Headache**
( ) Focal weakness
( ) **Seizure**
( ) Tremor
( ) Falls
( ) Memory loss
( ) Paresthesia
( ) Sensory loss
( ) Vertigo

Psychiatric:
( ) Sleep
( ) Interest
( ) Guilt
( ) Energy
( ) Concentration
( ) Appetite
( ) Psychomotor
( ) Suicide

+ROS Notes

Name:

PE Vitals HR   BP   RR   T   %Ox   Ht   Wt   BMI

FHT _____ FHR _____ Variability _____ Accelerations _____ Decelerations

Sensation UE	Sensation LE
( ) L C5 R ( )	( ) L L3 R ( )
( ) L C6 R ( )	( ) L L4 R ( )
( ) L C7 R ( )	( ) L L5 R ( )
( ) L C8 R ( )	( ) L S1 R ( )
( ) L T1 R ( )	( ) L S2 R ( )

General:
( ) Cooperative
( ) No Acute Distress
( ) nl Hygiene

Skin:
( ) nl appearance
( ) nl texture
( ) nl temperature
( ) No Bruising
( ) No Laceration
( ) No Rashes
( ) No Masses

Head:
( ) Normocephallic
( ) Atraumatic
( ) No bumps

Eyes:
( ) Pupils equally round
( ) Size ____
( ) Reactive to light
( ) nl accommodation
( ) No scleral icterus
( ) nl conjunctiva
( ) Fundoscopic: nl vessel w/o hemorrhage

ENT:
( ) nl hearing bl
( ) nl tympanic membranes
( ) nl external auditory canals
( ) nl nasal mucosa
( ) nl oral pharynx
( ) No erythema/exudate
( ) nl tongue/gums/ dentition

Neck:
( ) No cervical lymphadenopathy
( ) No supraclavicular lymphadenopathy
( ) Midline trachea
( ) nl thyroid w/o masses

Cardio:
( ) No carotid bruit
( ) No JVD
( ) nl distal pulses
( ) Cap refill <2 sec
( ) RRR
( ) S1 S2
( ) No m/r/g
( ) No pedal edema
( ) No varicose veins

Chest:
( ) Bilateral rise & fall
( ) Breast Symmetrical
( ) No breast tenderness
( ) No breast mass
( ) nl tactile fremitus
( ) Clear to percuss
( ) Clear to auscult
( ) No wheezing/rales/ rhonchi

Abdomen:
( ) Symmetrical
( ) No scars/ striations
( ) No pulsatile masses
( ) No aortic/renal bruit
( ) nl bowel sounds
( ) nl percussion
( ) Soft/Non-tender
( ) Nondistended
( ) No hepatomegaly
( ) No splenomegaly

Rectal:
( ) nl sphincter tone
( ) No rectal masses
( ) Brown stool
( ) Guaiac neg

Pelvic:
( ) nl external genitalia
Speculum exam:
( ) nl vagina
( ) nl cervix
Bimanual exam:
( ) No lymphadenopathy
( ) No masses
( ) No cervical tenderness
( ) No palpable uterus
( ) No palpable ovaries

Extremities:
( ) No cyanosis
( ) No clubbing
( ) No edema
( ) nl brachial pulses
( ) nl radial pulses
( ) nl femoral pulses
( ) nl popliteal pulses
( ) nl a. tibial pulses
( ) nl dorsalis pedis pulses
( ) No axillary lymphad.
( ) No inguinal lymphad.

Cranial Nerves:
( ) CN II: intact vision/visual acuity 20/20/rxn to light
( ) CN III,IV, VI: EOMI/ no nystagmus
( ) CN V: nl face sensation/temporalis m. intact/masseter m. intact
( ) CN VII: puff out cheeks/smile/wrinkle forehead/eyes shut
( ) CN VIII: hearing equal bilaterally
( ) CN IX, X: palate rise equal/midline uvula
( ) CN XI: nl shoulder shrug/SCM muscle intact
( ) CN XII: tongue midline/nl tongue ROM

MSE:
( ) Awake
( ) Alert
( ) Oriented __/3
( ) nl repetition
( ) nl memory
( ) Follows command
( ) No aphasia
( ) No dysarthria

Motor:
( ) nl muscle tone
( ) nl muscle bulk
( ) nl ROM UE
( ) nl ROM LE
( ) No pronator drift
L ___/5 UE R ___/5
L ___/5 LE R ___/5

Reflexes:
L ___ Brachioradial. ___ R
L ___ Biceps ___ R
L ___ Triceps ___ R
L ___ Patellar ___ R
L ___ Achilles ___ R
L ___ Plantar ___ R

Cerebellar:
( ) nl finger to nose
( ) nl heel to shin
( ) Rapid alternating hands
( ) Rapid alternating feet
( ) nl gait
( ) Tandem gait
( ) Neg Romberg

+ PE Notes

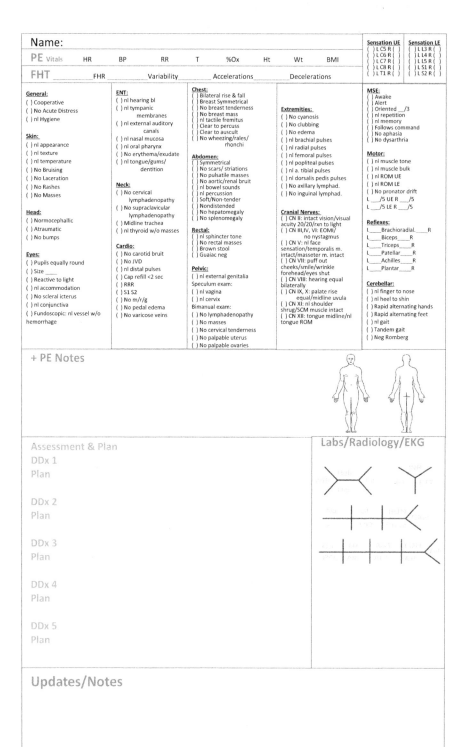

Assessment & Plan
DDx 1
Plan

DDx 2
Plan

DDx 3
Plan

DDx 4
Plan

DDx 5
Plan

Labs/Radiology/EKG

Updates/Notes

Name:	DOB:
MRN:	Ethnicity:
Contact:	Date:

CC: _____ Ob or Gyn

HPI: _____ yo G ___ P _____ at _____ weeks gestation by (LMP c/w ____ US OR ____ US) presents with:

VB:

LOF:

CX:

FM:

PC:

*vaginal bleeding (VB), leakage of fluid (LOF), contractions (CX), fetal movement (FM), preg complications (PC)

ObHx

B	Yr	V/CS	GA	M/F	Wt	PC
1						
2						
3						
4						
5						

GynHx

LMP
Menarche
Period Duration
Regularity
Tampon
Vaginal Dc
Contraception
Spotting
Last Pap
Abn Pap
STDs
Fibroids
Ectopics

PMHx

child/adult/hospital/immune

SurgHx

Allergies drugs/food/reaction

FMHx

Meds

SHx

Smoking
Alcohol
Drugs
Sexual
Occupation
Exercise
Diet
Stress

ROS (Check Any)

Const:
( ) Sick contacts
( ) Fever
( ) Chills
( ) Δ Weight
( ) Malaise
( ) Weakness
( ) Dizziness
( ) Δ appetite

HEENT:
( ) Blurry vision
( ) Photophobia
( ) Δ vision
( ) Δ hearing
( ) Tinnitus
( ) Sore throat
( ) Congestion

Resp:
( ) SOB
( ) Cough
( ) Sputum
( ) Pleuritic CP
( ) Hemoptysis

Card:
( ) Orthopnea
( ) PND
( ) DOE
( ) LE edema
( ) CP/left arm/shoulder/ neck/ jaw/ back
( ) Syncope
( ) Palpitations
( ) Claudication

GI:
( ) Nausea
( ) Vomiting
( ) Diarrhea
( ) Regurgitation
( ) Heartburn
( ) Odynophagia
( ) Dysphagia
( ) Abd pain
( ) Constipation
( ) Bloat
( ) Hematemesis
( ) Melena
( ) Hematochezia
( ) Mucus

GU:
( ) Urgency
( ) Frequency
( ) Incontinence
( ) Dysuria
( ) Hematuria
( ) Hesitancy
( ) Postvoid dribbling
( ) Impotence
( ) Testicular masses
( ) Vaginal dc
( ) Dyspareunia
( ) Bleeding

Endo:
( ) Thirst
( ) Polyuria
( ) Heat intolerance
( ) Cold intolerance
( ) Tremor
( ) Menstrual irreg.
( ) Δ hair/skin/nails
( ) Δ libido
( ) Δ body hair

Skin:
( ) Rashes
( ) Itch
( ) Laceration

Breast:
( ) Masses
( ) Pain
( ) Discharge
( ) Lactation

Msk:
( ) Arthralgia
( ) Deformity
( ) Swelling
( ) Myalgia
( ) Weakness

Hematologic:
( ) Bruising
( ) Hx of bleeding
( ) LAD

Neurologic:
( ) Headache
( ) Focal weakness
( ) Seizure
( ) Tremor
( ) Falls
( ) Memory loss
( ) Paresthesia
( ) Sensory loss
( ) Vertigo

Psychiatric:
( ) Sleep
( ) Interest
( ) Guilt
( ) Energy
( ) Concentration
( ) Appetite
( ) Psychomotor
( ) Suicide

+ROS Notes

Name:

	Sensation UE	Sensation LE
	( ) L C5 R ( )	( ) L L3 R ( )
	( ) L C6 R ( )	( ) L L4 R ( )
	( ) L C7 R ( )	( ) L L5 R ( )
	( ) L C8 R ( )	( ) L S1 R ( )
	( ) L T1 R ( )	( ) L S2 R ( )

PE Vitals   HR   BP   RR   T   %Ox   Ht   Wt   BMI

FHT _____ FHR _____ Variability _____ Accelerations _____ Decelerations _____

General:
( ) Cooperative
( ) No Acute Distress
( ) nl Hygiene

Skin:
( ) nl appearance
( ) nl texture
( ) nl temperature
( ) No Laceration
( ) No Rashes
( ) No Masses

Head:
( ) Normocephallic
( ) Atraumatic
( ) No bumps

Eyes:
( ) Pupils equally round
( ) Size ____
( ) Reactive to light
( ) nl accommodation
( ) No scleral icterus
( ) nl conjunctiva
( ) Fundoscopic: nl vessel w/o hemorrhage

ENT:
( ) nl hearing bl
( ) nl tympanic membranes
( ) nl external auditory canals
( ) nl nasal mucosa
( ) nl oral pharynx
( ) No erythema/exudate
( ) nl tongue/gums/ dentition

Neck:
( ) No cervical lymphadenopathy
( ) No supraclavicular lymphadenopathy
( ) Midline trachea
( ) nl thyroid w/o masses

Cardio:
( ) No carotid bruit
( ) No JVD
( ) nl distal pulses
( ) Cap refill <2 sec
( ) RRR
( ) S1 S2
( ) No m/r/g
( ) No pedal edema
( ) No varicose veins

Chest:
( ) Bilateral rise & fall
( ) Breast Symmetrical
( ) No breast tenderness
( ) No breast mass
( ) nl tactile fremitus
( ) Clear to percuss
( ) Clear to auscult
( ) No wheezing/rales/ rhonchi

Abdomen:
( ) Symmetrical
( ) No scars/ striations
( ) No pulsatile masses
( ) No aortic/renal bruit
( ) nl bowel sounds
( ) nl percussion
( ) Soft/Non-tender
( ) Nondistended
( ) No hepatomegaly
( ) No splenomegaly

Rectal:
( ) nl sphincter tone
( ) No rectal masses
( ) Brown stool
( ) Guaiac neg

Pelvic:
( ) nl external genitalia
Speculum exam:
( ) nl vagina
( ) nl cervix
Bimanual exam:
( ) No lymphadenopathy
( ) No masses
( ) No cervical tenderness
( ) No palpable uterus
( ) No palpable ovaries

Extremities:
( ) No cyanosis
( ) No clubbing
( ) No edema
( ) nl brachial pulses
( ) nl radial pulses
( ) nl femoral pulses
( ) nl popliteal pulses
( ) nl a. tibial pulses
( ) nl dorsalis pedis pulses
( ) No axillary lymphad.
( ) No inguinal lymphad.

Cranial Nerves:
( ) CN II: intact vision/visual acuity 20/20/rxn to light
( ) CN III,IV, VI: EOMI/ no nystagmus
( ) CN V: nl face sensation/temporalis m. intact/masseter m. intact
( ) CN VII: puff out cheeks/smile/wrinkle forehead/eyes shut
( ) CN VIII: hearing equal bilaterally
( ) CN IX, X: palate rise equal/midline uvula
( ) CN XI: nl shoulder shrug/SCM muscle intact
( ) CN XII: tongue midline/nl tongue ROM

MSE:
( ) Awake
( ) Alert
( ) Oriented __/3
( ) nl repetition
( ) nl memory
( ) Follows command
( ) No aphasia
( ) No dysarthria

Motor:
( ) nl muscle tone
( ) nl muscle bulk
( ) nl ROM UE
( ) nl ROM LE
( ) No pronator drift
L ___/5 UE R ___/5
L ___/5 LE R ___/5

Reflexes:
L____ Brachioradial. ____ R
L____ Biceps ____ R
L____ Triceps ____ R
L____ Patellar ____ R
L____ Achilles ____ R
L____ Plantar ____ R

Cerebellar:
( ) nl finger to nose
( ) nl heel to shin
( ) Rapid alternating hands
( ) Rapid alternating feet
( ) nl gait
( ) Tandem gait
( ) Neg Romberg

+ PE Notes

Assessment & Plan
DDx 1
Plan

DDx 2
Plan

DDx 3
Plan

DDx 4
Plan

DDx 5
Plan

Labs/Radiology/EKG

Updates/Notes

Name: **DOB:**
MRN: **Ethnicity:**
Contact: **Date:**

CC: _____ Ob or Gyn

HPI: _____ yo G ___ P _____ at _____ weeks gestation by (LMP c/w ____ US OR ____ US) presents with:

VB:
LOF:
CX:
FM:

PC:

*vaginal bleeding (VB), leakage of fluid (LOF), contractions (CX), fetal movement (FM), preg complications (PC)

ObHx							**GynHx**	**PMHx**
B	Yr	V/CS	GA	M/F	Wt	PC	LMP	child/adult/hospital/immune
1							Menarche	
							Period Duration	
2							Regularity	
							Tampon	
3							Vaginal Dc	
							Contraception	**SurgHx**
4							Spotting	
							Last Pap	
5							Abn Pap	
							STDs	
							Fibroids	
							Ectopics	

Allergies drugs/food/reaction	**Meds**	**SHx**
		Smoking
		Alcohol
		Drugs
		Sexual
FMHx		Occupation
		Exercise
		Diet
		Stress

ROS (Check Any)

Const:
( ) Sick contacts
( ) Fever
( ) Chills
( ) Δ Weight
( ) Malaise
( ) Weakness
( ) Dizziness
( ) Δ appetite

HEENT:
( ) Blurry vision
( ) Photophobia
( ) Δ vision
( ) Δ hearing
( ) Tinnitus
( ) Sore throat
( ) Congestion

Resp:
( ) SOB
( ) Cough
( ) Sputum
( ) Pleuritic CP
( ) Hemoptysis

Card:
( ) Orthopnea
( ) PND
( ) DOE
( ) LE edema
( ) CP/left arm/shoulder/ neck/ jaw/ back
( ) Syncope
( ) Palpitations
( ) Claudication

GI:
( ) Nausea
( ) Vomiting
( ) Diarrhea
( ) Regurgitation
( ) Heartburn
( ) Odynophagia
( ) Dysphagia
( ) Abd pain
( ) Constipation
( ) Bloat
( ) Hematemesis
( ) Melena
( ) Hematochezia
( ) Mucus

GU:
( ) Urgency
( ) Frequency
( ) Incontinence
( ) Dysuria
( ) Hematuria
( ) Hesitancy
( ) Postvoid dribbling
( ) Impotence
( ) Testicular masses
( ) Vaginal dc
( ) Dyspareunia
( ) Bleeding

Endo:
( ) Thirst
( ) Polyuria
( ) Heat intolerance
( ) Cold intolerance
( ) Tremor
( ) Menstrual irreg.
( ) Δ hair/skin/nails
( ) Δ libido
( ) Δ body hair

Skin:
( ) Rashes
( ) Itch
( ) Laceration

Breast:
( ) Masses
( ) Pain
( ) Discharge
( ) Lactation

Msk:
( ) Arthralgia
( ) Deformity
( ) Swelling
( ) Myalgia
( ) Weakness

Hematologic:
( ) Bruising
( ) Hx of bleeding
( ) LAD

Neurologic:
( ) Headache
( ) Focal weakness
( ) Seizure
( ) Tremor
( ) Falls
( ) Memory loss
( ) Paresthesia
( ) Sensory loss
( ) Vertigo

Psychiatric:
( ) Sleep
( ) Interest
( ) Guilt
( ) Energy
( ) Concentration
( ) Appetite
( ) Psychomotor
( ) Suicide

+ROS Notes

Name:

PE Vitals   HR   BP   RR   T   %Ox   Ht   Wt   BMI

FHT _____ FHR _____ Variability _____ Accelerations _____ Decelerations _____

Sensation UE	Sensation LE
( ) L C5 R ( )	( ) L L3 R ( )
( ) L C6 R ( )	( ) L L4 R ( )
( ) L C7 R ( )	( ) L L5 R ( )
( ) L C8 R ( )	( ) L S1 R ( )
( ) L T1 R ( )	( ) L S2 R ( )

General:
( ) Cooperative
( ) No Acute Distress
( ) nl Hygiene

Skin:
( ) nl appearance
( ) nl texture
( ) nl temperature
( ) No Bruising
( ) No Laceration
( ) No Rashes
( ) No Masses

Head:
( ) Normocephallic
( ) Atraumatic
( ) No bumps

Eyes:
( ) Pupils equally round
( ) Size ____
( ) Reactive to light
( ) nl accommodation
( ) No scleral icterus
( ) nl conjunctiva
( ) Fundoscopic: nl vessel w/o hemorrhage

ENT:
( ) nl hearing bl
( ) nl tympanic membranes
( ) nl external auditory canals
( ) nl nasal mucosa
( ) nl oral pharynx
( ) No erythema/exudate
( ) nl tongue/gums/dentition

Neck:
( ) No cervical lymphadenopathy
( ) No supraclavicular lymphadenopathy
( ) Midline trachea
( ) nl thyroid w/o masses

Cardio:
( ) No carotid bruit
( ) No JVD
( ) nl distal pulses
( ) Cap refill <2 sec
( ) RRR
( ) S1 S2
( ) No m/r/g
( ) No pedal edema
( ) No varicose veins

Chest:
( ) Bilateral rise & fall
( ) Breast Symmetrical
( ) No breast tenderness
( ) No breast mass
( ) nl tactile fremitus
( ) Clear to percuss
( ) Clear to auscult
( ) No wheezing/rales/rhonchi

Abdomen:
( ) Symmetrical
( ) No scars/ striations
( ) No pulsatile masses
( ) No aortic/renal bruit
( ) nl bowel sounds
( ) nl percussion
( ) Soft/Non-tender
( ) Nondistended
( ) No hepatomegaly
( ) No splenomegaly

Rectal:
( ) nl sphincter tone
( ) No rectal masses
( ) Brown stool
( ) Guaiac neg

Pelvic:
( ) nl external genitalia
Speculum exam:
( ) nl vagina
( ) nl cervix
Bimanual exam:
( ) No lymphadenopathy
( ) No masses
( ) No cervical tenderness
( ) No palpable uterus
( ) No palpable ovaries

Extremities:
( ) No cyanosis
( ) No clubbing
( ) No edema
( ) nl brachial pulses
( ) nl radial pulses
( ) nl femoral pulses
( ) nl popliteal pulses
( ) nl a. tibial pulses
( ) nl dorsalis pedis pulses
( ) No axillary lymphad.
( ) No inguinal lymphad.

Cranial Nerves:
( ) CN II: intact vision/visual acuity 20/20/rxn to light
( ) CN III,IV, VI: EOMI/ no nystagmus
( ) CN V: nl face sensation/temporalis m. intact/masseter m. intact
( ) CN VII: puff out cheeks/smile/wrinkle forehead/eyes shut
( ) CN VIII: hearing equal bilaterally
( ) CN IX, X: palate rise equal/midline uvula
( ) CN XI: nl shoulder shrug/SCM muscle intact
( ) CN XII: tongue midline/nl tongue ROM

MSE:
( ) Awake
( ) Alert
( ) Oriented ___/3
( ) nl repetition
( ) nl memory
( ) Follows command
( ) No aphasia
( ) No dysarthria

Motor:
( ) nl muscle tone
( ) nl muscle bulk
( ) nl ROM UE
( ) nl ROM LE
( ) No pronator drift
L ___/5 UE R ___/5
L ___/5 LE R ___/5

Reflexes:
L____ Brachioradial.____ R
L____ Biceps____ R
L____ Triceps____ R
L____ Patellar____ R
L____ Achilles____ R
L____ Plantar____ R

Cerebellar:
( ) nl finger to nose
( ) nl heel to shin
( ) Rapid alternating hands
( ) Rapid alternating feet
( ) nl gait
( ) Tandem gait
( ) Neg Romberg

+ PE Notes

Assessment & Plan

DDx 1
Plan

DDx 2
Plan

DDx 3
Plan

DDx 4
Plan

DDx 5
Plan

Labs/Radiology/EKG

Updates/Notes

Name:	DOB:
MRN:	Ethnicity:
Contact:	Date:

CC: _____ Ob or Gyn

HPI: _____ yo G ___ P _____ at _____ weeks gestation by (LMP c/w ____ US OR ____ US) presents with:

VB:

LOF:

CX:

FM:

PC:

*vaginal bleeding (VB), leakage of fluid (LOF), contractions (CX), fetal movement (FM), preg complications (PC)

ObHx

B	Yr	V/CS	GA	M/F	Wt	PC
1						
2						
3						
4						
5						

GynHx

LMP
Menarche
Period Duration
Regularity
Tampon
Vaginal Dc
Contraception
Spotting
Last Pap
Abn Pap
STDs
Fibroids
Ectopics

PMHx
child/adult/hospital/immune

SurgHx

Allergies drugs/food/reaction

FMHx

Meds

SHx
Smoking
Alcohol
Drugs
Sexual
Occupation
Exercise
Diet
Stress

ROS (Check Any)

Const:
( ) Sick contacts
( ) **Fever**
( ) **Chills**
( ) **Δ Weight**
( ) Malaise
( ) Weakness
( ) Dizziness
( ) **Δ appetite**

HEENT:
( ) Blurry vision
( ) Photophobia
( ) **Δ vision**
( ) **Δ hearing**
( ) Tinnitus
( ) Sore throat
( ) Congestion

Resp:
( ) **SOB**
( ) **Cough**
( ) Sputum
( ) Pleuritic CP
( ) Hemoptysis

Card:
( ) Orthopnea
( ) PND
( ) DOE
( ) **LE edema**
( ) **CP**/left arm/shoulder/ neck/ jaw/ back
( ) Syncope
( ) **Palpitations**
( ) Claudication

GI:
( ) **Nausea**
( ) **Vomiting**
( ) **Diarrhea**
( ) Regurgitation
( ) **Heartburn**
( ) Odynophagia
( ) Dysphagia
( ) **Abd pain**
( ) **Constipation**
( ) Bloat
( ) Hematemesis
( ) Melena
( ) **Hematochezia**
( ) Mucus

GU:
( ) **Urgency**
( ) **Frequency**
( ) Incontinence
( ) **Dysuria**
( ) **Hematuria**
( ) Hesitancy
( ) Postvoid dribbling
( ) Impotence
( ) Testicular masses
( ) **Vaginal dc**
( ) Dyspareunia
( ) Bleeding

Endo:
( ) Thirst
( ) Polyuria
( ) **Heat intolerance**
( ) Cold intolerance
( ) Tremor
( ) Menstrual irreg.
( ) **Δ hair/skin/nails**
( ) Δ libido
( ) Δ body hair

Skin:
( ) **Rashes**
( ) Itch
( ) Laceration

Breast:
( ) Masses
( ) Pain
( ) Discharge
( ) Lactation

Msk:
( ) **Arthralgia**
( ) Deformity
( ) **Swelling**
( ) Myalgia
( ) **Weakness**

Hematologic:
( ) **Bruising**
( ) Hx of bleeding
( ) LAD

Neurologic:
( ) **Headache**
( ) Focal weakness
( ) **Seizure**
( ) Tremor
( ) Falls
( ) Memory loss
( ) Paresthesia
( ) Sensory loss
( ) Vertigo

Psychiatric:
( ) **Sleep**
( ) **Interest**
( ) Guilt
( ) **Energy**
( ) **Concentration**
( ) Appetite
( ) Psychomotor
( ) Suicide

+ROS Notes

Name:

Sensation UE	Sensation LE
( ) L C5 R ( )	( ) L L3 R ( )
( ) L C6 R ( )	( ) L L4 R ( )
( ) L C7 R ( )	( ) L L5 R ( )
( ) L C8 R ( )	( ) L S1 R ( )
( ) L T1 R ( )	( ) L S2 R ( )

PE Vitals   HR   BP   RR   T   %Ox   Ht   Wt   BMI

FHT _____ FHR _____ Variability _____ Accelerations _____ Decelerations

General:
( ) Cooperative
( ) No Acute Distress
( ) nl Hygiene

Skin:
( ) nl appearance
( ) nl texture
( ) nl temperature
( ) No Bruising
( ) No Laceration
( ) No Rashes
( ) No Masses

Head:
( ) Normocephallic
( ) Atraumatic
( ) No bumps

Eyes:
( ) Pupils equally round
( ) Size ____
( ) Reactive to light
( ) nl accommodation
( ) No scleral icterus
( ) nl conjunctiva
( ) Fundoscopic: nl vessel w/o hemorrhage

ENT:
( ) nl hearing bl
( ) nl tympanic membranes
( ) nl external auditory canals
( ) nl nasal mucosa
( ) nl oral pharynx
( ) No erythema/exudate
( ) nl tongue/gums/dentition

Neck:
( ) No cervical lymphadenopathy
( ) No supraclavicular lymphadenopathy
( ) Midline trachea
( ) nl thyroid w/o masses

Cardio:
( ) No carotid bruit
( ) No JVD
( ) nl distal pulses
( ) Cap refill <2 sec
( ) RRR
( ) S1 S2
( ) No m/r/g
( ) No pedal edema
( ) No varicose veins

Chest:
( ) Bilateral rise & fall
( ) Breast Symmetrical
( ) No breast tenderness
( ) No breast mass
( ) nl tactile fremitus
( ) Clear to percus
( ) Clear to auscult
( ) No wheezing/rales/rhonchi

Abdomen:
( ) Symmetrical
( ) No scars/ striations
( ) No pulsatile masses
( ) No aortic/renal bruit
( ) nl bowel sounds
( ) nl percussion
( ) Soft/Non-tender
( ) Nondistended
( ) No hepatomegaly
( ) No splenomegaly

Rectal:
( ) nl sphincter tone
( ) No rectal masses
( ) Brown stool
( ) Guaiac neg

Pelvic:
( ) nl external genitalia
Speculum exam:
( ) nl vagina
( ) nl cervix
Bimanual exam:
( ) No lymphadenopathy
( ) No masses
( ) No cervical tenderness
( ) No palpable uterus
( ) No palpable ovaries

Extremities:
( ) No cyanosis
( ) No clubbing
( ) No edema
( ) nl brachial pulses
( ) nl radial pulses
( ) nl femoral pulses
( ) nl popliteal pulses
( ) nl a. tibial pulses
( ) nl dorsalis pedis pulses
( ) No axillary lymphad.
( ) No inguinal lymphad.

Cranial Nerves:
( ) CN II: intact vision/visual acuity 20/20/rxn to light
( ) CN III,IV, VI: EOMI/ no nystagmus
( ) CN V: nl face sensation/temporalis m. intact/masseter m. intact
( ) CN VII: puff out cheeks/smile/wrinkle forehead/eyes shut
( ) CN VIII: hearing equal bilaterally
( ) CN IX, X: palate rise equal/midline uvula
( ) CN XI: nl shoulder shrug/SCM muscle intact
( ) CN XII: tongue midline/nl tongue ROM

MSE:
( ) Awake
( ) Alert
( ) Oriented __/3
( ) nl repetition
( ) nl memory
( ) Follows command
( ) No aphasia
( ) No dysarthria

Motor:
( ) nl muscle tone
( ) nl muscle bulk
( ) nl ROM UE
( ) nl ROM LE
( ) No pronator drift
L___/5 UE R___/5
L___/5 LE R___/5

Reflexes:
L____Brachioradial.____R
L____Biceps____R
L____Triceps____R
L____Patellar____R
L____Achilles____R
L____Plantar____R

Cerebellar:
( ) nl finger to nose
( ) nl heel to shin
( ) Rapid alternating hands
( ) Rapid alternating feet
( ) nl gait
( ) Tandem gait
( ) Neg Romberg

+ PE Notes

Assessment & Plan
DDx 1
Plan

DDx 2
Plan

DDx 3
Plan

DDx 4
Plan

DDx 5
Plan

Labs/Radiology/EKG

Updates/Notes

Name: DOB:
MRN: Ethnicity:
Contact: Date:

CC: _____ Ob or Gyn

HPI:_____ yo G ___ P _____ at _____ weeks gestation by (LMP c/w ____ US OR ____ US) presents with:

VB:
LOF:
CX:
FM:

PC:

*vaginal bleeding (VB), leakage of fluid (LOF), contractions (CX), fetal movement (FM), preg complications (PC)

ObHx

B	Yr	V/CS	GA	M/F	Wt	PC
1						
2						
3						
4						
5						

GynHx

LMP
Menarche
Period Duration
Regularity
Tampon
Vaginal Dc
Contraception
Spotting
Last Pap
Abn Pap
STDs
Fibroids
Ectopics

PMHx
child/adult/hospital/immune

SurgHx

Allergies drugs/food/reaction

FMHx

Meds

SHx
Smoking
Alcohol
Drugs
Sexual
Occupation
Exercise
Diet
Stress

ROS (Check Any)

Const:
( ) Sick contacts
( ) Fever
( ) Chills
( ) Δ Weight
( ) Malaise
( ) Weakness
( ) Dizziness
( ) Δ appetite

HEENT:
( ) Blurry vision
( ) Photophobia
( ) Δ vision
( ) Δ hearing
( ) Tinnitus
( ) Sore throat
( ) Congestion

Resp:
( ) SOB
( ) Cough
( ) Sputum
( ) Pleuritic CP
( ) Hemoptysis

Card:
( ) Orthopnea
( ) PND
( ) DOE
( ) LE edema
( ) CP/left arm/shoulder/ neck/ jaw/ back
( ) Syncope
( ) Palpitations
( ) Claudication

GI:
( ) Nausea
( ) Vomiting
( ) Diarrhea
( ) Regurgitation
( ) Heartburn
( ) Odynophagia
( ) Dysphagia
( ) Abd pain
( ) Constipation
( ) Bloat
( ) Hematemesis
( ) Melena
( ) Hematochezia
( ) Mucus

GU:
( ) Urgency
( ) Frequency
( ) Incontinence
( ) Dysuria
( ) Hematuria
( ) Hesitancy
( ) Postvoid dribbling
( ) Impotence
( ) Testicular masses
( ) Vaginal dc
( ) Dyspareunia
( ) Bleeding

Endo:
( ) Thirst
( ) Polyuria
( ) Heat intolerance
( ) Cold intolerance
( ) Tremor
( ) Menstrual irreg.
( ) Δ hair/skin/nails
( ) Δ libido
( ) Δ body hair

Skin:
( ) Rashes
( ) Itch
( ) Laceration

Breast:
( ) Masses
( ) Pain
( ) Discharge
( ) Lactation

Msk:
( ) Arthralgia
( ) Deformity
( ) Swelling
( ) Myalgia
( ) Weakness

Hematologic:
( ) Bruising
( ) Hx of bleeding
( ) LAD

Neurologic:
( ) Headache
( ) Focal weakness
( ) Seizure
( ) Tremor
( ) Falls
( ) Memory loss
( ) Paresthesia
( ) Sensory loss
( ) Vertigo

Psychiatric:
( ) Sleep
( ) Interest
( ) Guilt
( ) Energy
( ) Concentration
( ) Appetite
( ) Psychomotor
( ) Suicide

+ROS Notes

Name:

PE Vitals HR   BP   RR   T   %Ox   Ht   Wt   BMI

FHT _____ FHR _____ Variability _____ Accelerations _____ Decelerations

Sensation UE	Sensation LE
( ) L C5 R ( )	( ) L L3 R ( )
( ) L C6 R ( )	( ) L L4 R ( )
( ) L C7 R ( )	( ) L L5 R ( )
( ) L C8 R ( )	( ) L S1 R ( )
( ) L T1 R ( )	( ) L S2 R ( )

General:
( ) Cooperative
( ) No Acute Distress
( ) nl Hygiene

Skin:
( ) nl appearance
( ) nl texture
( ) nl temperature
( ) No Bruising
( ) No Laceration
( ) No Rashes
( ) No Masses

Head:
( ) Normocephallic
( ) Atraumatic
( ) No bumps

Eyes:
( ) Pupils equally round
( ) Size ____
( ) Reactive to light
( ) nl accommodation
( ) No scleral icterus
( ) nl conjunctiva
( ) Fundoscopic: nl vessel w/o hemorrhage

ENT:
( ) nl hearing bl
( ) nl tympanic membranes
( ) nl external auditory canals
( ) nl nasal mucosa
( ) nl oral pharynx
( ) No erythema/exudate
( ) nl tongue/gums/ dentition

Neck:
( ) No cervical lymphadenopathy
( ) No supraclavicular lymphadenopathy
( ) Midline trachea
( ) nl thyroid w/o masses

Cardio:
( ) No carotid bruit
( ) No JVD
( ) nl distal pulses
( ) Cap refill <2 sec
( ) RRR
( ) S1 S2
( ) No m/r/g
( ) No pedal edema
( ) No varicose veins

Chest:
( ) Bilateral rise & fall
( ) Breast Symmetrical
( ) No breast tenderness
( ) No breast mass
( ) nl tactile fremitus
( ) Clear to percuss
( ) Clear to auscult
( ) No wheezing/rales/ rhonchi

Abdomen:
( ) Symmetrical
( ) No scars/ striations
( ) No pulsatile masses
( ) No aortic/renal bruit
( ) nl bowel sounds
( ) nl percussion
( ) Soft/Non-tender
( ) Nondistended
( ) No hepatomegaly
( ) No splenomegaly

Rectal:
( ) nl sphincter tone
( ) No rectal masses
( ) Brown stool
( ) Guaiac neg

Pelvic:
( ) nl external genitalia
Speculum exam:
( ) nl vagina
( ) nl cervix
Bimanual exam:
( ) No lymphadenopathy
( ) No masses
( ) No cervical tenderness
( ) No palpable uterus
( ) No palpable ovaries

Extremities:
( ) No cyanosis
( ) No clubbing
( ) No edema
( ) nl brachial pulses
( ) nl radial pulses
( ) nl femoral pulses
( ) nl popliteal pulses
( ) nl a. tibial pulses
( ) nl dorsalis pedis pulses
( ) No axillary lymphad.
( ) No inguinal lymphad.

Cranial Nerves:
( ) CN II: intact vision/visual acuity 20/20/rxn to light
( ) CN III,IV, VI: EOMI/ no nystagmus
( ) CN V: nl face sensation/temporalis m. intact/masseter m. intact
( ) CN VII: puff out cheeks/smile/wrinkle forehead/eyes shut
( ) CN VIII: hearing equal bilaterally
( ) CN IX, X: palate rise equal/midline uvula
( ) CN XI: nl shoulder shrug/SCM muscle intact
( ) CN XII: tongue midline/nl tongue ROM

MSE:
( ) Awake
( ) Alert
( ) Oriented ___/3
( ) nl repetition
( ) nl memory
( ) Follows command
( ) No aphasia
( ) No dysarthria

Motor:
( ) nl muscle tone
( ) nl muscle bulk
( ) nl ROM UE
( ) nl ROM LE
( ) No pronator drift
L ___/5 UE R ___/5
L ___/5 LE R ___/5

Reflexes:
L ____ Brachioradial. ____ R
L ____ Biceps ____ R
L ____ Triceps ____ R
L ____ Patellar ____ R
L ____ Achilles ____ R
L ____ Plantar ____ R

Cerebellar:
( ) nl finger to nose
( ) nl heel to shin
( ) Rapid alternating hands
( ) Rapid alternating feet
( ) nl gait
( ) Tandem gait
( ) Neg Romberg

+ PE Notes

Assessment & Plan
DDx 1
Plan

DDx 2
Plan

DDx 3
Plan

DDx 4
Plan

DDx 5
Plan

Labs/Radiology/EKG

Updates/Notes

Name: DOB:

MRN: Ethnicity:

Contact: Date:

CC: _____ Ob or Gyn

HPI:_____ yo G ___ P _____ at _____ weeks gestation by (LMP c/w ____ US OR ____ US) presents with:

VB:

LOF:

CX:

FM:

PC:

*vaginal bleeding (VB), leakage of fluid (LOF), contractions (CX), fetal movement (FM), preg complications (PC)

ObHx

B	Yr	V/CS	GA	M/F	Wt	PC
1						
2						
3						
4						
5						

GynHx

LMP
Menarche
Period Duration
Regularity
Tampon
Vaginal Dc
Contraception
Spotting
Last Pap
Abn Pap
STDs
Fibroids
Ectopics

PMHx

child/adult/hospital/immune

SurgHx

Allergies drugs/food/reaction

FMHx

Meds

SHx

Smoking
Alcohol
Drugs
Sexual
Occupation
Exercise
Diet
Stress

ROS (Check Any)

Const:
( ) Sick contacts
( ) Fever
( ) Chills
( ) Δ Weight
( ) Malaise
( ) Weakness
( ) Dizziness
( ) Δ appetite

HEENT:
( ) Blurry vision
( ) Photophobia
( ) Δ vision
( ) Δ hearing
( ) Tinnitus
( ) Sore throat
( ) Congestion

Resp:
( ) SOB
( ) Cough
( ) Sputum
( ) Pleuritic CP
( ) Hemoptysis

Card:
( ) Orthopnea
( ) PND
( ) DOE
( ) LE edema
( ) CP/left arm/shoulder/ neck/ jaw/ back
( ) Syncope
( ) Palpitations
( ) Claudication

GI:
( ) Nausea
( ) Vomiting
( ) Diarrhea
( ) Regurgitation
( ) Heartburn
( ) Odynophagia
( ) Dysphagia
( ) Abd pain
( ) Constipation
( ) Bloat
( ) Hematemesis
( ) Melena
( ) Hematochezia
( ) Mucus

GU:
( ) Urgency
( ) Frequency
( ) Incontinence
( ) Dysuria
( ) Hematuria
( ) Hesitancy
( ) Postvoid dribbling
( ) Impotence
( ) Testicular masses
( ) Vaginal dc
( ) Dyspareunia
( ) Bleeding

Endo:
( ) Thirst
( ) Polyuria
( ) Heat intolerance
( ) Cold intolerance
( ) Tremor
( ) Menstrual irreg.
( ) Δ hair/skin/nails
( ) Δ libido
( ) Δ body hair

Skin:
( ) Rashes
( ) Itch
( ) Laceration

Breast:
( ) Masses
( ) Pain
( ) Discharge
( ) Lactation

Msk:
( ) Arthralgia
( ) Deformity
( ) Swelling
( ) Myalgia
( ) Weakness

Hematologic:
( ) Bruising
( ) Hx of bleeding
( ) LAD

Neurologic:
( ) Headache
( ) Focal weakness
( ) Seizure
( ) Tremor
( ) Falls
( ) Memory loss
( ) Paresthesia
( ) Sensory loss
( ) Vertigo

Psychiatric:
( ) Sleep
( ) Interest
( ) Guilt
( ) Energy
( ) Concentration
( ) Appetite
( ) Psychomotor
( ) Suicide

+ROS Notes

Name:

Sensation UE	Sensation LE
( ) L C5 R ( )	( ) L L3 R ( )
( ) L C6 R ( )	( ) L L4 R ( )
( ) L C7 R ( )	( ) L L5 R ( )
( ) L C8 R ( )	( ) L S1 R ( )
( ) L T1 R ( )	( ) L S2 R ( )

PE Vitals   HR   BP   RR   T   %Ox   Ht   Wt   BMI

FHT _____ FHR _____ Variability _____ Accelerations _____ Decelerations _____

General:
( ) Cooperative
( ) No Acute Distress
( ) nl Hygiene

Skin:
( ) nl appearance
( ) nl texture
( ) nl temperature
( ) No Bruising
( ) No Laceration
( ) No Rashes
( ) No Masses

Head:
( ) Normocephallic
( ) Atraumatic
( ) No bumps

Eyes:
( ) Pupils equally round
( ) Size ____
( ) Reactive to light
( ) nl accommodation
( ) No scleral icterus
( ) nl conjunctiva
( ) Fundoscopic: nl vessel w/o hemorrhage

ENT:
( ) nl hearing bl
( ) nl tympanic membranes
( ) nl external auditory canals
( ) nl nasal mucosa
( ) nl oral pharynx
( ) No erythema/exudate
( ) nl tongue/gums/ dentition

Neck:
( ) No cervical lymphadenopathy
( ) No supraclavicular lymphadenopathy
( ) Midline trachea
( ) nl thyroid w/o masses

Cardio:
( ) No carotid bruit
( ) No JVD
( ) nl distal pulses
( ) Cap refill <2 sec
( ) RRR
( ) S1 S2
( ) No m/r/g
( ) No pedal edema
( ) No varicose veins

Chest:
( ) Bilateral rise & fall
( ) Breast Symmetrical
( ) No breast tenderness
( ) No breast mass
( ) nl tactile fremitus
( ) Clear to percuss
( ) Clear to auscult
( ) No wheezing/rales/ rhonchi

Abdomen:
( ) Symmetrical
( ) No scars/ striations
( ) No pulsatile masses
( ) No aortic/renal bruit
( ) nl bowel sounds
( ) nl percussion
( ) Soft/Non-tender
( ) Nondistended
( ) No hepatomegaly
( ) No splenomegaly

Rectal:
( ) nl sphincter tone
( ) No rectal masses
( ) Brown stool
( ) Guaiac neg

Pelvic:
( ) nl external genitalia
Speculum exam:
( ) nl vagina
( ) nl cervix
Bimanual exam:
( ) No lymphadenopathy
( ) No masses
( ) No cervical tenderness
( ) No palpable uterus
( ) No palpable ovaries

Extremities:
( ) No cyanosis
( ) No clubbing
( ) No edema
( ) nl brachial pulses
( ) nl radial pulses
( ) nl femoral pulses
( ) nl popliteal pulses
( ) nl a. tibial pulses
( ) nl dorsalis pedis pulses
( ) No axillary lymphad.
( ) No inguinal lymphad.

Cranial Nerves:
( ) CN II: intact vision/visual acuity 20/20/rxn to light
( ) CN III,IV, VI: EOMI/ no nystagmus
( ) CN V: nl face sensation/temporalis m. intact/masseter m. intact
( ) CN VII: puff out cheeks/smile/wrinkle forehead/eyes shut
( ) CN VIII: hearing equal bilaterally
( ) CN IX, X: palate rise equal/midline uvula
( ) CN XI: nl shoulder shrug/SCM muscle intact
( ) CN XII: tongue midline/nl tongue ROM

MSE:
( ) Awake
( ) Alert
( ) Oriented __/3
( ) nl repetition
( ) nl memory
( ) Follows command
( ) No aphasia
( ) No dysarthria

Motor:
( ) nl muscle tone
( ) nl muscle bulk
( ) nl ROM UE
( ) nl ROM LE
( ) No pronator drift
L ___/5 UE R ___/5
L ___/5 LE R ___/5

Reflexes:
L____ Brachioradial. ____R
L____ Biceps ____R
L____ Triceps ____R
L____ Patellar ____R
L____ Achilles ____R
L____ Plantar ____R

Cerebellar:
( ) nl finger to nose
( ) nl heel to shin
( ) Rapid alternating hands
( ) Rapid alternating feet
( ) nl gait
( ) Tandem gait
( ) Neg Romberg

+ PE Notes

Assessment & Plan

DDx 1
Plan

DDx 2
Plan

DDx 3
Plan

DDx 4
Plan

DDx 5
Plan

Labs/Radiology/EKG

Updates/Notes

Name: **DOB:**
MRN: **Ethnicity:**
Contact: **Date:**

CC: _____ Ob or Gyn

HPI: _____ yo G ___ P _____ at _____ weeks gestation by (LMP c/w ____ US OR ____ US) presents with:

VB:
LOF:
CX:
FM:

PC:

*vaginal bleeding (VB), leakage of fluid (LOF), contractions (CX), fetal movement (FM), preg complications (PC)

ObHx

B	Yr	V/CS	GA	M/F	Wt	PC
1						
2						
3						
4						
5						

GynHx

LMP
Menarche
Period Duration
Regularity
Tampon
Vaginal Dc
Contraception
Spotting
Last Pap
Abn Pap
STDs
Fibroids
Ectopics

PMHx
child/adult/hospital/immune

SurgHx

Allergies drugs/food/reaction

FMHx

Meds

SHx
Smoking
Alcohol
Drugs
Sexual
Occupation
Exercise
Diet
Stress

ROS (Check Any)

Const:
( ) Sick contacts
( ) **Fever**
( ) **Chills**
( ) **Δ Weight**
( ) Malaise
( ) Weakness
( ) Dizziness
( ) **Δ appetite**

HEENT:
( ) Blurry vision
( ) Photophobia
( ) **Δ vision**
( ) **Δ hearing**
( ) Tinnitus
( ) Sore throat
( ) Congestion

Resp:
( ) **SOB**
( ) **Cough**
( ) Sputum
( ) Pleuritic CP
( ) Hemoptysis

Card:
( ) Orthopnea
( ) PND
( ) DOE
( ) **LE edema**
( ) **CP**/left arm/shoulder/
    neck/ jaw/ back
( ) Syncope
( ) **Palpitations**
( ) Claudication

GI:
( ) **Nausea**
( ) **Vomiting**
( ) **Diarrhea**
( ) Regurgitation
( ) **Heartburn**
( ) Odynophagia
( ) Dysphagia
( ) **Abd pain**
( ) **Constipation**
( ) Bloat
( ) Hematemesis
( ) Melena
( ) **Hematochezia**
( ) Mucus

GU:
( ) **Urgency**
( ) **Frequency**
( ) Incontinence
( ) **Dysuria**
( ) **Hematuria**
( ) Hesitancy
( ) Postvoid dribbling
( ) Impotence
( ) Testicular masses
( ) **Vaginal dc**
( ) Dyspareunia
( ) Bleeding

Endo:
( ) Thirst
( ) **Polyuria**
( ) **Heat intolerance**
( ) **Cold intolerance**
( ) Tremor
( ) Menstrual irreg.
( ) **Δ hair/skin/nails**
( ) Δ libido
( ) Δ body hair

Skin:
( ) **Rashes**
( ) Itch
( ) Laceration

Breast:
( ) Masses
( ) Pain
( ) Discharge
( ) Lactation

Msk:
( ) **Arthralgia**
( ) Deformity
( ) **Swelling**
( ) Myalgia
( ) **Weakness**

Hematologic:
( ) **Bruising**
( ) Hx of bleeding
( ) LAD

Neurologic:
( ) **Headache**
( ) Focal weakness
( ) **Seizure**
( ) Tremor
( ) Falls
( ) Memory loss
( ) Paresthesia
( ) Sensory loss
( ) Vertigo

Psychiatric:
( ) Sleep
( ) Interest
( ) Guilt
( ) Energy
( ) Concentration
( ) Appetite
( ) Psychomotor
( ) Suicide

+ROS Notes

Name:

Sensation UE	Sensation LE
( ) L C5 R ( )	( ) L L3 R ( )
( ) L C6 R ( )	( ) L L4 R ( )
( ) L C7 R ( )	( ) L L5 R ( )
( ) L C8 R ( )	( ) L S1 R ( )
( ) L T1 R ( )	( ) L S2 R ( )

PE Vitals   HR _____ BP _____ RR _____ T _____ %Ox _____ Ht _____ Wt _____ BMI _____

FHT _____ FHR _____ Variability _____ Accelerations _____ Decelerations

General:
( ) Cooperative
( ) No Acute Distress
( ) nl Hygiene

Skin:
( ) nl appearance
( ) nl texture
( ) nl temperature
( ) No Bruising
( ) No Laceration
( ) No Rashes
( ) No Masses

Head:
( ) Normocephallic
( ) Atraumatic
( ) No bumps

Eyes:
( ) Pupils equally round
( ) Size ____
( ) Reactive to light
( ) nl accommodation
( ) No scleral icterus
( ) nl conjunctiva
( ) Fundoscopic: nl vessel w/o hemorrhage

ENT:
( ) nl hearing bl
( ) nl tympanic membranes
( ) nl external auditory canals
( ) nl nasal mucosa
( ) nl oral pharynx
( ) No erythema/exudate
( ) nl tongue/gums/dentition

Neck:
( ) No cervical lymphadenopathy
( ) No supraclavicular lymphadenopathy
( ) Midline trachea
( ) nl thyroid w/o masses

Cardio:
( ) No carotid bruit
( ) No JVD
( ) nl distal pulses
( ) Cap refill <2 sec
( ) RRR
( ) S1 S2
( ) No m/r/g
( ) No pedal edema
( ) No varicose veins

Chest:
( ) Bilateral rise & fall
( ) Breast Symmetrical
( ) No breast tenderness
( ) No breast mass
( ) nl tactile fremitus
( ) Clear to percuss
( ) Clear to auscult
( ) No wheezing/rales/rhonchi

Abdomen:
( ) Symmetrical
( ) No scars/ striations
( ) No pulsatile masses
( ) No aortic/renal bruit
( ) nl bowel sounds
( ) nl percussion
( ) Soft/Non-tender
( ) Nondistended
( ) No hepatomegaly
( ) No splenomegaly

Rectal:
( ) nl sphincter tone
( ) No rectal masses
( ) Brown stool
( ) Guaiac neg

Pelvic:
( ) nl external genitalia
Speculum exam:
( ) nl vagina
( ) nl cervix
Bimanual exam:
( ) No lymphadenopathy
( ) No masses
( ) No cervical tenderness
( ) No palpable uterus
( ) No palpable ovaries

Extremities:
( ) No cyanosis
( ) No clubbing
( ) No edema
( ) nl brachial pulses
( ) nl radial pulses
( ) nl femoral pulses
( ) nl popliteal pulses
( ) nl a. tibial pulses
( ) nl dorsalis pedis pulses
( ) No axillary lymphad.
( ) No inguinal lymphad.

Cranial Nerves:
( ) CN II: intact vision/visual acuity 20/20/rxn to light
( ) CN III,IV, VI: EOMI/ no nystagmus
( ) CN V: nl face sensation/temporalis m. intact/masseter m. intact
( ) CN VII: puff out cheeks/smile/wrinkle forehead/eyes shut
( ) CN VIII: hearing equal bilaterally
( ) CN IX, X: palate rise equal/midline uvula
( ) CN XI: nl shoulder shrug/SCM muscle intact
( ) CN XII: tongue midline/nl tongue ROM

MSE:
( ) Awake
( ) Alert
( ) Oriented __/3
( ) nl repetition
( ) nl memory
( ) Follows command
( ) No aphasia
( ) No dysarthria

Motor:
( ) nl muscle tone
( ) nl muscle bulk
( ) nl ROM UE
( ) nl ROM LE
( ) No pronator drift
L___/5 UE R___/5
L___/5 LE R___/5

Reflexes:
L____Brachioradial.____R
L____Biceps____R
L____Triceps____R
L____Patellar____R
L____Achilles____R
L____Plantar____R

Cerebellar:
( ) nl finger to nose
( ) nl heel to shin
( ) Rapid alternating hands
( ) Rapid alternating feet
( ) nl gait
( ) Tandem gait
( ) Neg Romberg

+ PE Notes

Assessment & Plan

DDx 1
Plan

DDx 2
Plan

DDx 3
Plan

DDx 4
Plan

DDx 5
Plan

Labs/Radiology/EKG

Updates/Notes

Name: DOB:

MRN: Ethnicity:

Contact: Date:

CC: _____ Ob or Gyn

HPI:_____ yo G ___ P _____ at _____ weeks gestation by (LMP c/w ____ US OR ____ US) presents with:

VB:

LOF:

CX:

FM:

PC:

*vaginal bleeding (VB), leakage of fluid (LOF), contractions (CX), fetal movement (FM), preg complications (PC)

ObHx

B	Yr	V/CS	GA	M/F	Wt	PC
1						
2						
3						
4						
5						

GynHx

LMP
Menarche
Period Duration
Regularity
Tampon
Vaginal Dc
Contraception
Spotting
Last Pap
Abn Pap
STDs
Fibroids
Ectopics

PMHx
child/adult/hospital/immune

SurgHx

Allergies drugs/food/reaction

FMHx

Meds

SHx
Smoking
Alcohol
Drugs
Sexual
Occupation
Exercise
Diet
Stress

ROS (Check Any)

Const:
( ) Sick contacts
( ) Fever
( ) Chills
( ) Δ Weight
( ) Malaise
( ) Weakness
( ) Dizziness
( ) Δ appetite

HEENT:
( ) Blurry vision
( ) Photophobia
( ) Δ vision
( ) Δ hearing
( ) Tinnitus
( ) Sore throat
( ) Congestion

Resp:
( ) SOB
( ) Cough
( ) Sputum
( ) Pleuritic CP
( ) Hemoptysis

Card:
( ) Orthopnea
( ) PND
( ) DOE
( ) LE edema
( ) CP/left arm/shoulder/ neck/ jaw/ back
( ) Syncope
( ) Palpitations
( ) Claudication

GI:
( ) Nausea
( ) Vomiting
( ) Diarrhea
( ) Regurgitation
( ) Heartburn
( ) Odynophagia
( ) Dysphagia
( ) Abd pain
( ) Constipation
( ) Bloat
( ) Hematemesis
( ) Melena
( ) Hematochezia
( ) Mucus

GU:
( ) Urgency
( ) Frequency
( ) Incontinence
( ) Dysuria
( ) Hematuria
( ) Hesitancy
( ) Postvoid dribbling
( ) Impotence
( ) Testicular masses
( ) Vaginal dc
( ) Dyspareunia
( ) Bleeding

Endo:
( ) Thirst
( ) Polyuria
( ) Heat intolerance
( ) Cold intolerance
( ) Tremor
( ) Menstrual irreg.
( ) Δ hair/skin/nails
( ) Δ libido
( ) Δ body hair

Skin:
( ) Rashes
( ) Itch
( ) Laceration

Breast:
( ) Masses
( ) Pain
( ) Discharge
( ) Lactation

Msk:
( ) Arthralgia
( ) Deformity
( ) Swelling
( ) Myalgia
( ) Weakness

Hematologic:
( ) Bruising
( ) Hx of bleeding
( ) LAD

Neurologic:
( ) Headache
( ) Focal weakness
( ) Seizure
( ) Tremor
( ) Falls
( ) Memory loss
( ) Paresthesia
( ) Sensory loss
( ) Vertigo

Psychiatric:
( ) Sleep
( ) Interest
( ) Guilt
( ) Energy
( ) Concentration
( ) Appetite
( ) Psychomotor
( ) Suicide

+ROS Notes

Name:

Sensation UE	Sensation LE
( ) L C5 R ( )	( ) L L3 R ( )
( ) L C6 R ( )	( ) L L4 R ( )
( ) L C7 R ( )	( ) L L5 R ( )
( ) L C8 R ( )	( ) L S1 R ( )
( ) L T1 R ( )	( ) L S2 R ( )

PE Vitals   HR   BP   RR   T   %Ox   Ht   Wt   BMI

FHT _____ FHR _____ Variability _____ Accelerations _____ Decelerations

General:
( ) Cooperative
( ) No Acute Distress
( ) nl Hygiene

Skin:
( ) nl appearance
( ) nl texture
( ) nl temperature
( ) No Bruising
( ) No Laceration
( ) No Rashes
( ) No Masses

Head:
( ) Normocephallic
( ) Atraumatic
( ) No bumps

Eyes:
( ) Pupils equally round
( ) Size _____
( ) Reactive to light
( ) nl accommodation
( ) No scleral icterus
( ) nl conjunctiva
( ) Fundoscopic: nl vessel w/o hemorrhage

ENT:
( ) nl hearing bl
( ) nl tympanic membranes
( ) nl external auditory canals
( ) nl nasal mucosa
( ) nl oral pharynx
( ) No erythema/exudate
( ) nl tongue/gums/ dentition

Neck:
( ) No cervical lymphadenopathy
( ) No supraclavicular lymphadenopathy
( ) Midline trachea
( ) nl thyroid w/o masses

Cardio:
( ) No carotid bruit
( ) No JVD
( ) nl distal pulses
( ) Cap refill <2 sec
( ) RRR
( ) S1 S2
( ) No m/r/g
( ) No pedal edema
( ) No varicose veins

Chest:
( ) Bilateral rise & fall
( ) Breast Symmetrical
( ) No breast tenderness
( ) No breast mass
( ) nl tactile fremitus
( ) Clear to percuss
( ) Clear to auscult
( ) No wheezing/rales/ rhonchi

Abdomen:
( ) Symmetrical
( ) No scars/ striations
( ) No pulsatile masses
( ) No aortic/renal bruit
( ) nl bowel sounds
( ) nl percussion
( ) Soft/Non-tender
( ) Nondistended
( ) No hepatomegaly
( ) No splenomegaly

Rectal:
( ) nl sphincter tone
( ) No rectal masses
( ) Brown stool
( ) Guaiac neg

Pelvic:
( ) nl external genitalia
Speculum exam:
( ) nl vagina
( ) nl cervix
Bimanual exam:
( ) No lymphadenopathy
( ) No masses
( ) No cervical tenderness
( ) No palpable uterus
( ) No palpable ovaries

Extremities:
( ) No cyanosis
( ) No clubbing
( ) No edema
( ) nl brachial pulses
( ) nl radial pulses
( ) nl femoral pulses
( ) nl popliteal pulses
( ) nl a. tibial pulses
( ) nl dorsalis pedis pulses
( ) No axillary lymphad.
( ) No inguinal lymphad.

Cranial Nerves:
( ) CN II: intact vision/visual acuity 20/20/rxn to light
( ) CN III,IV, VI: EOMI/ no nystagmus
( ) CN V: nl face sensation/temporalis m. intact/masseter m. intact
( ) CN VII: puff out cheeks/smile/wrinkle forehead/eyes shut
( ) CN VIII: hearing equal bilaterally
( ) CN IX, X: palate rise equal/midline uvula
( ) CN XI: nl shoulder shrug/SCM muscle intact
( ) CN XII: tongue midline/nl tongue ROM

MSE:
( ) Awake
( ) Alert
( ) Oriented __/3
( ) nl repetition
( ) nl memory
( ) Follows command
( ) No aphasia
( ) No dysarthria

Motor:
( ) nl muscle tone
( ) nl muscle bulk
( ) nl ROM UE
( ) nl ROM LE
( ) No pronator drift
L ___/5 UE R ___/5
L ___/5 LE R ___/5

Reflexes:
L ____ Brachioradial. ____ R
L ____ Biceps ____ R
L ____ Triceps ____ R
L ____ Patellar ____ R
L ____ Achilles ____ R
L ____ Plantar ____ R

Cerebellar:
( ) nl finger to nose
( ) nl heel to shin
( ) Rapid alternating hands
( ) Rapid alternating feet
( ) nl gait
( ) Tandem gait
( ) Neg Romberg

+ PE Notes

Assessment & Plan
DDx 1
Plan

DDx 2
Plan

DDx 3
Plan

DDx 4
Plan

DDx 5
Plan

Labs/Radiology/EKG

Updates/Notes

Name: DOB:
MRN: Ethnicity:
Contact: Date:

CC: _____ Ob or Gyn

HPI: _____ yo G ___ P _____ at _____ weeks gestation by (LMP c/w ____ US OR ____ US) presents with:

VB:
LOF:
CX:
FM:

PC:

*vaginal bleeding (VB), leakage of fluid (LOF), contractions (CX), fetal movement (FM), preg complications (PC)

ObHx

B	Yr	V/CS	GA	M/F	Wt	PC
1						
2						
3						
4						
5						

GynHx

LMP
Menarche
Period Duration
Regularity
Tampon
Vaginal Dc
Contraception
Spotting
Last Pap
Abn Pap
STDs
Fibroids
Ectopics

PMHx
child/adult/hospital/immune

SurgHx

Allergies drugs/food/reaction

FMHx

Meds

SHx
Smoking
Alcohol
Drugs
Sexual
Occupation
Exercise
Diet
Stress

ROS (Check Any)

Const:
( ) Sick contacts
( ) **Fever**
( ) **Chills**
( ) **Δ Weight**
( ) Malaise
( ) Weakness
( ) Dizziness
( ) **Δ appetite**

HEENT:
( ) Blurry vision
( ) Photophobia
( ) **Δ vision**
( ) **Δ hearing**
( ) Tinnitus
( ) Sore throat
( ) Congestion

Resp:
( ) **SOB**
( ) **Cough**
( ) Sputum
( ) Pleuritic CP
( ) Hemoptysis

Card:
( ) Orthopnea
( ) PND
( ) DOE
( ) **LE edema**
( ) **CP/left arm/shoulder/** neck/ jaw/ back
( ) Syncope
( ) **Palpitations**
( ) Claudication

GI:
( ) **Nausea**
( ) **Vomiting**
( ) **Diarrhea**
( ) Regurgitation
( ) **Heartburn**
( ) Odynophagia
( ) Dysphagia
( ) **Abd pain**
( ) **Constipation**
( ) Bloat
( ) Hematemesis
( ) Melena
( ) **Hematochezia**
( ) Mucus

GU:
( ) Urgency
( ) **Frequency**
( ) Incontinence
( ) **Dysuria**
( ) **Hematuria**
( ) Hesitancy
( ) Postvoid dribbling
( ) Impotence
( ) Testicular masses
( ) **Vaginal dc**
( ) Dyspareunia
( ) Bleeding

Endo:
( ) Thirst
( ) **Polyuria**
( ) **Heat intolerance**
( ) Cold intolerance
( ) Tremor
( ) Menstrual irreg.
( ) **Δ hair/skin/nails**
( ) **Δ libido**
( ) **Δ body hair**

Skin:
( ) **Rashes**
( ) Itch
( ) Laceration

Breast:
( ) **Masses**
( ) Pain
( ) Discharge
( ) Lactation

Msk:
( ) **Arthralgia**
( ) Deformity
( ) **Swelling**
( ) Myalgia
( ) **Weakness**

Hematologic:
( ) **Bruising**
( ) Hx of bleeding
( ) **LAD**

Neurologic:
( ) **Headache**
( ) Focal weakness
( ) **Seizure**
( ) Tremor
( ) **Falls**
( ) Memory loss
( ) Paresthesia
( ) Sensory loss
( ) Vertigo

Psychiatric:
( ) **Sleep**
( ) Interest
( ) Guilt
( ) Energy
( ) Concentration
( ) Appetite
( ) Psychomotor
( ) Suicide

+ROS Notes

Name:

PE Vitals   HR   BP   RR   T   %Ox   Ht   Wt   BMI

FHT _____ FHR _____ Variability _____ Accelerations _____ Decelerations _____

Sensation UE	Sensation LE
( ) L C5 R ( )	( ) L L3 R ( )
( ) L C6 R ( )	( ) L L4 R ( )
( ) L C7 R ( )	( ) L L5 R ( )
( ) L C8 R ( )	( ) L S1 R ( )
( ) L T1 R ( )	( ) L S2 R ( )

General:
( ) Cooperative
( ) No Acute Distress
( ) nl Hygiene

Skin:
( ) nl appearance
( ) nl texture
( ) nl temperature
( ) No Bruising
( ) No Laceration
( ) No Rashes
( ) No Masses

Head:
( ) Normocephallic
( ) Atraumatic
( ) No bumps

Eyes:
( ) Pupils equally round
( ) Size ____
( ) Reactive to light
( ) nl accommodation
( ) No scleral icterus
( ) nl conjunctiva
( ) Fundoscopic: nl vessel w/o hemorrhage

ENT:
( ) nl hearing bl
( ) nl tympanic membranes
( ) nl external auditory canals
( ) nl nasal mucosa
( ) nl oral pharynx
( ) No erythema/exudate
( ) nl tongue/gums/ dentition

Neck:
( ) No cervical lymphadenopathy
( ) No supraclavicular lymphadenopathy
( ) Midline trachea
( ) nl thyroid w/o masses

Cardio:
( ) No carotid bruit
( ) No JVD
( ) nl distal pulses
( ) Cap refill <2 sec
( ) RRR
( ) S1 S2
( ) No m/r/g
( ) No pedal edema
( ) No varicose veins

Chest:
( ) Bilateral rise & fall
( ) Breast Symmetrical
( ) No breast tenderness
( ) No breast mass
( ) nl tactile fremitus
( ) Clear to percuss
( ) Clear to auscult
( ) No wheezing/rales/ rhonchi

Abdomen:
( ) Symmetrical
( ) No scars/ striations
( ) No pulsatile masses
( ) No aortic/renal bruit
( ) nl bowel sounds
( ) nl percussion
( ) Soft/Non-tender
( ) Nondistended
( ) No hepatomegaly
( ) No splenomegaly

Rectal:
( ) nl sphincter tone
( ) No rectal masses
( ) Brown stool
( ) Guaiac neg

Pelvic:
( ) nl external genitalia
Speculum exam:
( ) nl vagina
( ) nl cervix
Bimanual exam:
( ) No lymphadenopathy
( ) No masses
( ) No cervical tenderness
( ) No palpable uterus
( ) No palpable ovaries

Extremities:
( ) No cyanosis
( ) No clubbing
( ) No edema
( ) nl brachial pulses
( ) nl radial pulses
( ) nl femoral pulses
( ) nl popliteal pulses
( ) nl a. tibial pulses
( ) nl dorsalis pedis pulses
( ) No axillary lymphad.
( ) No inguinal lymphad.

Cranial Nerves:
( ) CN II: intact vision/visual acuity 20/20/rxn to light
( ) CN III,IV, VI: EOMI/ no nystagmus
( ) CN V: nl face sensation/temporalis m. intact/masseter m. intact
( ) CN VII: puff out cheeks/smile/wrinkle forehead/eyes shut
( ) CN VIII: hearing equal bilaterally
( ) CN IX, X: palate rise equal/midline uvula
( ) CN XI: nl shoulder shrug/SCM muscle intact
( ) CN XII: tongue midline/nl tongue ROM

MSE:
( ) Awake
( ) Alert
( ) Oriented __/3
( ) nl repetition
( ) nl memory
( ) Follows command
( ) No aphasia
( ) No dysarthria

Motor:
( ) nl muscle tone
( ) nl muscle bulk
( ) nl ROM UE
( ) nl ROM LE
( ) No pronator drift
L ___/5 UE R ___/5
L ___/5 LE R ___/5

Reflexes:
L____Brachioradial.____R
L____Biceps____R
L____Triceps____R
L____Patellar____R
L____Achilles____R
L____Plantar____R

Cerebellar:
( ) nl finger to nose
( ) nl heel to shin
( ) Rapid alternating hands
( ) Rapid alternating feet
( ) nl gait
( ) Tandem gait
( ) Neg Romberg

+ PE Notes

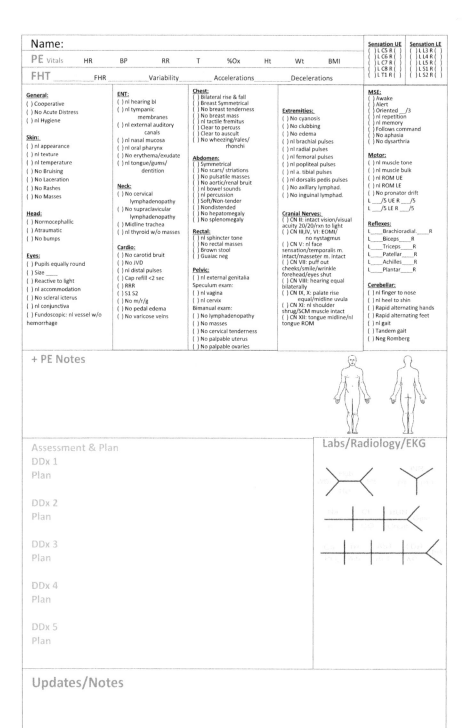

Assessment & Plan
DDx 1
Plan

DDx 2
Plan

DDx 3
Plan

DDx 4
Plan

DDx 5
Plan

Labs/Radiology/EKG

Updates/Notes

Name: DOB:

MRN: Ethnicity:

Contact: Date:

CC: _____ Ob or Gyn

HPI:_____ yo G ___ P _____ at _____ weeks gestation by (LMP c/w ____ US OR ____ US) presents with:

VB:

LOF:

CX:

FM:

PC:

*vaginal bleeding (VB), leakage of fluid (LOF), contractions (CX), fetal movement (FM), preg complications (PC)

ObHx

B	Yr	V/CS	GA	M/F	Wt	PC
1						
2						
3						
4						
5						

GynHx

LMP
Menarche
Period Duration
Regularity
Tampon
Vaginal Dc
Contraception
Spotting
Last Pap
Abn Pap
STDs
Fibroids
Ectopics

PMHx
child/adult/hospital/immune

SurgHx

Allergies drugs/food/reaction

FMHx

Meds

SHx
Smoking
Alcohol
Drugs
Sexual
Occupation
Exercise
Diet
Stress

ROS (Check Any)

Const:
( ) Sick contacts
( ) Fever
( ) Chills
( ) Δ Weight
( ) Malaise
( ) Weakness
( ) Dizziness
( ) Δ appetite

HEENT:
( ) Blurry vision
( ) Photophobia
( ) Δ vision
( ) Δ hearing
( ) Tinnitus
( ) Sore throat
( ) Congestion

Resp:
( ) SOB
( ) Cough
( ) Sputum
( ) Pleuritic CP
( ) Hemoptysis

Card:
( ) Orthopnea
( ) PND
( ) DOE
( ) LE edema
( ) CP/left arm/shoulder/ neck/ jaw/ back
( ) Syncope
( ) Palpitations
( ) Claudication

GI:
( ) Nausea
( ) Vomiting
( ) Diarrhea
( ) Regurgitation
( ) Heartburn
( ) Odynophagia
( ) Dysphagia
( ) Abd pain
( ) Constipation
( ) Bloat
( ) Hematemesis
( ) Melena
( ) Hematochezia
( ) Mucus

GU:
( ) Urgency
( ) Frequency
( ) Incontinence
( ) Dysuria
( ) Hematuria
( ) Hesitancy
( ) Postvoid dribbling
( ) Impotence
( ) Testicular masses
( ) Vaginal dc
( ) Dyspareunia
( ) Bleeding

Endo:
( ) Thirst
( ) Polyuria
( ) Heat intolerance
( ) Cold intolerance
( ) Tremor
( ) Menstrual irreg.
( ) Δ hair/skin/nails
( ) Δ libido
( ) Δ body hair

Skin:
( ) Rashes
( ) Itch
( ) Laceration

Breast:
( ) Masses
( ) Pain
( ) Discharge
( ) Lactation

Msk:
( ) Arthralgia
( ) Deformity
( ) Swelling
( ) Myalgia
( ) Weakness

Hematologic:
( ) Bruising
( ) Hx of bleeding
( ) LAD

Neurologic:
( ) Headache
( ) Focal weakness
( ) Seizure
( ) Tremor
( ) Falls
( ) Memory loss
( ) Paresthesia
( ) Sensory loss
( ) Vertigo

Psychiatric:
( ) Sleep
( ) Interest
( ) Guilt
( ) Energy
( ) Concentration
( ) Appetite
( ) Psychomotor
( ) Suicide

+ROS Notes

Name:

PE Vitals   HR   BP   RR   T   %Ox   Ht   Wt   BMI

FHT _____ FHR _____ Variability _____ Accelerations _____ Decelerations

Sensation UE	Sensation LE
( ) L C5 R ( )	( ) L L3 R ( )
( ) L C6 R ( )	( ) L L4 R ( )
( ) L C7 R ( )	( ) L L5 R ( )
( ) L C8 R ( )	( ) L S1 R ( )
( ) L T1 R ( )	( ) L S2 R ( )

General:
( ) Cooperative
( ) No Acute Distress
( ) nl Hygiene

Skin:
( ) nl appearance
( ) nl texture
( ) nl temperature
( ) No Bruising
( ) No Laceration
( ) No Rashes
( ) No Masses

Head:
( ) Normocephalic
( ) Atraumatic
( ) No bumps

Eyes:
( ) Pupils equally round
( ) Size ____
( ) Reactive to light
( ) nl accommodation
( ) No scleral icterus
( ) nl conjunctiva
( ) Fundoscopic: nl vessel w/o hemorrhage

ENT:
( ) nl hearing bl
( ) nl tympanic membranes
( ) nl external auditory canals
( ) nl nasal mucosa
( ) nl oral pharynx
( ) No erythema/exudate
( ) nl tongue/gums/ dentition

Neck:
( ) No cervical lymphadenopathy
( ) No supraclavicular lymphadenopathy
( ) Midline trachea
( ) nl thyroid w/o masses

Cardio:
( ) No carotid bruit
( ) No JVD
( ) nl distal pulses
( ) Cap refill <2 sec
( ) RRR
( ) S1 S2
( ) No m/r/g
( ) No pedal edema
( ) No varicose veins

Chest:
( ) Bilateral rise & fall
( ) Breast Symmetrical
( ) No breast tenderness
( ) No breast mass
( ) nl tactile fremitus
( ) Clear to percuss
( ) Clear to auscult
( ) No wheezing/rales/ rhonchi

Abdomen:
( ) Symmetrical
( ) No scars/ striations
( ) No pulsatile masses
( ) No aortic/renal bruit
( ) nl bowel sounds
( ) nl percussion
( ) Soft/Non-tender
( ) Nondistended
( ) No hepatomegaly
( ) No splenomegaly

Rectal:
( ) nl sphincter tone
( ) No rectal masses
( ) Brown stool
( ) Guaiac neg

Pelvic:
( ) nl external genitalia
Speculum exam:
( ) nl vagina
( ) nl cervix
Bimanual exam:
( ) No lymphadenopathy
( ) No masses
( ) No cervical tenderness
( ) No palpable uterus
( ) No palpable ovaries

Extremities:
( ) No cyanosis
( ) No clubbing
( ) No edema
( ) nl brachial pulses
( ) nl radial pulses
( ) nl femoral pulses
( ) nl popliteal pulses
( ) nl a. tibial pulses
( ) nl dorsalis pedis pulses
( ) No axillary lymphad.
( ) No inguinal lymphad.

Cranial Nerves:
( ) CN II: intact vision/visual acuity 20/20/rxn to light
( ) CN III,IV, VI: EOMI/ no nystagmus
( ) CN V: nl face sensation/temporalis m. intact/masseter m. intact
( ) CN VII: puff out cheeks/smile/wrinkle forehead/eyes shut
( ) CN VIII: hearing equal bilaterally
( ) CN IX, X: palate rise equal/midline uvula
( ) CN XI: nl shoulder shrug/SCM muscle intact
( ) CN XII: tongue midline/nl tongue ROM

MSE:
( ) Awake
( ) Alert
( ) Oriented __/3
( ) nl repetition
( ) nl memory
( ) Follows command
( ) No aphasia
( ) No dysarthria

Motor:
( ) nl muscle tone
( ) nl muscle bulk
( ) nl ROM UE
( ) nl ROM LE
( ) No pronator drift
L ___/5 UE R ___/5
L ___/5 LE R ___/5

Reflexes:
L____Brachioradial.____R
L____Biceps____R
L____Triceps____R
L____Patellar____R
L____Achilles____R
L____Plantar____R

Cerebellar:
( ) nl finger to nose
( ) nl heel to shin
( ) Rapid alternating hands
( ) Rapid alternating feet
( ) nl gait
( ) Tandem gait
( ) Neg Romberg

+ PE Notes

Assessment & Plan
DDx 1
Plan

DDx 2
Plan

DDx 3
Plan

DDx 4
Plan

DDx 5
Plan

Labs/Radiology/EKG

Updates/Notes

Name: **DOB:**
MRN: **Ethnicity:**
Contact: **Date:**

CC: _____ Ob or Gyn
HPI:_____ yo G ___ P _____ at _____ weeks gestation by (LMP c/w ____ US OR ____ US) presents with:

VB:
LOF:
CX:
FM:

PC:

*vaginal bleeding (VB), leakage of fluid (LOF), contractions (CX), fetal movement (FM), preg complications (PC)

ObHx

B	Yr	V/CS	GA	M/F	Wt	PC
1						
2						
3						
4						
5						

GynHx
LMP
Menarche
Period Duration
Regularity
Tampon
Vaginal Dc
Contraception
Spotting
Last Pap
Abn Pap
STDs
Fibroids
Ectopics

PMHx
child/adult/hospital/immune

SurgHx

Allergies drugs/food/reaction

FMHx

Meds

SHx
Smoking
Alcohol
Drugs
Sexual
Occupation
Exercise
Diet
Stress

ROS (Check Any)

Const:
( ) Sick contacts
( ) Fever
( ) Chills
( ) Δ Weight
( ) Malaise
( ) Weakness
( ) Dizziness
( ) Δ appetite

HEENT:
( ) Blurry vision
( ) Photophobia
( ) Δ vision
( ) Δ hearing
( ) Tinnitus
( ) Sore throat
( ) Congestion

Resp:
( ) SOB
( ) Cough
( ) Sputum
( ) Pleuritic CP
( ) Hemoptysis

Card:
( ) Orthopnea
( ) PND
( ) DOE
( ) LE edema
( ) CP/left arm/shoulder/ neck/ jaw/ back
( ) Syncope
( ) Palpitations
( ) Claudication

GI:
( ) Nausea
( ) Vomiting
( ) Diarrhea
( ) Regurgitation
( ) Heartburn
( ) Odynophagia
( ) Dysphagia
( ) Abd pain
( ) Constipation
( ) Bloat
( ) Hematemesis
( ) Melena
( ) Hematochezia
( ) Mucus

GU:
( ) Urgency
( ) Frequency
( ) Incontinence
( ) Dysuria
( ) Hematuria
( ) Hesitancy
( ) Postvoid dribbling
( ) Impotence
( ) Testicular masses
( ) Vaginal dc
( ) Dyspareunia
( ) Bleeding

Endo:
( ) Thirst
( ) Polyuria
( ) Heat intolerance
( ) Cold intolerance
( ) Tremor
( ) Menstrual irreg.
( ) Δ hair/skin/nails
( ) Δ libido
( ) Δ body hair

Skin:
( ) Rashes
( ) Itch
( ) Laceration

Breast:
( ) Masses
( ) Pain
( ) Discharge
( ) Lactation

Msk:
( ) Arthralgia
( ) Deformity
( ) Swelling
( ) Myalgia
( ) Weakness

Hematologic:
( ) Bruising
( ) Hx of bleeding
( ) LAD

Neurologic:
( ) Headache
( ) Focal weakness
( ) Seizure
( ) Tremor
( ) Falls
( ) Memory loss
( ) Paresthesia
( ) Sensory loss
( ) Vertigo

Psychiatric:
( ) Sleep
( ) Interest
( ) Guilt
( ) Energy
( ) Concentration
( ) Appetite
( ) Psychomotor
( ) Suicide

+ROS Notes

Name:

Sensation UE	Sensation LE
( ) L C5 R ( )	( ) L L3 R ( )
( ) L C6 R ( )	( ) L L4 R ( )
( ) L C7 R ( )	( ) L L5 R ( )
( ) L C8 R ( )	( ) L S1 R ( )
( ) L T1 R ( )	( ) L S2 R ( )

PE Vitals   HR   BP   RR   T   %Ox   Ht   Wt   BMI

FHT _____ FHR _____ Variability _____ Accelerations _____ Decelerations

General:
( ) Cooperative
( ) No Acute Distress
( ) nl Hygiene

Skin:
( ) nl appearance
( ) nl texture
( ) nl temperature
( ) No Bruising
( ) No Laceration
( ) No Rashes
( ) No Masses

Head:
( ) Normocephallic
( ) Atraumatic
( ) No bumps

Eyes:
( ) Pupils equally round
( ) Size ____
( ) Reactive to light
( ) nl accommodation
( ) No scleral icterus
( ) nl conjunctiva
( ) Fundoscopic: nl vessel w/o hemorrhage

ENT:
( ) nl hearing bl
( ) nl tympanic membranes
( ) nl external auditory canals
( ) nl nasal mucosa
( ) nl oral pharynx
( ) No erythema/exudate
( ) nl tongue/gums/dentition

Neck:
( ) No cervical lymphadenopathy
( ) No supraclavicular lymphadenopathy
( ) Midline trachea
( ) nl thyroid w/o masses

Cardio:
( ) No carotid bruit
( ) No JVD
( ) nl distal pulses
( ) Cap refill <2 sec
( ) RRR
( ) S1 S2
( ) No m/r/g
( ) No pedal edema
( ) No varicose veins

Chest:
( ) Bilateral rise & fall
( ) Breast Symmetrical
( ) No breast tenderness
( ) No breast mass
( ) nl tactile fremitus
( ) Clear to percuss
( ) Clear to auscult
( ) No wheezing/rales/rhonchi

Abdomen:
( ) Symmetrical
( ) No scars/ striations
( ) No pulsatile masses
( ) No aortic/renal bruit
( ) nl bowel sounds
( ) nl percussion
( ) Soft/Non-tender
( ) Nondistended
( ) No hepatomegaly
( ) No splenomegaly

Rectal:
( ) nl sphincter tone
( ) No rectal masses
( ) Brown stool
( ) Guaiac neg

Pelvic:
( ) nl external genitalia
Speculum exam:
( ) nl vagina
( ) nl cervix
Bimanual exam:
( ) No lymphadenopathy
( ) No masses
( ) No cervical tenderness
( ) No palpable uterus
( ) No palpable ovaries

Extremities:
( ) No cyanosis
( ) No clubbing
( ) No edema
( ) nl brachial pulses
( ) nl radial pulses
( ) nl femoral pulses
( ) nl popliteal pulses
( ) nl a. tibial pulses
( ) nl dorsalis pedis pulses
( ) No axillary lymphad.
( ) No inguinal lymphad.

Cranial Nerves:
( ) CN II: intact vision/visual acuity 20/20/rxn to light
( ) CN III,IV, VI: EOMI/ no nystagmus
( ) CN V: nl face sensation/temporalis m. intact/masseter m. intact
( ) CN VII: puff out cheeks/smile/wrinkle forehead/eyes shut
( ) CN VIII: hearing equal bilaterally
( ) CN IX, X: palate rise equal/midline uvula
( ) CN XI: nl shoulder shrug/SCM muscle intact
( ) CN XII: tongue midline/nl tongue ROM

MSE:
( ) Awake
( ) Alert
( ) Oriented __/3
( ) nl repetition
( ) nl memory
( ) Follows command
( ) No aphasia
( ) No dysarthria

Motor:
( ) nl muscle tone
( ) nl muscle bulk
( ) nl ROM UE
( ) nl ROM LE
( ) No pronator drift
L ___/5 UE R ___/5
L ___/5 LE R ___/5

Reflexes:
L___ Brachioradial.____ R
L___ Biceps ____R
L___ Triceps ____R
L___ Patellar ____R
L___ Achilles ____R
L___ Plantar ____R

Cerebellar:
( ) nl finger to nose
( ) nl heel to shin
( ) Rapid alternating hands
( ) Rapid alternating feet
( ) nl gait
( ) Tandem gait
( ) Neg Romberg

+ PE Notes

Assessment & Plan
DDx 1
Plan

DDx 2
Plan

DDx 3
Plan

DDx 4
Plan

DDx 5
Plan

Labs/Radiology/EKG

Updates/Notes

Name:
MRN:
Contact:

DOB:
Ethnicity:
Date:

CC: _____ Ob or Gyn

HPI: _____ yo G ___ P _____ at _____ weeks gestation by (LMP c/w ____ US OR ____ US) presents with:

VB:

LOF:

CX:

FM:

PC:

*vaginal bleeding (VB), leakage of fluid (LOF), contractions (CX), fetal movement (FM), preg complications (PC)

ObHx

B	Yr	V/CS	GA	M/F	Wt	PC
1						
2						
3						
4						
5						

GynHx
LMP
Menarche
Period Duration
Regularity
Tampon
Vaginal Dc
Contraception
Spotting
Last Pap
Abn Pap
STDs
Fibroids
Ectopics

PMHx
child/adult/hospital/immune

SurgHx

Allergies drugs/food/reaction

FMHx

Meds

SHx
Smoking
Alcohol
Drugs
Sexual
Occupation
Exercise
Diet
Stress

ROS (Check Any)

Const:
( ) Sick contacts
( ) Fever
( ) Chills
( ) Δ Weight
( ) Malaise
( ) Weakness
( ) Dizziness
( ) Δ appetite

HEENT:
( ) Blurry vision
( ) Photophobia
( ) Δ vision
( ) Δ hearing
( ) Tinnitus
( ) Sore throat
( ) Congestion

Resp:
( ) SOB
( ) Cough
( ) Sputum
( ) Pleuritic CP
( ) Hemoptysis

Card:
( ) Orthopnea
( ) PND
( ) DOE
( ) LE edema
( ) CP/left arm/shoulder/ neck/ jaw/ back
( ) Syncope
( ) Palpitations
( ) Claudication

GI:
( ) Nausea
( ) Vomiting
( ) Diarrhea
( ) Regurgitation
( ) Heartburn
( ) Odynophagia
( ) Dysphagia
( ) Abd pain
( ) Constipation
( ) Bloat
( ) Hematemesis
( ) Melena
( ) Hematochezia
( ) Mucus

GU:
( ) Urgency
( ) Frequency
( ) Incontinence
( ) Dysuria
( ) Hematuria
( ) Hesitancy
( ) Postvoid dribbling
( ) Impotence
( ) Testicular masses
( ) Vaginal dc
( ) Dyspareunia
( ) Bleeding

Endo:
( ) Thirst
( ) Polyuria
( ) Heat intolerance
( ) Cold intolerance
( ) Tremor
( ) Menstrual irreg.
( ) Δ hair/skin/nails
( ) Δ libido
( ) Δ body hair

Skin:
( ) Rashes
( ) Itch
( ) Laceration

Breast:
( ) Masses
( ) Pain
( ) Discharge
( ) Lactation

Msk:
( ) Arthralgia
( ) Deformity
( ) Swelling
( ) Myalgia
( ) Weakness

Hematologic:
( ) Bruising
( ) Hx of bleeding
( ) LAD

Neurologic:
( ) Headache
( ) Focal weakness
( ) Seizure
( ) Tremor
( ) Falls
( ) Memory loss
( ) Paresthesia
( ) Sensory loss
( ) Vertigo

Psychiatric:
( ) Sleep
( ) Interest
( ) Guilt
( ) Energy
( ) Concentration
( ) Appetite
( ) Psychomotor
( ) Suicide

+ROS Notes

Name:

PE Vitals   HR   BP   RR   T   %Ox   Ht   Wt   BMI

FHT _____ FHR _____ Variability _____ Accelerations _____ Decelerations _____

Sensation UE	Sensation LE
( ) L C5 R ( )	( ) L L3 R ( )
( ) L C6 R ( )	( ) L L4 R ( )
( ) L C7 R ( )	( ) L L5 R ( )
( ) L C8 R ( )	( ) L S1 R ( )
( ) L T1 R ( )	( ) L S2 R ( )

General:
( ) Cooperative
( ) No Acute Distress
( ) nl Hygiene

Skin:
( ) nl appearance
( ) nl texture
( ) nl temperature
( ) No Bruising
( ) No Laceration
( ) No Rashes
( ) No Masses

Head:
( ) Normocephallic
( ) Atraumatic
( ) No bumps

Eyes:
( ) Pupils equally round
( ) Size _____
( ) Reactive to light
( ) nl accommodation
( ) No scleral icterus
( ) nl conjunctiva
( ) Fundoscopic: nl vessel w/o hemorrhage

ENT:
( ) nl hearing bl
( ) nl tympanic membranes
( ) nl external auditory canals
( ) nl nasal mucosa
( ) nl oral pharynx
( ) No erythema/exudate
( ) nl tongue/gums/dentition

Neck:
( ) No cervical lymphadenopathy
( ) No supraclavicular lymphadenopathy
( ) Midline trachea
( ) nl thyroid w/o masses

Cardio:
( ) No carotid bruit
( ) No JVD
( ) nl distal pulses
( ) Cap refill <2 sec
( ) RRR
( ) S1 S2
( ) No m/r/g
( ) No pedal edema
( ) No varicose veins

Chest:
( ) Bilateral rise & fall
( ) Breast Symmetrical
( ) No breast tenderness
( ) No breast mass
( ) nl tactile fremitus
( ) Clear to percuss
( ) Clear to auscult
( ) No wheezing/rales/rhonchi

Abdomen:
( ) Symmetrical
( ) No scars/ striations
( ) No pulsatile masses
( ) No aortic/renal bruit
( ) nl bowel sounds
( ) nl percussion
( ) Soft/Non-tender
( ) Nondistended
( ) No hepatomegaly
( ) No splenomegaly

Rectal:
( ) nl sphincter tone
( ) No rectal masses
( ) Brown stool
( ) Guaiac neg

Pelvic:
( ) nl external genitalia
Speculum exam:
( ) nl vagina
( ) nl cervix
Bimanual exam:
( ) No lymphadenopathy
( ) No masses
( ) No cervical tenderness
( ) No palpable uterus
( ) No palpable ovaries

Extremities:
( ) No cyanosis
( ) No clubbing
( ) No edema
( ) nl brachial pulses
( ) nl radial pulses
( ) nl femoral pulses
( ) nl popliteal pulses
( ) nl a. tibial pulses
( ) nl dorsalis pedis pulses
( ) No axillary lymphad.
( ) No inguinal lymphad.

Cranial Nerves:
( ) CN II: intact vision/visual acuity 20/20/rxn to light
( ) CN III,IV, VI: EOMI/ no nystagmus
( ) CN V: nl face sensation/temporalis m. intact/masseter m. intact
( ) CN VII: puff out cheeks/smile/wrinkle forehead/eyes shut
( ) CN VIII: hearing equal bilaterally
( ) CN IX, X: palate rise equal/midline uvula
( ) CN XI: nl shoulder shrug/SCM muscle intact
( ) CN XII: tongue midline/nl tongue ROM

MSE:
( ) Awake
( ) Alert
( ) Oriented __/3
( ) nl repetition
( ) nl memory
( ) Follows command
( ) No aphasia
( ) No dysarthria

Motor:
( ) nl muscle tone
( ) nl muscle bulk
( ) nl ROM UE
( ) nl ROM LE
( ) No pronator drift
L ___/5 UE R ___/5
L ___/5 LE R ___/5

Reflexes:
L___ Brachioradial. ___R
L___ Biceps ___R
L___ Triceps ___R
L___ Patellar ___R
L___ Achilles ___R
L___ Plantar ___R

Cerebellar:
( ) nl finger to nose
( ) nl heel to shin
( ) Rapid alternating hands
( ) Rapid alternating feet
( ) nl gait
( ) Tandem gait
( ) Neg Romberg

+ PE Notes

Assessment & Plan
DDx 1
Plan

DDx 2
Plan

DDx 3
Plan

DDx 4
Plan

DDx 5
Plan

Labs/Radiology/EKG

Updates/Notes

Name: **DOB:**
MRN: **Ethnicity:**
Contact: **Date:**

CC: _____ **Ob or Gyn**

HPI:_____ yo G ___ P _____ at _____ weeks gestation by (LMP c/w ____ US OR ____ US) presents with:

VB:
LOF:
CX:
FM:

PC:

*vaginal bleeding (VB), leakage of fluid (LOF), contractions (CX), fetal movement (FM), preg complications (PC)

ObHx							GynHx	PMHx
B	Yr	V/CS	GA	M/F	Wt	PC	LMP	child/adult/hospital/immune
1							Menarche	
							Period Duration	
2							Regularity	
							Tampon	
3							Vaginal Dc	
							Contraception	**SurgHx**
4							Spotting	
							Last Pap	
5							Abn Pap	
							STDs	
							Fibroids	
							Ectopics	

Allergies drugs/food/reaction	**Meds**	**SHx**
		Smoking
		Alcohol
		Drugs
		Sexual
FMHx		Occupation
		Exercise
		Diet
		Stress

ROS(Check Any)

Const:
( ) Sick contacts
( ) Fever
( ) Chills
( ) Δ Weight
( ) Malaise
( ) Weakness
( ) Dizziness
( ) Δ appetite

HEENT:
( ) Blurry vision
( ) Photophobia
( ) Δ vision
( ) Δ hearing
( ) Tinnitus
( ) Sore throat
( ) Congestion

Resp:
( ) SOB
( ) Cough
( ) Sputum
( ) Pleuritic CP
( ) Hemoptysis

Card:
( ) Orthopnea
( ) PND
( ) DOE
( ) LE edema
( ) CP/left arm/shoulder/
    neck/ jaw/ back
( ) Syncope
( ) Palpitations
( ) Claudication

GI:
( ) Nausea
( ) Vomiting
( ) Diarrhea
( ) Regurgitation
( ) Heartburn
( ) Odynophagia
( ) Dysphagia
( ) Abd pain
( ) Constipation
( ) Bloat
( ) Hematemesis
( ) Melena
( ) Hematochezia
( ) Mucus

GU:
( ) Urgency
( ) Frequency
( ) Incontinence
( ) Dysuria
( ) Hematuria
( ) Hesitancy
( ) Postvoid dribbling
( ) Impotence
( ) Testicular masses
( ) Vaginal dc
( ) Dyspareunia
( ) Bleeding

Endo:
( ) Thirst
( ) Polyuria
( ) Heat intolerance
( ) Cold intolerance
( ) Tremor
( ) Menstrual irreg.
( ) Δ hair/skin/nails
( ) Δ libido
( ) Δ body hair

Skin:
( ) Rashes
( ) Itch
( ) Laceration

Breast:
( ) Masses
( ) Pain
( ) Discharge
( ) Lactation

Msk:
( ) Arthralgia
( ) Deformity
( ) Swelling
( ) Myalgia
( ) Weakness

Hematologic:
( ) Bruising
( ) Hx of bleeding
( ) LAD

Neurologic:
( ) Headache
( ) Focal weakness
( ) Seizure
( ) Tremor
( ) Falls
( ) Memory loss
( ) Paresthesia
( ) Sensory loss
( ) Vertigo

Psychiatric:
( ) Sleep
( ) Interest
( ) Guilt
( ) Energy
( ) Concentration
( ) Appetite
( ) Psychomotor
( ) Suicide

+ROS Notes

Name:

PE Vitals   HR   BP   RR   T   %Ox   Ht   Wt   BMI

FHT _____ FHR _____ Variability _____ Accelerations _____ Decelerations _____

Sensation UE	Sensation LE
( ) L C5 R ( )	( ) L L3 R ( )
( ) L C6 R ( )	( ) L L4 R ( )
( ) L C7 R ( )	( ) L L5 R ( )
( ) L C8 R ( )	( ) L S1 R ( )
( ) L T1 R ( )	( ) L S2 R ( )

General:
( ) Cooperative
( ) No Acute Distress
( ) nl Hygiene

Skin:
( ) nl appearance
( ) nl texture
( ) nl temperature
( ) No Bruising
( ) No Laceration
( ) No Rashes
( ) No Masses

Head:
( ) Normocephallic
( ) Atraumatic
( ) No bumps

Eyes:
( ) Pupils equally round
( ) Size ____
( ) Reactive to light
( ) nl accommodation
( ) No scleral icterus
( ) nl conjunctiva
( ) Fundoscopic: nl vessel w/o hemorrhage

ENT:
( ) nl hearing bl
( ) nl tympanic membranes
( ) nl external auditory canals
( ) nl nasal mucosa
( ) nl oral pharynx
( ) No erythema/exudate
( ) nl tongue/gums/ dentition

Neck:
( ) No cervical lymphadenopathy
( ) No supraclavicular lymphadenopathy
( ) Midline trachea
( ) nl thyroid w/o masses

Cardio:
( ) No carotid bruit
( ) No JVD
( ) nl distal pulses
( ) Cap refill <2 sec
( ) RRR
( ) S1 S2
( ) No m/r/g
( ) No pedal edema
( ) No varicose veins

Chest:
( ) Bilateral rise & fall
( ) Breast Symmetrical
( ) No breast tenderness
( ) No breast mass
( ) nl tactile fremitus
( ) Clear to percuss
( ) Clear to auscult
( ) No wheezing/rales/ rhonchi

Abdomen:
( ) Symmetrical
( ) No scars/ striations
( ) No pulsatile masses
( ) No aortic/renal bruit
( ) nl bowel sounds
( ) nl percussion
( ) Soft/Non-tender
( ) Nondistended
( ) No hepatomegaly
( ) No splenomegaly

Rectal:
( ) nl sphincter tone
( ) No rectal masses
( ) Brown stool
( ) Guaiac neg

Pelvic:
( ) nl external genitalia
Speculum exam:
( ) nl vagina
( ) nl cervix
Bimanual exam:
( ) No lymphadenopathy
( ) No masses
( ) No cervical tenderness
( ) No palpable uterus
( ) No palpable ovaries

Extremities:
( ) No cyanosis
( ) No clubbing
( ) No edema
( ) nl brachial pulses
( ) nl radial pulses
( ) nl femoral pulses
( ) nl popliteal pulses
( ) nl a. tibial pulses
( ) nl dorsalis pedis pulses
( ) No axillary lymphad.
( ) No inguinal lymphad.

Cranial Nerves:
( ) CN II: intact vision/visual acuity 20/20/rxn to light
( ) CN III,IV, VI: EOMI/ no nystagmus
( ) CN V: nl face sensation/temporalis m. intact/masseter m. intact
( ) CN VII: puff out cheeks/smile/wrinkle forehead/eyes shut
( ) CN VIII: hearing equal bilaterally
( ) CN IX, X: palate rise equal/midline uvula
( ) CN XI: nl shoulder shrug/SCM muscle intact
( ) CN XII: tongue midline/nl tongue ROM

MSE:
( ) Awake
( ) Alert
( ) Oriented __/3
( ) nl repetition
( ) nl memory
( ) Follows command
( ) No aphasia
( ) No dysarthria

Motor:
( ) nl muscle tone
( ) nl muscle bulk
( ) nl ROM UE
( ) nl ROM LE
( ) No pronator drift
L ___/5 UE R ___/5
L ___/5 LE R ___/5

Reflexes:
L ___ Brachioradial. ___ R
L ___ Biceps ___ R
L ___ Triceps ___ R
L ___ Patellar ___ R
L ___ Achilles ___ R
L ___ Plantar ___ R

Cerebellar:
( ) nl finger to nose
( ) nl heel to shin
( ) Rapid alternating hands
( ) Rapid alternating feet
( ) nl gait
( ) Tandem gait
( ) Neg Romberg

+ PE Notes

Assessment & Plan
DDx 1
Plan

DDx 2
Plan

DDx 3
Plan

DDx 4
Plan

DDx 5
Plan

Labs/Radiology/EKG

Updates/Notes

Name:
MRN:
Contact:

DOB:
Ethnicity:
Date:

CC: _____ Ob or Gyn

HPI: _____ yo G ___ P _____ at _____ weeks gestation by (LMP c/w ____ US OR ____ US) presents with:

VB:
LOF:
CX:
FM:

PC:

*vaginal bleeding (VB), leakage of fluid (LOF), contractions (CX), fetal movement (FM), preg complications (PC)

ObHx

B	Yr	V/CS	GA	M/F	Wt	PC
1						
2						
3						
4						
5						

GynHx

LMP
Menarche
Period Duration
Regularity
Tampon
Vaginal Dc
Contraception
Spotting
Last Pap
Abn Pap
STDs
Fibroids
Ectopics

PMHx
child/adult/hospital/immune

SurgHx

Allergies drugs/food/reaction

FMHx

Meds

SHx
Smoking
Alcohol
Drugs
Sexual
Occupation
Exercise
Diet
Stress

ROS (Check Any)

Const:
( ) Sick contacts
( ) Fever
( ) Chills
( ) Δ Weight
( ) Malaise
( ) Weakness
( ) Dizziness
( ) Δ appetite

HEENT:
( ) Blurry vision
( ) Photophobia
( ) Δ vision
( ) Δ hearing
( ) Tinnitus
( ) Sore throat
( ) Congestion

Resp:
( ) SOB
( ) Cough
( ) Sputum
( ) Pleuritic CP
( ) Hemoptysis

Card:
( ) Orthopnea
( ) PND
( ) DOE
( ) LE edema
( ) CP/left arm/shoulder/ neck/ jaw/ back
( ) Syncope
( ) Palpitations
( ) Claudication

GI:
( ) Nausea
( ) Vomiting
( ) Diarrhea
( ) Regurgitation
( ) Heartburn
( ) Odynophagia
( ) Dysphagia
( ) Abd pain
( ) Constipation
( ) Bloat
( ) Hematemesis
( ) Melena
( ) Hematochezia
( ) Mucus

GU:
( ) Urgency
( ) Frequency
( ) Incontinence
( ) Dysuria
( ) Hematuria
( ) Hesitancy
( ) Postvoid dribbling
( ) Impotence
( ) Testicular masses
( ) Vaginal dc
( ) Dyspareunia
( ) Bleeding

Endo:
( ) Thirst
( ) Polyuria
( ) Heat intolerance
( ) Cold intolerance
( ) Tremor
( ) Menstrual irreg.
( ) Δ hair/skin/nails
( ) Δ libido
( ) Δ body hair

Skin:
( ) Rashes
( ) Itch
( ) Laceration

Breast:
( ) Masses
( ) Pain
( ) Discharge
( ) Lactation

Msk:
( ) Arthralgia
( ) Deformity
( ) Swelling
( ) Myalgia
( ) Weakness

Hematologic:
( ) Bruising
( ) Hx of bleeding
( ) LAD

Neurologic:
( ) Headache
( ) Focal weakness
( ) Seizure
( ) Tremor
( ) Falls
( ) Memory loss
( ) Paresthesia
( ) Sensory loss
( ) Vertigo

Psychiatric:
( ) Sleep
( ) Interest
( ) Guilt
( ) Energy
( ) Concentration
( ) Appetite
( ) Psychomotor
( ) Suicide

+ROS Notes

Name:

PE Vitals   HR   BP   RR   T   %Ox   Ht   Wt   BMI

FHT _____ FHR _____ Variability _____ Accelerations _____ Decelerations _____

Sensation UE	Sensation LE
( ) L C5 R ( )	( ) L L3 R ( )
( ) L C6 R ( )	( ) L L4 R ( )
( ) L C7 R ( )	( ) L L5 R ( )
( ) L C8 R ( )	( ) L S1 R ( )
( ) L T1 R ( )	( ) L S2 R ( )

General:
( ) Cooperative
( ) No Acute Distress
( ) nl Hygiene

Skin:
( ) nl appearance
( ) nl texture
( ) nl temperature
( ) No Bruising
( ) No Laceration
( ) No Rashes
( ) No Masses

Head:
( ) Normocephallic
( ) Atraumatic
( ) No bumps

Eyes:
( ) Pupils equally round
( ) Size ____
( ) Reactive to light
( ) nl accommodation
( ) No scleral icterus
( ) nl conjunctiva
( ) Fundoscopic: nl vessel w/o hemorrhage

ENT:
( ) nl hearing bl
( ) nl tympanic membranes
( ) nl external auditory canals
( ) nl nasal mucosa
( ) nl oral pharynx
( ) No erythema/exudate
( ) nl tongue/gums/ dentition

Neck:
( ) No cervical lymphadenopathy
( ) No supraclavicular lymphadenopathy
( ) Midline trachea
( ) nl thyroid w/o masses

Cardio:
( ) No carotid bruit
( ) No JVD
( ) nl distal pulses
( ) Cap refill <2 sec
( ) RRR
( ) S1 S2
( ) No m/r/g
( ) No pedal edema
( ) No varicose veins

Chest:
( ) Bilateral rise & fall
( ) Breast Symmetrical
( ) No breast tenderness
( ) No breast mass
( ) nl tactile fremitus
( ) Clear to percuss
( ) Clear to auscult
( ) No wheezing/rales/ rhonchi

Abdomen:
( ) Symmetrical
( ) No scars/ striations
( ) No pulsatile masses
( ) No aortic/renal bruit
( ) nl bowel sounds
( ) nl percussion
( ) Soft/Non-tender
( ) Nondistended
( ) No hepatomegaly
( ) No splenomegaly

Rectal:
( ) nl sphincter tone
( ) No rectal masses
( ) Brown stool
( ) Guaiac neg

Pelvic:
( ) nl external genitalia
Speculum exam:
( ) nl vagina
( ) nl cervix
Bimanual exam:
( ) No lymphadenopathy
( ) No masses
( ) No cervical tenderness
( ) No palpable uterus
( ) No palpable ovaries

Extremities:
( ) No cyanosis
( ) No clubbing
( ) No edema
( ) nl brachial pulses
( ) nl radial pulses
( ) nl femoral pulses
( ) nl popliteal pulses
( ) nl a. tibial pulses
( ) nl dorsalis pedis pulses
( ) No axillary lymphad.
( ) No inguinal lymphad.

Cranial Nerves:
( ) CN II: intact vision/visual acuity 20/20/rxn to light
( ) CN III,IV, VI: EOMI/ no nystagmus
( ) CN V: nl face sensation/temporalis m. intact/masseter m. intact
( ) CN VII: puff out cheeks/smile/wrinkle forehead/eyes shut
( ) CN VIII: hearing equal bilaterally
( ) CN IX, X: palate rise equal/midline uvula
( ) CN XI: nl shoulder shrug/SCM muscle intact
( ) CN XII: tongue midline/nl tongue ROM

MSE:
( ) Awake
( ) Alert
( ) Oriented ___/3
( ) nl repetition
( ) nl memory
( ) Follows command
( ) No aphasia
( ) No dysarthria

Motor:
( ) nl muscle tone
( ) nl muscle bulk
( ) nl ROM UE
( ) nl ROM LE
( ) No pronator drift
L ___/5 UE R ___/5
L ___/5 LE R ___/5

Reflexes:
L ____ Brachioradial. ____ R
L ____ Biceps ____ R
L ____ Triceps ____ R
L ____ Patellar ____ R
L ____ Achilles ____ R
L ____ Plantar ____ R

Cerebellar:
( ) nl finger to nose
( ) nl heel to shin
( ) Rapid alternating hands
( ) Rapid alternating feet
( ) nl gait
( ) Tandem gait
( ) Neg Romberg

+ PE Notes

Assessment & Plan
DDx 1
Plan

DDx 2
Plan

DDx 3
Plan

DDx 4
Plan

DDx 5
Plan

Labs/Radiology/EKG

Updates/Notes

Name: DOB:

MRN: Ethnicity:

Contact: Date:

CC: _____ Ob or Gyn

HPI: _____ yo G ___ P _____ at _____ weeks gestation by (LMP c/w ____ US OR ____ US) presents with:

VB:

LOF:

CX:

FM:

PC:

*vaginal bleeding (VB), leakage of fluid (LOF), contractions (CX), fetal movement (FM), preg complications (PC)

ObHx							GynHx	PMHx
B	Yr	V/CS	GA	M/F	Wt	PC	LMP	child/adult/hospital/immune
1							Menarche	
							Period Duration	
2							Regularity	
							Tampon	
3							Vaginal Dc	
							Contraception	
4							Spotting	**SurgHx**
							Last Pap	
5							Abn Pap	
							STDs	
							Fibroids	
							Ectopics	

Allergies drugs/food/reaction

Meds

SHx
Smoking
Alcohol
Drugs
Sexual
Occupation
Exercise
Diet
Stress

FMHx

ROS (Check Any)

Const:	**Card:**	**GU:**	**Skin:**	**Neurologic:**
( ) Sick contacts	( ) Orthopnea	( ) Urgency	( ) Rashes	( ) Headache
( ) Fever	( ) PND	( ) Frequency	( ) Itch	( ) Focal weakness
( ) Chills	( ) DOE	( ) Incontinence	( ) Laceration	( ) Seizure
( ) Δ Weight	( ) LE edema	( ) Dysuria		( ) Tremor
( ) Malaise	( ) CP/left arm/shoulder/	( ) Hematuria	**Breast:**	( ) Falls
( ) Weakness	neck/ jaw/ back	( ) Hesitancy	( ) Masses	( ) Memory loss
( ) Dizziness	( ) Syncope	( ) Postvoid dribbling	( ) Pain	( ) Paresthesia
( ) Δ appetite	( ) Palpitations	( ) Impotence	( ) Discharge	( ) Sensory loss
	( ) Claudication	( ) Testicular masses	( ) Lactation	( ) Vertigo
HEENT:		( ) Vaginal dc		
( ) Blurry vision	**GI:**	( ) Dyspareunia	**Msk:**	
( ) Photophobia	( ) Nausea	( ) Bleeding	( ) Arthralgia	**Psychiatric:**
( ) Δ vision	( ) Vomiting		( ) Deformity	( ) Sleep
( ) Δ hearing	( ) Diarrhea	**Endo:**	( ) Swelling	( ) Interest
( ) Tinnitus	( ) Regurgitation	( ) Thirst	( ) Myalgia	( ) Guilt
( ) Sore throat	( ) Heartburn	( ) Polyuria	( ) Weakness	( ) Energy
( ) Congestion	( ) Odynophagia	( ) Heat intolerance		( ) Concentration
	( ) Dysphagia	( ) Cold intolerance	**Hematologic:**	( ) Appetite
Resp:	( ) Abd pain	( ) Tremor	( ) Bruising	( ) Psychomotor
( ) SOB	( ) Constipation	( ) Menstrual irreg.	( ) Hx of bleeding	( ) Suicide
( ) Cough	( ) Bloat	( ) Δ hair/skin/nails	( ) LAD	
( ) Sputum	( ) Hematemesis	( ) Δ libido		
( ) Pleuritic CP	( ) Melena	( ) Δ body hair		
( ) Hemoptysis	( ) Hematochezia			
	( ) Mucus			

+ROS Notes

Name:

PE Vitals   HR   BP   RR   T   %Ox   Ht   Wt   BMI

FHT _____ FHR _____ Variability _____ Accelerations _____ Decelerations _____

Sensation UE	Sensation LE
( ) L C5 R ( )	( ) L L3 R ( )
( ) L C6 R ( )	( ) L L4 R ( )
( ) L C7 R ( )	( ) L L5 R ( )
( ) L C8 R ( )	( ) L S1 R ( )
( ) L T1 R ( )	( ) L S2 R ( )

General:
( ) Cooperative
( ) No Acute Distress
( ) nl Hygiene

Skin:
( ) nl appearance
( ) nl texture
( ) nl temperature
( ) No Bruising
( ) No Laceration
( ) No Rashes
( ) No Masses

Head:
( ) Normocephallic
( ) Atraumatic
( ) No bumps

Eyes:
( ) Pupils equally round
( ) Size ____
( ) Reactive to light
( ) nl accommodation
( ) No scleral icterus
( ) nl conjunctiva
( ) Fundoscopic: nl vessel w/o hemorrhage

ENT:
( ) nl hearing bl
( ) nl tympanic membranes
( ) nl external auditory canals
( ) nl nasal mucosa
( ) nl oral pharynx
( ) No erythema/exudate
( ) nl tongue/gums/ dentition

Neck:
( ) No cervical lymphadenopathy
( ) No supraclavicular lymphadenopathy
( ) Midline trachea
( ) nl thyroid w/o masses

Cardio:
( ) No carotid bruit
( ) No JVD
( ) nl distal pulses
( ) Cap refill <2 sec
( ) RRR
( ) S1 S2
( ) No m/r/g
( ) No pedal edema
( ) No varicose veins

Chest:
( ) Bilateral rise & fall
( ) Breast Symmetrical
( ) No breast tenderness
( ) No breast mass
( ) nl tactile fremitus
( ) Clear to percuss
( ) Clear to auscult
( ) No wheezing/rales/ rhonchi

Abdomen:
( ) Symmetrical
( ) No scars/ striations
( ) No pulsatile masses
( ) No aortic/renal bruit
( ) nl bowel sounds
( ) nl percussion
( ) Soft/Non-tender
( ) Nondistended
( ) No hepatomegaly
( ) No splenomegaly

Rectal:
( ) nl sphincter tone
( ) No rectal masses
( ) Brown stool
( ) Guaiac neg

Pelvic:
( ) nl external genitalia
Speculum exam:
( ) nl vagina
( ) nl cervix
Bimanual exam:
( ) No lymphadenopathy
( ) No masses
( ) No cervical tenderness
( ) No palpable uterus
( ) No palpable ovaries

Extremities:
( ) No cyanosis
( ) No clubbing
( ) No edema
( ) nl brachial pulses
( ) nl radial pulses
( ) nl femoral pulses
( ) nl popliteal pulses
( ) nl a. tibial pulses
( ) nl dorsalis pedis pulses
( ) No axillary lymphad.
( ) No inguinal lymphad.

Cranial Nerves:
( ) CN II: intact vision/visual acuity 20/20/rxn to light
( ) CN III,IV, VI: EOMI/ no nystagmus
( ) CN V: nl face sensation/temporalis m. intact/masseter m. intact
( ) CN VII: puff out cheeks/smile/wrinkle forehead/eyes shut
( ) CN VIII: hearing equal bilaterally
( ) CN IX, X: palate rise equal/midline uvula
( ) CN XI: nl shoulder shrug/SCM muscle intact
( ) CN XII: tongue midline/nl tongue ROM

MSE:
( ) Awake
( ) Alert
( ) Oriented __/3
( ) nl repetition
( ) nl memory
( ) Follows command
( ) No aphasia
( ) No dysarthria

Motor:
( ) nl muscle tone
( ) nl muscle bulk
( ) nl ROM UE
( ) nl ROM LE
( ) No pronator drift
L ___/5 UE R ___/5
L ___/5 LE R ___/5

Reflexes:
L____ Brachioradial.____ R
L____ Biceps____ R
L____ Triceps____ R
L____ Patellar____ R
L____ Achilles____ R
L____ Plantar____ R

Cerebellar:
( ) nl finger to nose
( ) nl heel to shin
( ) Rapid alternating hands
( ) Rapid alternating feet
( ) nl gait
( ) Tandem gait
( ) Neg Romberg

+ PE Notes

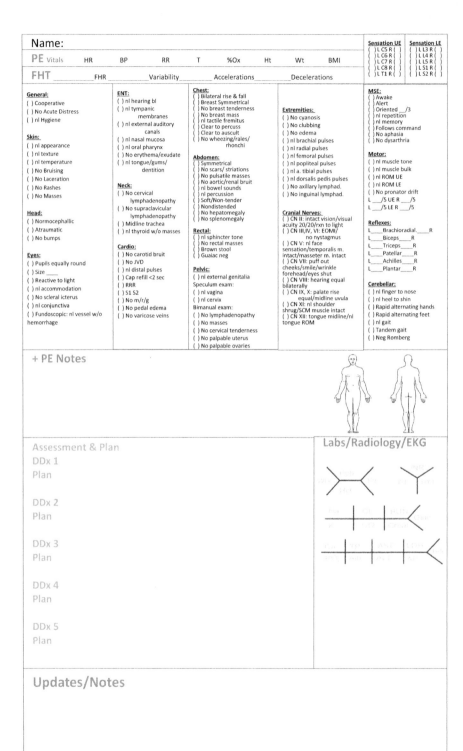

Assessment & Plan

DDx 1
Plan

DDx 2
Plan

DDx 3
Plan

DDx 4
Plan

DDx 5
Plan

Labs/Radiology/EKG

Updates/Notes

Name:
MRN:
Contact:

DOB:
Ethnicity:
Date:

CC: _____ Ob or Gyn

HPI: _____ yo G ___ P _____ at _____ weeks gestation by (LMP c/w ____ US OR ____ US) presents with:

VB:
LOF:
CX:
FM:

PC:

*vaginal bleeding (VB), leakage of fluid (LOF), contractions (CX), fetal movement (FM), preg complications (PC)

ObHx

B	Yr	V/CS	GA	M/F	Wt	PC
1						
2						
3						
4						
5						

GynHx

LMP
Menarche
Period Duration
Regularity
Tampon
Vaginal Dc
Contraception
Spotting
Last Pap
Abn Pap
STDs
Fibroids
Ectopics

PMHx
child/adult/hospital/immune

SurgHx

Allergies drugs/food/reaction

FMHx

Meds

SHx
Smoking
Alcohol
Drugs
Sexual
Occupation
Exercise
Diet
Stress

ROS (Check Any)

Const:
( ) Sick contacts
( ) **Fever**
( ) **Chills**
( ) **Δ Weight**
( ) Malaise
( ) Weakness
( ) Dizziness
( ) **Δ appetite**

HEENT:
( ) Blurry vision
( ) Photophobia
( ) **Δ vision**
( ) **Δ hearing**
( ) Tinnitus
( ) Sore throat
( ) Congestion

Resp:
( ) **SOB**
( ) **Cough**
( ) Sputum
( ) Pleuritic CP
( ) Hemoptysis

Card:
( ) Orthopnea
( ) PND
( ) DOE
( ) **LE edema**
( ) **CP**/left arm/shoulder/ neck/ jaw/ back
( ) Syncope
( ) **Palpitations**
( ) Claudication

GI:
( ) **Nausea**
( ) **Vomiting**
( ) **Diarrhea**
( ) Regurgitation
( ) **Heartburn**
( ) Odynophagia
( ) Dysphagia
( ) **Abd pain**
( ) **Constipation**
( ) Bloat
( ) Hematemesis
( ) Melena
( ) **Hematochezia**
( ) Mucus

GU:
( ) **Urgency**
( ) **Frequency**
( ) Incontinence
( ) **Dysuria**
( ) **Hematuria**
( ) Hesitancy
( ) Postvoid dribbling
( ) Impotence
( ) Testicular masses
( ) **Vaginal dc**
( ) Dyspareunia
( ) Bleeding

Endo:
( ) Thirst
( ) **Polyuria**
( ) **Heat intolerance**
( ) **Cold intolerance**
( ) Tremor
( ) Menstrual irreg.
( ) **Δ hair/skin/nails**
( ) **Δ libido**
( ) **Δ body hair**

Skin:
( ) **Rashes**
( ) **Itch**
( ) Laceration

Breast:
( ) **Masses**
( ) **Pain**
( ) Discharge
( ) Lactation

Msk:
( ) **Arthralgia**
( ) Deformity
( ) **Swelling**
( ) Myalgia
( ) **Weakness**

Hematologic:
( ) **Bruising**
( ) Hx of bleeding
( ) **LAD**

Neurologic:
( ) **Headache**
( ) Focal weakness
( ) **Seizure**
( ) Tremor
( ) Falls
( ) Memory loss
( ) Paresthesia
( ) Sensory loss
( ) Vertigo

Psychiatric:
( ) Sleep
( ) Interest
( ) Guilt
( ) Energy
( ) Concentration
( ) Appetite
( ) Psychomotor
( ) Suicide

+ROS Notes

Name:

PE Vitals   HR   BP   RR   T   %Ox   Ht   Wt   BMI

FHT _____ FHR _____ Variability _____ Accelerations _____ Decelerations

Sensation UE	Sensation LE
( ) L C5 R ( )	( ) L L3 R ( )
( ) L C6 R ( )	( ) L L4 R ( )
( ) L C7 R ( )	( ) L L5 R ( )
( ) L C8 R ( )	( ) L S1 R ( )
( ) L T1 R ( )	( ) L S2 R ( )

General:
( ) Cooperative
( ) No Acute Distress
( ) nl Hygiene

Skin:
( ) nl appearance
( ) nl texture
( ) nl temperature
( ) No Bruising
( ) No Laceration
( ) No Rashes
( ) No Masses

Head:
( ) Normocephallic
( ) Atraumatic
( ) No bumps

Eyes:
( ) Pupils equally round
( ) Size ____
( ) Reactive to light
( ) nl accommodation
( ) No scleral icterus
( ) nl conjunctiva
( ) Fundoscopic: nl vessel w/o hemorrhage

ENT:
( ) nl hearing bl
( ) nl tympanic membranes
( ) nl external auditory canals
( ) nl nasal mucosa
( ) nl oral pharynx
( ) No erythema/exudate
( ) nl tongue/gums/ dentition

Neck:
( ) No cervical lymphadenopathy
( ) No supraclavicular lymphadenopathy
( ) Midline trachea
( ) nl thyroid w/o masses

Cardio:
( ) No carotid bruit
( ) No JVD
( ) nl distal pulses
( ) Cap refill <2 sec
( ) RRR
( ) S1 S2
( ) No m/r/g
( ) No pedal edema
( ) No varicose veins

Chest:
( ) Bilateral rise & fall
( ) Breast Symmetrical
( ) No breast tenderness
( ) No breast mass
( ) nl tactile fremitus
( ) Clear to percuss
( ) Clear to auscult
( ) No wheezing/rales/ rhonchi

Abdomen:
( ) Symmetrical
( ) No scars/ striations
( ) No pulsatile masses
( ) No aortic/renal bruit
( ) nl bowel sounds
( ) nl percussion
( ) Soft/Non-tender
( ) Nondistended
( ) No hepatomegaly
( ) No splenomegaly

Rectal:
( ) nl sphincter tone
( ) No rectal masses
( ) Brown stool
( ) Guaiac neg

Pelvic:
( ) nl external genitalia
Speculum exam:
( ) nl vagina
( ) nl cervix
Bimanual exam:
( ) No lymphadenopathy
( ) No masses
( ) No cervical tenderness
( ) No palpable uterus
( ) No palpable ovaries

Extremities:
( ) No cyanosis
( ) No clubbing
( ) No edema
( ) nl brachial pulses
( ) nl radial pulses
( ) nl femoral pulses
( ) nl popliteal pulses
( ) nl a. tibial pulses
( ) nl dorsalis pedis pulses
( ) No axillary lymphad.
( ) No inguinal lymphad.

Cranial Nerves:
( ) CN II: intact vision/visual acuity 20/20/rxn to light
( ) CN III,IV, VI: EOMI/ no nystagmus
( ) CN V: nl face sensation/temporalis m. intact/masseter m. intact
( ) CN VII: puff out cheeks/smile/wrinkle forehead/eyes shut
( ) CN VIII: hearing equal bilaterally
( ) CN IX, X: palate rise equal/midline uvula
( ) CN XI: nl shoulder shrug/SCM muscle intact
( ) CN XII: tongue midline/nl tongue ROM

MSE:
( ) Awake
( ) Alert
( ) Oriented ___/3
( ) nl repetition
( ) nl memory
( ) Follows command
( ) No aphasia
( ) No dysarthria

Motor:
( ) nl muscle tone
( ) nl muscle bulk
( ) nl ROM UE
( ) nl ROM LE
( ) No pronator drift
L ___/5 UE R ___/5
L ___/5 LE R ___/5

Reflexes:
L ___ Brachioradial. ___ R
L ___ Biceps ___ R
L ___ Triceps ___ R
L ___ Patellar ___ R
L ___ Achilles ___ R
L ___ Plantar ___ R

Cerebellar:
( ) nl finger to nose
( ) nl heel to shin
( ) Rapid alternating hands
( ) Rapid alternating feet
( ) nl gait
( ) Tandem gait
( ) Neg Romberg

+ PE Notes

Assessment & Plan
DDx 1
Plan

DDx 2
Plan

DDx 3
Plan

DDx 4
Plan

DDx 5
Plan

Labs/Radiology/EKG

Updates/Notes

Name:
MRN:
Contact:

DOB:
Ethnicity:
Date:

CC: _____ Ob or Gyn

HPI: _____ yo G ___ P _____ at _____ weeks gestation by (LMP c/w ____ US OR ____ US) presents with:

VB:
LOF:
CX:
FM:

PC:

*vaginal bleeding (VB), leakage of fluid (LOF), contractions (CX), fetal movement (FM), preg complications (PC)

ObHx

B	Yr	V/CS	GA	M/F	Wt	PC
1						
2						
3						
4						
5						

GynHx

LMP
Menarche
Period Duration
Regularity
Tampon
Vaginal Dc
Contraception
Spotting
Last Pap
Abn Pap
STDs
Fibroids
Ectopics

PMHx
child/adult/hospital/immune

SurgHx

Allergies drugs/food/reaction

FMHx

Meds

SHx
Smoking
Alcohol
Drugs
Sexual
Occupation
Exercise
Diet
Stress

ROS (Check Any)

Const:
( ) Sick contacts
( ) Fever
( ) Chills
( ) Δ Weight
( ) Malaise
( ) Weakness
( ) Dizziness
( ) Δ appetite

HEENT:
( ) Blurry vision
( ) Photophobia
( ) Δ vision
( ) Δ hearing
( ) Tinnitus
( ) Sore throat
( ) Congestion

Resp:
( ) SOB
( ) Cough
( ) Sputum
( ) Pleuritic CP
( ) Hemoptysis

Card:
( ) Orthopnea
( ) PND
( ) DOE
( ) LE edema
( ) CP/left arm/shoulder/ neck/ jaw/ back
( ) Syncope
( ) Palpitations
( ) Claudication

GI:
( ) Nausea
( ) Vomiting
( ) Diarrhea
( ) Regurgitation
( ) Heartburn
( ) Odynophagia
( ) Dysphagia
( ) Abd pain
( ) Constipation
( ) Bloat
( ) Hematemesis
( ) Melena
( ) Hematochezia
( ) Mucus

GU:
( ) Urgency
( ) Frequency
( ) Incontinence
( ) Dysuria
( ) Hematuria
( ) Hesitancy
( ) Postvoid dribbling
( ) Impotence
( ) Testicular masses
( ) Vaginal dc
( ) Dyspareunia
( ) Bleeding

Endo:
( ) Thirst
( ) Polyuria
( ) Heat intolerance
( ) Cold intolerance
( ) Tremor
( ) Menstrual irreg.
( ) Δ hair/skin/nails
( ) Δ libido
( ) Δ body hair

Skin:
( ) Rashes
( ) Itch
( ) Laceration

Breast:
( ) Masses
( ) Pain
( ) Discharge
( ) Lactation

Msk:
( ) Arthralgia
( ) Deformity
( ) Swelling
( ) Myalgia
( ) Weakness

Hematologic:
( ) Bruising
( ) Hx of bleeding
( ) LAD

Neurologic:
( ) Headache
( ) Focal weakness
( ) Seizure
( ) Tremor
( ) Falls
( ) Memory loss
( ) Paresthesia
( ) Sensory loss
( ) Vertigo

Psychiatric:
( ) Sleep
( ) Interest
( ) Guilt
( ) Energy
( ) Concentration
( ) Appetite
( ) Psychomotor
( ) Suicide

+ROS Notes

Name:

PE Vitals HR ____ BP ____ RR ____ T ____ %Ox ____ Ht ____ Wt ____ BMI ____

FHT ____ FHR ____ Variability ____ Accelerations ____ Decelerations ____

Sensation UE	Sensation LE
( ) L C5 R ( )	( ) L L3 R ( )
( ) L C6 R ( )	( ) L L4 R ( )
( ) L C7 R ( )	( ) L L5 R ( )
( ) L C8 R ( )	( ) L S1 R ( )
( ) L T1 R ( )	( ) L S2 R ( )

General:
( ) Cooperative
( ) No Acute Distress
( ) nl Hygiene

Skin:
( ) nl appearance
( ) nl texture
( ) nl temperature
( ) No Bruising
( ) No Laceration
( ) No Rashes
( ) No Masses

Head:
( ) Normocephallic
( ) Atraumatic
( ) No bumps

Eyes:
( ) Pupils equally round
( ) Size ____
( ) Reactive to light
( ) nl accommodation
( ) No scleral icterus
( ) nl conjunctiva
( ) Fundoscopic: nl vessel w/o hemorrhage

ENT:
( ) nl hearing bl
( ) nl tympanic membranes
( ) nl external auditory canals
( ) nl nasal mucosa
( ) nl oral pharynx
( ) No erythema/exudate
( ) nl tongue/gums/ dentition

Neck:
( ) No cervical lymphadenopathy
( ) No supraclavicular lymphadenopathy
( ) Midline trachea
( ) nl thyroid w/o masses

Cardio:
( ) No carotid bruit
( ) No JVD
( ) nl distal pulses
( ) Cap refill <2 sec
( ) RRR
( ) S1 S2
( ) No m/r/g
( ) No pedal edema
( ) No varicose veins

Chest:
( ) Bilateral rise & fall
( ) Breast Symmetrical
( ) No breast tenderness
( ) No breast mass
( ) nl tactile fremitus
( ) Clear to percuss
( ) Clear to auscult
( ) No wheezing/rales/ rhonchi

Abdomen:
( ) Symmetrical
( ) No scars/ striations
( ) No pulsatile masses
( ) No aortic/renal bruit
( ) nl bowel sounds
( ) nl percussion
( ) Soft/Non-tender
( ) Nondistended
( ) No hepatomegaly
( ) No splenomegaly

Rectal:
( ) nl sphincter tone
( ) No rectal masses
( ) Brown stool
( ) Guaiac neg

Pelvic:
( ) nl external genitalia
Speculum exam:
( ) nl vagina
( ) nl cervix
Bimanual exam:
( ) No lymphadenopathy
( ) No masses
( ) No cervical tenderness
( ) No palpable uterus
( ) No palpable ovaries

Extremities:
( ) No cyanosis
( ) No clubbing
( ) No edema
( ) nl brachial pulses
( ) nl radial pulses
( ) nl femoral pulses
( ) nl popliteal pulses
( ) nl a. tibial pulses
( ) nl dorsalis pedis pulses
( ) No axillary lymphad.
( ) No inguinal lymphad.

Cranial Nerves:
( ) CN II: intact vision/visual acuity 20/20/rxn to light
( ) CN III,IV, VI: EOMI/ no nystagmus
( ) CN V: nl face sensation/temporalis m. intact/masseter m. intact
( ) CN VII: puff out cheeks/smile/wrinkle forehead/eyes shut
( ) CN VIII: hearing equal bilaterally
( ) CN IX, X: palate rise equal/midline uvula
( ) CN XI: nl shoulder shrug/SCM muscle intact
( ) CN XII: tongue midline/nl tongue ROM

MSE:
( ) Awake
( ) Alert
( ) Oriented __/3
( ) nl repetition
( ) nl memory
( ) Follows command
( ) No aphasia
( ) No dysarthria

Motor:
( ) nl muscle tone
( ) nl muscle bulk
( ) nl ROM UE
( ) nl ROM LE
( ) No pronator drift
L ___/5 UE R ___/5
L ___/5 LE R ___/5

Reflexes:
L____Brachioradial.____R
L____Biceps____R
L____Triceps____R
L____Patellar____R
L____Achilles____R
L____Plantar____R

Cerebellar:
( ) nl finger to nose
( ) nl heel to shin
( ) Rapid alternating hands
( ) Rapid alternating feet
( ) nl gait
( ) Tandem gait
( ) Neg Romberg

+ PE Notes

Assessment & Plan
DDx 1
Plan

DDx 2
Plan

DDx 3
Plan

DDx 4
Plan

DDx 5
Plan

Labs/Radiology/EKG

Updates/Notes

Name: DOB:

MRN: Ethnicity:

Contact: Date:

CC: _____ Ob or Gyn

HPI: _____ yo G ___ P _____ at _____ weeks gestation by (LMP c/w ____ US OR ____ US) presents with:

VB:

LOF:

CX:

FM:

PC:

*vaginal bleeding (VB), leakage of fluid (LOF), contractions (CX), fetal movement (FM), preg complications (PC)

ObHx

B	Yr	V/CS	GA	M/F	Wt	PC
1						
2						
3						
4						
5						

GynHx

LMP
Menarche
Period Duration
Regularity
Tampon
Vaginal Dc
Contraception
Spotting
Last Pap
Abn Pap
STDs
Fibroids
Ectopics

PMHx

child/adult/hospital/immune

SurgHx

Allergies drugs/food/reaction

FMHx

Meds

SHx

Smoking
Alcohol
Drugs
Sexual
Occupation
Exercise
Diet
Stress

ROS (Check Any)

Const:
( ) Sick contacts
( ) **Fever**
( ) **Chills**
( ) **Δ Weight**
( ) Malaise
( ) Weakness
( ) Dizziness
( ) **Δ appetite**

HEENT:
( ) Blurry vision
( ) Photophobia
( ) **Δ vision**
( ) **Δ hearing**
( ) Tinnitus
( ) Sore throat
( ) Congestion

Resp:
( ) **SOB**
( ) **Cough**
( ) Sputum
( ) Pleuritic CP
( ) Hemoptysis

Card:
( ) Orthopnea
( ) PND
( ) DOE
( ) **LE edema**
( ) **CP/left arm/shoulder/ neck/ jaw/ back**
( ) Syncope
( ) **Palpitations**
( ) Claudication

GI:
( ) **Nausea**
( ) **Vomiting**
( ) **Diarrhea**
( ) Regurgitation
( ) **Heartburn**
( ) Odynophagia
( ) Dysphagia
( ) **Abd pain**
( ) **Constipation**
( ) Bloat
( ) Hematemesis
( ) Melena
( ) **Hematochezia**
( ) Mucus

GU:
( ) **Urgency**
( ) **Frequency**
( ) Incontinence
( ) **Dysuria**
( ) **Hematuria**
( ) Hesitancy
( ) Postvoid dribbling
( ) Impotence
( ) Testicular masses
( ) **Vaginal dc**
( ) Dyspareunia
( ) Bleeding

Endo:
( ) Thirst
( ) Polyuria
( ) **Heat intolerance**
( ) **Cold intolerance**
( ) Tremor
( ) Menstrual irreg.
( ) **Δ hair/skin/nails**
( ) Δ libido
( ) Δ body hair

Skin:
( ) **Rashes**
( ) Itch
( ) Laceration

Breast:
( ) Masses
( ) Pain
( ) Discharge
( ) Lactation

Msk:
( ) **Arthralgia**
( ) Deformity
( ) **Swelling**
( ) Myalgia
( ) **Weakness**

Hematologic:
( ) **Bruising**
( ) Hx of bleeding
( ) LAD

Neurologic:
( ) **Headache**
( ) Focal weakness
( ) **Seizure**
( ) Tremor
( ) Falls
( ) Memory loss
( ) Paresthesia
( ) Sensory loss
( ) Vertigo

Psychiatric:
( ) Sleep
( ) Interest
( ) Guilt
( ) Energy
( ) Concentration
( ) Appetite
( ) Psychomotor
( ) Suicide

+ROS Notes

Name:

PE Vitals   HR   BP   RR   T   %Ox   Ht   Wt   BMI

FHT _____ FHR _____ Variability _____ Accelerations _____ Decelerations

Sensation UE	Sensation LE
( ) L C5 R ( )	( ) L L3 R ( )
( ) L C6 R ( )	( ) L L4 R ( )
( ) L C7 R ( )	( ) L L5 R ( )
( ) L C8 R ( )	( ) L S1 R ( )
( ) L T1 R ( )	( ) L S2 R ( )

General:
( ) Cooperative
( ) No Acute Distress
( ) nl Hygiene

Skin:
( ) nl appearance
( ) nl texture
( ) nl temperature
( ) No Bruising
( ) No Laceration
( ) No Rashes
( ) No Masses

Head:
( ) Normocephallic
( ) Atraumatic
( ) No bumps

Eyes:
( ) Pupils equally round
( ) Size ____
( ) Reactive to light
( ) nl accommodation
( ) No scleral icterus
( ) nl conjunctiva
( ) Fundoscopic: nl vessel w/o hemorrhage

ENT:
( ) nl hearing bl
( ) nl tympanic membranes
( ) nl external auditory canals
( ) nl nasal mucosa
( ) nl oral pharynx
( ) No erythema/exudate
( ) nl tongue/gums/ dentition

Neck:
( ) No cervical lymphadenopathy
( ) No supraclavicular lymphadenopathy
( ) Midline trachea
( ) nl thyroid w/o masses

Cardio:
( ) No carotid bruit
( ) No JVD
( ) nl distal pulses
( ) Cap refill <2 sec
( ) RRR
( ) S1 S2
( ) No m/r/g
( ) No pedal edema
( ) No varicose veins

Chest:
( ) Bilateral rise & fall
( ) Breast Symmetrical
( ) No breast tenderness
( ) No breast mass
( ) nl tactile fremitus
( ) Clear to percuss
( ) Clear to auscult
( ) No wheezing/rales/ rhonchi

Abdomen:
( ) Symmetrical
( ) No scars/ striations
( ) No pulsatile masses
( ) No aortic/renal bruit
( ) nl bowel sounds
( ) nl percussion
( ) Soft/Non-tender
( ) Nondistended
( ) No hepatomegaly
( ) No splenomegaly

Rectal:
( ) nl sphincter tone
( ) No rectal masses
( ) Brown stool
( ) Guaiac neg

Pelvic:
( ) nl external genitalia
Speculum exam:
( ) nl vagina
( ) nl cervix
Bimanual exam:
( ) No lymphadenopathy
( ) No masses
( ) No cervical tenderness
( ) No palpable uterus
( ) No palpable ovaries

Extremities:
( ) No cyanosis
( ) No clubbing
( ) No edema
( ) nl brachial pulses
( ) nl radial pulses
( ) nl femoral pulses
( ) nl popliteal pulses
( ) nl a. tibial pulses
( ) nl dorsalis pedis pulses
( ) No axillary lymphad.
( ) No inguinal lymphad.

Cranial Nerves:
( ) CN II: intact vision/visual acuity 20/20/rxn to light
( ) CN III,IV, VI: EOMI/ no nystagmus
( ) CN V: nl face sensation/temporalis m. intact/masseter m. intact
( ) CN VII: puff out cheeks/smile/wrinkle forehead/eyes shut
( ) CN VIII: hearing equal bilaterally
( ) CN IX, X: palate rise equal/midline uvula
( ) CN XI: nl shoulder shrug/SCM muscle intact
( ) CN XII: tongue midline/nl tongue ROM

MSE:
( ) Awake
( ) Alert
( ) Oriented __/3
( ) nl repetition
( ) nl memory
( ) Follows command
( ) No aphasia
( ) No dysarthria

Motor:
( ) nl muscle tone
( ) nl muscle bulk
( ) nl ROM UE
( ) nl ROM LE
( ) No pronator drift
L ___/5 UE R ___/5
L ___/5 LE R ___/5

Reflexes:
L____ Brachioradial.____ R
L____ Biceps____ R
L____ Triceps____ R
L____ Patellar____ R
L____ Achilles____ R
L____ Plantar____ R

Cerebellar:
( ) nl finger to nose
( ) nl heel to shin
( ) Rapid alternating hands
( ) Rapid alternating feet
( ) nl gait
( ) Tandem gait
( ) Neg Romberg

+ PE Notes

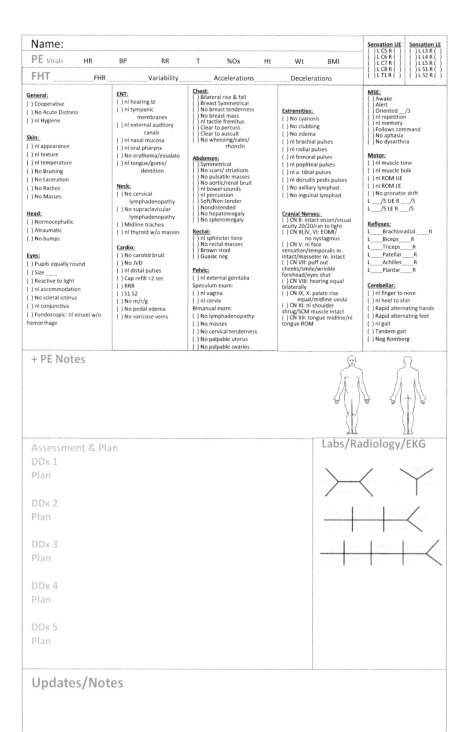

Assessment & Plan

DDx 1
Plan

DDx 2
Plan

DDx 3
Plan

DDx 4
Plan

DDx 5
Plan

Labs/Radiology/EKG

Updates/Notes

Name: DOB:

MRN: Ethnicity:

Contact: Date:

CC: _____ Ob or Gyn

HPI: _____ yo G ___ P _____ at _____ weeks gestation by (LMP c/w ____ US OR ____ US) presents with:

VB:

LOF:

CX:

FM:

PC:

*vaginal bleeding (VB), leakage of fluid (LOF), contractions (CX), fetal movement (FM), preg complications (PC)

ObHx

B	Yr	V/CS	GA	M/F	Wt	PC
1						
2						
3						
4						
5						

GynHx

LMP
Menarche
Period Duration
Regularity
Tampon
Vaginal Dc
Contraception
Spotting
Last Pap
Abn Pap
STDs
Fibroids
Ectopics

PMHx
child/adult/hospital/immune

SurgHx

Allergies drugs/food/reaction

FMHx

Meds

SHx
Smoking
Alcohol
Drugs
Sexual
Occupation
Exercise
Diet
Stress

ROS (Check Any)

Const:
( ) Sick contacts
( ) **Fever**
( ) **Chills**
( ) **Δ Weight**
( ) Malaise
( ) Weakness
( ) Dizziness
( ) **Δ appetite**

HEENT:
( ) Blurry vision
( ) Photophobia
( ) **Δ vision**
( ) **Δ hearing**
( ) Tinnitus
( ) Sore throat
( ) Congestion

Resp:
( ) **SOB**
( ) **Cough**
( ) Sputum
( ) Pleuritic CP
( ) Hemoptysis

Card:
( ) Orthopnea
( ) PND
( ) DOE
( ) **LE edema**
( ) **CP**/left arm/shoulder/ neck/ jaw/ back
( ) Syncope
( ) **Palpitations**
( ) Claudication

GI:
( ) **Nausea**
( ) **Vomiting**
( ) **Diarrhea**
( ) Regurgitation
( ) **Heartburn**
( ) Odynophagia
( ) Dysphagia
( ) **Abd pain**
( ) **Constipation**
( ) Bloat
( ) Hematemesis
( ) Melena
( ) **Hematochezia**
( ) Mucus

GU:
( ) **Urgency**
( ) **Frequency**
( ) Incontinence
( ) **Dysuria**
( ) **Hematuria**
( ) Hesitancy
( ) Postvoid dribbling
( ) Impotence
( ) Testicular masses
( ) **Vaginal dc**
( ) Dyspareunia
( ) Bleeding

Endo:
( ) Thirst
( ) **Polyuria**
( ) **Heat intolerance**
( ) **Cold intolerance**
( ) Tremor
( ) Menstrual irreg.
( ) **Δ hair/skin/nails**
( ) Δ libido
( ) Δ body hair

Skin:
( ) **Rashes**
( ) Itch
( ) Laceration

Breast:
( ) Masses
( ) Pain
( ) Discharge
( ) Lactation

Msk:
( ) **Arthralgia**
( ) Deformity
( ) **Swelling**
( ) Myalgia
( ) **Weakness**

Hematologic:
( ) **Bruising**
( ) Hx of bleeding
( ) **LAD**

Neurologic:
( ) **Headache**
( ) Focal weakness
( ) **Seizure**
( ) Tremor
( ) Falls
( ) Memory loss
( ) Paresthesia
( ) Sensory loss
( ) Vertigo

Psychiatric:
( ) Sleep
( ) Interest
( ) Guilt
( ) Energy
( ) Concentration
( ) Appetite
( ) Psychomotor
( ) Suicide

+ROS Notes

Name:

PE Vitals   HR   BP   RR   T   %Ox   Ht   Wt   BMI

FHT _____ FHR _____ Variability _____ Accelerations _____ Decelerations

Sensation UE
( ) L C5 R ( )
( ) L C6 R ( )
( ) L C7 R ( )
( ) L C8 R ( )
( ) L T1 R ( )

Sensation LE
( ) L L3 R ( )
( ) L L4 R ( )
( ) L L5 R ( )
( ) L S1 R ( )
( ) L S2 R ( )

General:
( ) Cooperative
( ) No Acute Distress
( ) nl Hygiene

Skin:
( ) nl appearance
( ) nl texture
( ) nl temperature
( ) No Bruising
( ) No Laceration
( ) No Rashes
( ) No Masses

Head:
( ) Normocephallic
( ) Atraumatic
( ) No bumps

Eyes:
( ) Pupils equally round
( ) Size ____
( ) Reactive to light
( ) nl accommodation
( ) No scleral icterus
( ) nl conjunctiva
( ) Fundoscopic: nl vessel w/o hemorrhage

ENT:
( ) nl hearing bl
( ) nl tympanic membranes
( ) nl external auditory canals
( ) nl nasal mucosa
( ) nl oral pharynx
( ) No erythema/exudate
( ) nl tongue/gums/ dentition

Neck:
( ) No cervical lymphadenopathy
( ) No supraclavicular lymphadenopathy
( ) Midline trachea
( ) nl thyroid w/o masses

Cardio:
( ) No carotid bruit
( ) No JVD
( ) nl distal pulses
( ) Cap refill <2 sec
( ) RRR
( ) S1 S2
( ) No m/r/g
( ) No pedal edema
( ) No varicose veins

Chest:
( ) Bilateral rise & fall
( ) Breast Symmetrical
( ) No breast tenderness
( ) No breast mass
( ) nl tactile fremitus
( ) Clear to percuss
( ) Clear to auscult
( ) No wheezing/rales/ rhonchi

Abdomen:
( ) Symmetrical
( ) No scars/ striations
( ) No pulsatile masses
( ) No aortic/renal bruit
( ) nl bowel sounds
( ) nl percussion
( ) Soft/Non-tender
( ) Nondistended
( ) No hepatomegaly
( ) No splenomegaly

Rectal:
( ) nl sphincter tone
( ) No rectal masses
( ) Brown stool
( ) Guaiac neg

Pelvic:
( ) nl external genitalia
Speculum exam:
( ) nl vagina
( ) nl cervix
Bimanual exam:
( ) No lymphadenopathy
( ) No masses
( ) No cervical tenderness
( ) No palpable uterus
( ) No palpable ovaries

Extremities:
( ) No cyanosis
( ) No clubbing
( ) No edema
( ) nl brachial pulses
( ) nl radial pulses
( ) nl femoral pulses
( ) nl popliteal pulses
( ) nl a. tibial pulses
( ) nl dorsalis pedis pulses
( ) No axillary lymphad.
( ) No inguinal lymphad.

Cranial Nerves:
( ) CN II: intact vision/visual acuity 20/20/rxn to light
( ) CN III,IV, VI: EOMI/ no nystagmus
( ) CN V: nl face sensation/temporalis m. intact/masseter m. intact
( ) CN VII: puff out cheeks/smile/wrinkle forehead/eyes shut
( ) CN VIII: hearing equal bilaterally
( ) CN IX, X: palate rise equal/midline uvula
( ) CN XI: nl shoulder shrug/SCM muscle intact
( ) CN XII: tongue midline/nl tongue ROM

MSE:
( ) Awake
( ) Alert
( ) Oriented __/3
( ) nl repetition
( ) nl memory
( ) Follows command
( ) No aphasia
( ) No dysarthria

Motor:
( ) nl muscle tone
( ) nl muscle bulk
( ) nl ROM UE
( ) nl ROM LE
( ) No pronator drift
L ___/5 UE R ___/5
L ___/5 LE R ___/5

Reflexes:
L____ Brachioradial.____ R
L____ Biceps____ R
L____ Triceps____ R
L____ Patellar____ R
L____ Achilles____ R
L____ Plantar____ R

Cerebellar:
( ) nl finger to nose
( ) nl heel to shin
( ) Rapid alternating hands
( ) Rapid alternating feet
( ) nl gait
( ) Tandem gait
( ) Neg Romberg

+ PE Notes

Assessment & Plan
DDx 1
Plan

DDx 2
Plan

DDx 3
Plan

DDx 4
Plan

DDx 5
Plan

Labs/Radiology/EKG

Updates/Notes

Made in the USA
Las Vegas, NV
15 June 2021